沈红权临床经验集

主　审　沈红权
主　编　张志丹　蒋元烨

上海科学技术出版社

内 容 提 要

沈红权为上海市名中医，现担任上海市中医药学会瘿病分会主任委员、膏方分会副主任委员、心病分会副主任委员，中华医学会治未病分会常务委员。沈氏从事中医临床工作40余年，以中医治未病理论为指导，形成“三帖药”(少用药、不用药；用准药、用对药；常规药、便宜药)临床管理模式，大大提高患者满意度，并带领科室先后开展室性期前收缩、脂肪肝和甲状腺疾病三个特色病种的中医药诊疗，取得满意疗效。本书为沈红权的临床经验集，主要介绍了沈氏在心肺、脾胃、肝胆等疾病方面的辨治经验和用药特色，以及膏方临证特色，整体反映了沈氏经验特色，有一定临床参考价值。

本书融理法方药于一体，系名老中医诊病之实录，可供从事中医临床的医生及中医爱好者参考、借鉴。

图书在版编目（CIP）数据

沈红权临床经验集 / 张志丹, 蒋元烨主编. -- 上海 : 上海科学技术出版社, 2025. 7. -- ISBN 978-7-5478-7256-7

Ⅰ. R249.7

中国国家版本馆CIP数据核字第20253XC938号

沈红权临床经验集

主审　沈红权

主编　张志丹　蒋元烨

上海世纪出版(集团)有限公司
上 海 科 学 技 术 出 版 社　出版、发行

(上海市闵行区号景路159弄A座9F-10F)

邮政编码 201101　www.sstp.cn

上海颛辉印刷厂有限公司印刷

开本 787×1092　1/16　印张 13

字数 250 千字

2025年7月第1版　2025年7月第1次印刷

ISBN 978-7-5478-7256-7/R·3318

定价：78.00元

编委会名单

主　审　沈红权

主　编　张志丹　蒋元烨

副主编　鲁　曦　王雪菲

编　委　（按姓氏笔画排序）

卜　健　王　杰　王奕堂　刘鑫晔

孙　敏　孙沛祺　杨　悦　吴钰佳

沙雯君　张晓蒙　郁洁洁　周志刚

赵齐威　赵柳雯　徐子瑜　黄　蓓

黄静怡　符　彬　熊桑榕

前　　言

在现代医学蓬勃发展的今天，中医展现出强大的生命力和独特的优势。其在慢性病管理、康复治疗、养生保健以及一些疑难杂症的治疗方面，发挥着不可替代的作用。越来越多的人开始认识到中医药的价值，对中医诊疗经验的探索与学习也愈发渴望。

全书分为学术思想、临床经验、医话膏方、医风医德四大板块，力求从不同角度展现医者学术经验及用药特色的全貌。收录案例涵盖心肺系、脾胃系、肝胆系、妇科、膏方等多领域，书中既有对肺部结节、心悸、非酒精性脂肪性肝病等常见病、多发病的中医药诊疗心得，又有对疑难病症中医药用药经验的独特见解与治疗探索，为临床医师面对不同病证时提供参考。

经验不仅是知识的积累，更是无数次临床实践的总结与升华，是中医传承与发展的重要财富。对于中医初学者而言，希望本书能够协助大家初步了解中医诊疗的辨证思路与选方用药方法；对于有临证经验的中医师来说，本书更多是与医者同道交流切磋的平台，通过不同辨证思路与方法的碰撞，拓展个人诊疗思路和中医视野，促进中医人的共同成长。

愿本书能够为中医爱好者启迪中医探索之路，为医者同道的临床工作提供一些借鉴，在中医药铸就人类健康之路中迈出扎实的一步。

编者

2025 年 5 月

目　录

第一章　学术思想 …………………………………………… 001

遣方用药谨守辨证，内外合参 …………………………… 002

四诊合参，舌诊为重 ……………………………………… 004

辨病与辨证同重 …………………………………………… 007

第二章　临证经验 …………………………………………… 011

第一节　心肺系疾病 ………………………………………… 012

“通阳”法治疗胸痹的临床实践与思考 ………………… 012

应用“清肺化痰”法治疗肺部结节 ……………………… 014

应用“活血化瘀”法治疗慢性阻塞性肺疾病（COPD） …… 019

基于“本虚标实”辨析心悸的常见证型及临床证治 …… 024

室性期前收缩的临床治疗及用药特色 ………………… 029

“益气通阳”法治疗室性期前收缩 ……………………… 033

运用“化痰通络”法治疗冠状动脉狭窄 ………………… 036

从五脏论治心脏神经症 …………………………………… 040

运用“川芎-茶树根”药对治疗心系疾病 ……………… 044

第二节　脾胃系疾病 ………………………………………… 047

运用黄连温胆汤治疗痰热内蕴型慢性胃炎 …………… 047

慢性结肠炎的辨证论治 …………………………………… 050

运用“和”“清”“消”三法治疗湿热内蕴型结肠炎 …… 054
运用“温补”法治疗便秘 …… 057
应用“润下”法治疗虚秘 …… 062
应用“调和阴阳、补虚泻实”法治疗便秘 …… 066

第三节 肝胆系疾病 …… 069

从湿论治胁痛的创新思路 …… 069
从肝、脾、肾论治非酒精性脂肪性肝病 …… 073
应用“调和肝脾、健脾除湿”法治疗非酒精性脂肪性肝病 …… 078
应用“疏肝柔肝、健脾化浊”法治疗非酒精性脂肪性肝病 …… 082
以“山楂-荷叶-决明子-绞股蓝”为核心药组治疗高脂血症 …… 085
沈红权治疗慢性胆囊炎的临证特色 …… 089
基于“百病生于气”探讨甲状腺结节的证治 …… 092
沈红权运用“益气养阴”法治疗自身免疫性甲状腺炎之经验 …… 097
从气、痰、瘀论治瘿病 …… 102

第四节 妇科疾病 …… 108

运用“行气解郁、养心安神”法治疗妇女脏躁症 …… 108
基于“肝郁脾虚、气血失调”探讨乳腺增生疾病的临床治疗 …… 111
从阴证、阳证辨治非哺乳期乳腺炎 …… 114
从“培补脾肾、疏肝养肝”论治经前综合征 …… 117
从虚证、实证辨治痛经 …… 121
月经失调的十种基本证型辨治 …… 124

第五节 其他疾病 …… 128

痰瘀互结辨治体系的构建与临证思维探析 …… 128
代谢病的津液辨治思路与临证特色解析 …… 133
运用“益气布津”法治疗燥痹 …… 137
多汗症的临证经验总结 …… 141
气阴两虚型多汗症的证治 …… 143
慢性疲劳综合征的证治 …… 146

探索“新冠”后遗症及常见慢性疾病的中医诊疗新思路 …… 151
从痰、火论治不寐 …… 154
基于阳气不足辨析耳鸣证治 …… 159
应用“清热解毒、健脾化湿”法治疗面部痤疮 …… 162
应用“理气化痰、健脾祛湿、活血祛瘀”法治疗肥气 …… 165
从“痰瘀”论治缺血性中风 …… 168
从“湿热”论治淋证 …… 171

第三章 医话膏方 …… 175

冬令膏方“治”“和”“补”三法临证特色探析 …… 176
运用膏方治疗不寐 …… 179
运用膏方从肝脾论治桥本甲状腺炎 …… 183
运用膏方调治甲状腺功能亢进症 …… 186
运用膏方从痰瘀论治甲状腺结节 …… 190

第四章 医风医德 …… 193

德为先,诚为本 …… 194
重视医德医风及对治未病的理解 …… 196

第一章

学术思想

遣方用药谨守辨证，内外合参

“整体观念，辨证论治”是中医最根本、最重要的特点。沈红权在临证诊疗中亦非常重视辨证，不仅如此，沈红权还注重内外合参。他强调，中医治病的本质在于精准辨证，根据疾病对人体造成的失衡而调整人体的脏腑功能，最终达到气血调畅，阴阳平衡。

首先，我们要谨守精准辨证。证是对机体在疾病发展过程中某一阶段的综合概括，可以指明疾病在该阶段的主要病因、病位、病理性质以及邪正虚实关系，能够更深刻、更精准地揭示疾病在此阶段的病因病机，对理法方药的确立具有重要指导意义。在沈红权的临证思辨中，此辨证主要包含四个层次：一是辨病因，病因是此次发病的主要诱发因素，问诊中要根据患者主诉详细询问其饮食起居、生活习惯、既往病史等内容，以便能够快速准确判断病因。二是辨病位，根据患者主诉，病位相对比较容易辨别，但沈红权强调不要“头痛医头，脚痛医脚”，一定要把人体作为有机整体来思考疾病，临证中多想、多问，寻找疾病内在联系，只有明确病位和所涉及的脏腑，恢复脏腑功能平衡，才能根治疾病，如果仅从病位入手诊治，虽服药期间效果尚可，但停药后不适症状仍会反复出现。三是辨病性，病性是指疾病寒热虚实的病理属性，疾病不同阶段诊疗侧重点各有不同，例如疾病初发为表寒证，应治以解表散寒；如失治或误治，表寒可入里发展为半表半里证，应治以和解少阳；若使用下法过度，也可导致寒邪直中入里，发展为里寒证，则治以温里散寒。因此疾病不同阶段治则治法各有所依，一定要明确病性，才能有的放矢，切不可盲目就病治病。四是辨病势，《素问·通评虚实论》中提到“邪气盛则实，精气夺则虚”，邪正盛衰决定疾病的预后和转归。在辨析疾病传变中，应从病情轻重、病程长短、病势缓急、个体差异等综合判断疾病发展趋势，做好临床宣教，明确告知患者饮食、起居等注意事项，促进其疾病早日康复。此外，精准辨证离不开功底扎实的中医师，即望、闻、问、切四诊法宝。中医四诊绝不是简单的一照、一测、一答就可以取代的“智能技术”，而是必须把中医基础理论与当下的病症相结合，与患者即时、随机地深入交流才能获得。中医作为传统医学，源于临床实践的摸索与探究，其能够被准确表达，记载于书本上的只是一小部分，更多的知识是那些只可意会而难于言传的实践经验和感受。只有通过跟师临证实践，通过老师的言传身教，边讲边学、边看边做，才能真正感受中医的精髓。例如：望诊中尤其重视舌诊，它能够真实反映脏腑虚实、气血盛衰、病情的轻重及预测预后，是中医医生辨病辨证的重要依据。若见舌质淡白，多提示气血不足或者阳气亏虚；若见舌质淡胖有齿痕，多提示脾胃亏虚或先天不足；若见舌质紫黯、有瘀点瘀斑，多提示气血运行不畅，瘀血内阻之象。此外，问诊也应讲究技巧，既要在复杂不对称的信息中理出诊疗思路，明确问诊方向和要点，又要在轻松愉快的氛围中让患者讲出最真实的感受，这也是一个要反复琢磨的实践过程。初上临床的中医医生往往按照书本所讲的西医内容，询问病史时求全求细，但问过之后却感受到信息凌乱，无法准确辨证，在不断地跟师抄方后，他们有了更多的实践机会，才对中医问诊初有体会。做好中医四诊，不仅和医生的理论水平和临床功底密切相关，更离不开在临证实践中多思考、多体会、多总结、多反思。

其次，沈红权重视内外合参。随着社会节奏的加快和生活水平的提高，作息时间和饮食结构发生变化，个人体质亦随之发生巨大变化，精神紧张、焦虑易怒等情志因素对人体健康的不良影响日益显现，日久可引发失眠、慢性胃炎、肠易激综合征等多种内分泌紊乱及其他系统疾病。因此，我们不仅要对疾病精准辨证，还要充分意识到人与自然是不可分割的有机整体，将季节特点、生活环境、饮食喜好、性格特点等多因素进行综合分析，从而做出精准判断。例如：梅雨季节易湿邪致病，可出现胃肠功能紊乱、湿疹等疾患，表现为大便不规则或溏稀，皮肤出现小水疱、伴瘙痒，抓破后有水气渗出，故该疾患多从湿论治；春秋肺系疾病多与燥邪致病相关，夏季疾病多与暑湿相关，而冬季发病多与寒邪致病有关，不同节气的疾患诊疗应结合时令特点，调整阴阳气血平衡；嗜食辛辣刺激之品患病，致病因素多与湿热相关；治疗情绪焦虑、急躁易怒者常配伍疏肝理气之药，肝气调畅，气血运行正常，邪气易除，正气易复，加速疾病预后。内外合参不仅指临证诊疗时注意人体内外环境相结合，还包括要将中医辨证和实验室检查结果相结合进行综合分析。沈红权每次与患者详细进行望、闻、问、切后，总会询问患者近一年或最近做过哪些检查并一一过目，将患者中医辨证与实验室检查紧密结合后斟酌病情，方进行辨证施治。沈红权常嘱咐学生，临床辨证切忌照本宣科，人体气血正常运行、阴阳协调平衡是内外环境共同作用的结果，阴阳偏盛偏衰都会引起气血失和，有虚有实、有寒有热、有气分证亦有血分证，这些微妙的变化必然与现代医学中糖脂代谢、各系统功能和各种生物轴的调控等密切相关，所以要通过外在表现寻找其内在联系，明确病因、病性、病位、病势等基本要素后，才能做到有的放矢。沈红权常说："有其表象必有内因，内外合参，中西合并，方可精准辨证。"他的临床诊疗过程也确实如此，很多患者在治疗并复查异常生化指标后，总会欣喜地说："沈主任，吃了您的中药，不仅感觉身体轻松好多，指标也下降了，真是太开心了。"

总而言之，沈红权强调中医学习要注重知行合一。法为先，行解惑，在临床实践中多接触、多思考、多总结，逐步提高谨守辨证、内外合参的诊疗水平，才能得心应手，方可见效。

（张志丹）

四诊合参，舌诊为重

中医诊断学是中医学的重要组成部分，其历史悠久，源远流长。四诊合参作为中医诊断的核心方法，包括望、闻、问、切四种诊断手段。其中，舌诊以其独特的优势，在诊断疾病中发挥着重要作用。舌诊不仅能够反映人体的生理状态，还能揭示病理变化，为临床治疗提供重要依据。

自《黄帝内经》以来，大多数医家都对舌诊的运用有着丰富经验与深入研究，近代舌诊专家曹炳章在《辨舌指南》中指出："窃维四诊以望居其先。望者何？察面色、观目神、辨舌苔、验齿垢四者而已。四者之中，尤以辨舌为要。"舌为心之灵苗，苔为胃气上蒸所成，"考手足阴阳，无脉不通于舌"，五脏六腑之精气皆循经上注于舌，"凡内外杂症，亦无一不呈其形、着其色于舌"，辨舌能较为全面地体现人体脏腑经络、营卫气血等多方面的状况，是望诊中尤为关键的一个环节。清代医家张登在《伤寒舌鉴》中有云"病之经络、脏腑、营卫、气血、表里、阴阳，必形于舌，故辨证以舌为主"，即是此意。

一、舌诊的理论基础

舌头作为人体的一个重要肌肉器官，通过经络与身体的内脏器官紧密相连，能够直接或间接地反映出脏腑、体液和气血的变化。通过观察舌头的外观，包括舌质、舌苔、舌态以及舌下血管的变化，可以客观地评估个体的生理状况和病理变化。由于舌头表面没有皮肤覆盖，血管丰富，与心脏的血液循环功能紧密相关；同时，舌头的灵活性对于调节声音和形成语言至关重要，这与心脏的精神功能也有联系，因此有“心之苗”的说法。心脏作为五脏六腑的主宰，控制着全身的气血功能，因此，全身的脏腑气血变化也会在舌头上有所体现。此外，舌头的味觉功能影响食欲，舌下的液体既能滋润舌头，也有助于食物的混合和消化，因此脾胃的健康状况也能通过舌头反映出来，这就是“脾胃之外候”的由来。

二、舌诊的分类和临床意义

望舌诊主要是望舌质和舌苔，望舌质主要分为望舌色、舌形、舌态三个方面，望舌苔主要分为望苔色和苔质两个方面。

1. 望舌质

(1) 望舌色：舌色是指舌体的颜色，一般分为淡红、淡白、红、绛、青、紫六种，主要反映气血阴阳状况和病邪的属性。

临床常见的舌色主要包括以下几种。① 淡红舌：正常舌色，颜色淡红适中，为气血充沛、心气上荣。② 淡白舌：颜色浅淡甚至毫无血色，为气血亏虚或寒凝之证。③ 红舌：颜色鲜红，为热证或实证。④ 绛舌：颜色深红，为热入营血或阴虚火旺。⑤ 紫舌：颜色黯紫，干枯或湿润，为热盛伤津或阳虚寒凝之证。⑥ 青舌：颜色发青，为气滞血瘀或寒凝之证。

(2) 望舌形：舌形包括胖大舌、瘦薄舌、裂纹舌、芒刺舌等，可以反映脏腑功能的盛衰、气血的盈亏等。

临床常见的舌形主要包括以下几种。① 芒刺舌：舌面有点状高凸，多为热盛。② 裂纹舌：舌面有裂纹，可深可浅，多为血虚、阴虚或热盛，也有个别患者为先天裂纹舌。③ 齿痕舌：舌边有齿痕印，常可伴见舌体胖大，多为寒湿困脾或阳虚水泛。④ 胖大舌：舌体胖大。多为脾肾阳虚、痰浊停滞或心脾有热，如伴有颜色紫黯多为中毒。⑤ 瘦小舌：舌体瘦而薄，多为气血亏虚或阴虚火旺。⑥ 地图舌：舌形表现如蜿蜒国界，形态和位置多样，好发于舌背、舌尖、舌缘部，多为脾胃功能失调、阴虚内热或胃火偏盛。

(3) 望舌态：舌态包括强硬舌、歪斜舌、颤动舌、吐弄舌等，可以反映脏腑的病变、疾病的严重程度等。

临床常见的舌态包括以下几种。① 痿软舌：舌体痿软，伸缩回旋无力，多为气血亏空。② 强硬舌：舌体强直，活动不利，话语不清，多为热证或痰阻。③ 颤动舌：舌体震颤抖动，不可自控，多为气血亏虚或热极生风。④ 歪斜舌：伸舌偏向一侧，无法回中，多为中风。⑤ 吐舌：舌伸于口外，不能即刻回缩，多为心经热证。⑥ 弄舌：舌反复吐而即回，或反复舔唇周，多为心脾积热。⑦ 短缩舌：舌体短缩，无法伸长，多为寒凝筋脉、肝风挟痰、热盛伤津或气血双亏。

这些舌质的变化可以反映不同的病理状态，是中医舌诊中重要的诊断依据。通过观察舌质的舌色、舌形、舌态的变化，中医医生可以对患者的健康状况做出判断，并据此指导治疗。

2. 望舌苔

(1) 望苔色。① 白苔：薄白苔通常表示外感风寒或表证初起，病情较轻，机体正气尚未大伤，邪气也未深入；厚白苔可能表示痰湿内蕴或食积，病情较重，提示邪气已经入里，正气与邪气相争；白腻苔多与湿浊、痰饮有关，常见于消化系统疾病，如慢性胃炎、消化不良等。② 黄苔：薄黄苔可能表示外感风热或湿热，病情较轻，邪气尚在表层；厚黄苔多与内热、痰热、湿热有关，病情较重，提示邪气已经深入，正气受损；黄燥苔表示热盛伤津，常见于高热、脱水等状况，提示津液受损严重。③ 灰黑苔：灰苔可能与寒湿、痰湿、食积有关，病情较重，提示邪气深入，正气受损；黑苔多见于热极伤阴或阴虚火旺，病情严重，提示病情危重，需要紧急处理。

(2) 望苔质。① 薄苔：表示病情较轻，病邪在表，或为初病阶段，正气尚未大伤。厚苔：表示病情较重，病邪在里，或为病邪深入，正气与邪气相争。② 润苔：表示津液未伤，可能与湿邪有关，提示体内有湿浊或痰饮。燥苔：表示津液已伤，可能与热病或阴虚有关，提示体内津液不足。③ 腻苔：表示湿浊、痰饮、食积，病情缠绵难愈，提示病邪顽固，正气不足。腐苔：表示食积胃肠，病情较重，提示消化系统功能紊乱。④ 剥苔：表示胃气不足，或阴液亏损，提示机体正气大伤。⑤ 芒刺：表示热盛，多见于高热、炎症，提示体内有热毒。

苔色的变化可以反映病邪的性质（如寒、热、湿、燥）和病情的轻重。苔质的变化可以反映病邪的深浅（如表、里）和津液的存亡。结合舌质的颜色、形态，可以更全面地判断病情，指导治疗。

3. 舌诊的临床意义

在《中医诊断学》教材中，将舌诊的临床意义归纳为：评估身体的正气强弱、确定病变的位置深浅、识别病邪的特性、预测病情的发展变化。

三、舌诊与其他三诊的关联

舌诊与其他三诊结合运用，可以更全面地了解患者病情，同时提供诊断佐证。例如，面色苍白与舌质淡白相结合，可能表示气血两虚；又或，声音低弱与舌质淡白相结合，可能表示气虚。

四、跟师心得

沈红权常说，舌诊临床运用不可过于死板，需灵活运用。中医内科学教材上有关辨病辨证的描述很详细，实证、虚证包括风寒或风热实证、阴阳气血虚证等，但根据临床实际情况来看，往往较为复杂，不以单一证型出现。例如，临床上患者可能兼杂气虚、阴虚、痰浊、瘀血，根据病程的不同时期，可能二三兼有或全部均有。临床辨证时，舌与证的表现基本是一致的，但由于受个体差异、病势轻重及兼夹证的有无等多种因素的影响，治疗就需要通过舌诊和具体情况分清主次，优先解决患者最紧迫需要治疗的病症。例如有些患者脘腹胀满，大便干结，舌红苔黄厚腻，脉迟细，此时应辨证以舌诊为上，患者反映的是实热内结肠胃，迟细脉反映的假象是因热结于里、阻滞血液运行所致，此时治疗应以清热除湿为主。

综上，中医四诊是一个复杂的过程，需要综合考虑多种因素，通过细致观察和准确辨证来提高诊治的准确性。沈红权通过舌诊辨明疾病的本质，从而指导用药，使治疗更加精准、有效，体现了中医辨证论治的精髓。

（刘鑫晔）

辨病与辨证同重

在临床诊治过程中，一个精准的诊断尤为关键。它不仅是临床医生制定适当治疗方案的基础，亦是预防疾病进一步发生、发展及判断预后的佐证。如若在诊断之初就出现偏差，甚至完全相左，则后续治疗无异于空中楼阁，轻则导致患者病情恶化，重则危及生命。因此，一个正确的诊断对于疾病的诊疗是首要前提。沈红权在临床带教中常说，对于一名中医而言，辨病与辨证同等重要。

1. 中医学中的辨病与辨证

《备急千金要方·卷一·诊候第四》载："欲治其病者，必先识其证；欲识其证者，必先正其名。名正然后证辨，证辨然后病彰，病彰然后论治，论治然后方施。"意为想要治疗某种疾病，首先必须能识别其病名，即中医所曰辨病。临床上医者通过四诊采集患者的症状、体征、舌脉等信息，再进行综合分析。沈红权常说诊断的第一要务是厘清病在何处，唯有确定在何脏腑，才能诊断明确，尤其对于一些易混淆、需要进行鉴别诊断的疾病而言，如胁痛与胸痹心痛、胃痛与胸痹心痛、水肿与臌胀等，皆可根据其临床表现判断其病位。而现代中医师在诊疗中不仅需要考虑患者的中医诊断，还需给出准确的西医诊断。因此，"辨病"更凸显了其重要地位，如心源性哮喘和支气管哮喘，一个病位在心，一个病位在肺，在治疗上完全不同；又如甲亢所导致的心悸和心源性心动过速，虽然患者所表现出的症状相似，中医病名都可称心悸，但实则病位完全不同，治法亦有所不同，所谓同病异治。沈红权常说，临床中以辨病为基础，基础牢固是一切诊疗的前提。

当厘清病在何处后，紧接着便要分清疾病为何种性质，即辨证。由于生活水平的提升，现代患者往往病情较为复杂，通常不是某种单一症候。因此，在辨证之时沈红权教导学生要先辨主证，唯有把握准确主证，在施治时才不会受其他次证或兼证的干扰。主证明确，论治时选方才能准确；若辨证不清晰，在治疗时很可能会出现选方错误甚或无法拟方的情况。《素问·至真要大论》云"谨守病机，各司其属"，证是疾病发生、发展至某一阶段时呈现出的病理总结，它反映了疾病在这一阶段的病性、邪正盛衰、病势等变化。辨病后可以为疾病冠之以具体病名，而辨证后该病好似拍了一个 X 光片，能更清晰地看到本阶段病机变化的本质。

2. 辨病论治与辨证论治

(1) 辨病论治：辨病论治在《伤寒论》中有着具体而翔实的记载。如《伤寒杂病论》描述"太阳之为病，脉浮，头颈强痛而恶寒"，方用桂枝汤；而"少阳之为病，口苦、咽干、目眩也"，方用小柴胡汤。同理，阳明病方用白虎汤、承气汤，太阴病用理中汤，少阴病用四逆汤，皆为辨病论治的运用。

沈红权临床行医四十载，对于某些病症进行过相关研究，有独到的个人见解和体悟。如在对非酒精性脂肪性肝病的治疗中，沈红权认为患者肝阴亏虚为本，气滞、痰浊、瘀血互结为标，经过临床多年实践应用，现常拟方肝脂汤。肝脂汤在成方之初所选药物为生白芍、生山楂、枸杞子、生首乌。随着临床经验的逐渐积累，现沈红权在临证诊疗中尽量避免使用毒性药物，故不再使用生首乌。因此，肝脂汤亦调整为白芍、枸杞子、生山楂、五味子、车前子、决明子、王不留行、泽泻等。方中重用白芍，白芍具有平抑肝阳、敛阴柔肝之功效，配合五味子、枸杞子，能起到肝肾同补的作用；同时取五味子顾护肝脏之效，生山楂健脾消食、化浊降脂，辅以决明子、王不留行、泽泻等清热化湿、活血化瘀通络，全方共奏养阴柔肝、祛瘀通络之效。

又如沈红权认为自身免疫性甲状腺炎的发生应责之于肝脾，往往与木克脾土、水湿生痰密切相关。遂拟益气消瘿方，方用黄芪、玄参、半夏、夏枯草、浙贝母、川芎、蒲公英、黄芩、三棱、郁金。黄芪、玄参共为君药，二药合用，益气养阴、利水消肿、清热解毒；配合夏枯草、蒲公英、浙贝母、黄芩、半夏共为臣药，清肝泻火、消肿散结、燥湿化痰；川芎、郁金、三棱此三药同为佐药，配合使用，以行气解郁、破血通络止痛；诸药合用，共奏益气养阴、行气活血、消瘿散结之效。

又如对于尚未达到手术指征而想要进行保守治疗的肺结节患者，沈红权亦有自己独到的经验。他认为肺结节由痰热壅阻肺络、气瘀互结为主所致，遂治以清肺解毒、化痰散结。方用开金锁、夏枯草、蒲公英、浙贝母、半夏、生瓦楞、莪术、白芥子、玄参、枳壳。方中君药为开金锁、夏枯草，二药合用，以清肺解毒；蒲公英、浙贝母、半夏共为臣药，共行化痰散结之功；佐以生瓦楞、莪术、白芥子、玄参，软坚散结，破血养阴；最后加用枳壳为使药，用以引导诸药。

（2）辨证论治：上述治疗均为辨病论治，即当医者诊断明确时，只要没有相关药物禁忌证，便可使用此方。而临证诊疗中，患者往往病情多变，仅靠一方有时疗效可能不尽如人意，此时则需辨证论治。辨证论治，即“辨证据，得病机，拟治法，定方药”。《伤寒论》不仅建立了辨病论治的体系，也将理、法、方、药结合，创立辨证论治体系。

在实际临床应用中，沈红权采用先辨病、后辨证的模式，即根据四诊采集到的相关临床资料，对其进行病因、病机、病位、病性等方面的归纳、分析，先明确病名，给出患者精确诊断，随后给出患者病情相对应的证型。辨病论治时往往已有一与之对应的基础方，而辨证论治时则再根据其具体辨证结果进行相应的调整。这不仅是对疾病本身进行规律性总结，也体现出中医对每一位患者的个性化治疗。当然，具体问题具体分析，并非所有疾病都有一张“百搭”的基础方，此时诊疗模式更接近于先辨病，再辨证论治，而这时辨证论治的不可替代性则不言而喻。因此，不难看出，临床诊疗过程中，辨病、辨证这一过程相当重要。唯有病、证准确，选方、用药才能精准，故而有好的临床疗效。

3. 治未病与辨病、辨证的关系

临床诊疗中常有自觉明显不适，但相关实验室检查却未见任何异常的患者，此时往往无病可辨。沈红权认为，此时应以辨证为先。沈红权善治未病，临床诊疗中亦注重将治未病的思想贯穿其中。治未病包含“未病先防、既病防变、已病防复”，上述提到的现象亦属于治未病范畴。对于此类患者，辨证的重要性不言而喻。通过患者的临床症状、四诊信息，询问患者的体质、习性等进行辨证论治，在临证诊疗中亦不失为一种方法。

在现实诊疗中往往还存在一种与之相反的情况，即患者无任何明显不适，但实验室检查指标异常，此时沈红权则以辨病为主。如患者在定期体检行胸部CT发现肺微小结节，但患者无咳嗽、胸闷、胸痛等症状；又或患者体检发现TSH（血清促甲状腺激素）升高，亦未见任何怕冷、乏力、心悸等临床表现，此时辨病的优势即显现出来。而对于上述两种情况而言，中医中药治疗亦是一种治未病的体现，既病防变，从早期对其进行干预，以防其进一步恶化和发展。

综上所述，临床诊疗中应灵活选择上述方式，重视辨病与辨证，明确诊断，根据实际情况选择适合的诊疗方式进行遣方用药，并反复实践，以提升诊疗技能。

（鲁　曦）

第二章

临证经验

第一节　心肺系疾病

“通阳”法治疗胸痹的临床实践与思考

《金匮要略·胸痹心痛短气病脉证并治》有云：“夫脉当取太过不及，阳微阴弦，即胸痹而痛，所以然者，责其极虚也。今阳虚知在上焦，所以胸痹、心痛者，以其阴弦故也。”此即“阳微阴弦”之出处，认为“阳微阴弦”为胸痹的病因。其中，“阳微”乃心阳不足，胸阳不振，而“阴弦”则为寒、气、瘀、痰等邪气太盛。当心阳不足或浊阴久踞时，沈红权认为二者皆会导致胸阳的疏通障碍，从而导致胸阳痹阻而发胸痹。《金匮要略》中对胸痹的治疗有描述：“胸痹之病，喘息咳唾，胸背痛，短气，寸口脉沉而迟，关上小紧数，瓜蒌薤白白酒汤主之”，“胸痹不得卧，心痛彻背者，瓜蒌薤白半夏汤主之”，“胸痹心中痞，留气结在胸，胸满，胁下逆抢心，枳实薤白桂枝汤主之”。从此三方可见通阳的重要性。胸痹多发于老年患者，此类患者素体本虚，心阳不振，此时寒凝、水饮、痰湿等阻滞脉内，心阳无以推动外邪之力，故发为胸痹。因此，沈红权认为通阳为治疗胸痹的关键。

随着西医学的进入，现代医家对胸痹心痛病有了新的认识。最为普遍的观点是认为胸痹属于冠心病范畴，患者的主要表现为胸闷、气喘，伴或不伴胸前区疼痛，多呈刺痛或绞痛，严重时甚至面色苍白、大汗淋漓、四肢厥冷等。沈红权将胸痹归于心病范畴，认为对于现代患者而言，胸阳不振、痰瘀互结为本病常见病因。随着现代社会的发展，居民生活方式、饮食习惯的改变，人群中肥胖、高血压、糖尿病、高脂血症、高尿酸血症等慢性代谢性疾病发病率逐年攀升，随之而来的是冠心病发病率的增加。在此类患者中，“痰”“瘀”同样是重要的致病因素。作为冠心病重要危险因素，从该角度来看，如能在患者患病初期有针对性地对该阶段的“痰”“瘀”进行早期干预，以防止疾病进一步发生、发展，将大大降低冠心病的发病率。这一方法不仅对上述代谢性疾病本身具有治疗作用，同时对冠心病的预防也具有重要意义。而随着冠心病的发展，更多治疗方式已介入，如PCI（经皮冠状动脉介入治疗）和CABG（冠状动脉搭桥术），疾病发展到这一阶段时患者多数已为久病，此时患者阳气虚弱，心气不足，加之手术耗气伤血，患者正气虚损、胸阳不振更加明显，故沈红权认为，此时在活血化瘀的同时，还应注重益气温阳。

由此可见，在胸痹的不同阶段，治疗的侧重有所不同，但不论是哪一阶段，化痰散瘀、益气通阳皆贯穿始终，只是各有侧重。沈红权常用的通阳药为桂枝，桂枝温经通脉、助阳化气，为治疗胸痹之常用药。沈红权临床常搭配使用桂枝、黄芪，意为通心阳、益心气。桂枝辛散温通，具有抗血小板聚集、抗炎、利尿、扩血管、降压，尤其是具有保护心血管的作用。黄芪味甘，性微温，《本草便读》中提及"黄芪之补，善达表益卫，使阳气和利，自然生津生血"；现代药理研究显示，黄芪含有多糖类、皂苷类、黄酮类等，具有调节免疫、保护脑组织等作用，同时能够通过抗炎、抗氧化、减少心肌纤维化、维持心肌细胞的舒张收缩等方式来保护心脏。黄芪、桂枝两药合用，共奏通阳行气之效，无论在疾病发展初期，还是疾病的终末期，皆可应用，但需注意用量。此外，沈红权常用药物还包括半夏、瓜蒌仁、瓜蒌皮、薤白、茶树根、附子、陈皮、枳壳、桃仁、红花、乳香、没药、人参、麦冬、延胡索、蒲黄、石菖蒲、胆南星、黄连、生龙骨、生牡蛎、甘草等，所用药物涉及补益药、化痰药、活血化瘀药、温阳药、理气药、安神定志药等。从所用药物种类亦可看出沈红权在治疗胸痹时，除通阳外，还强调化痰散瘀。

基于此治疗思路，沈红权临床常用的方剂包括瓜蒌薤白半夏汤、黄连温胆汤、桃红四物汤、桂枝甘草龙骨牡蛎汤、血府逐瘀汤等。其中，瓜蒌薤白半夏汤出自《金匮要略》，具有通阳散结、祛痰宽胸之效。现代药理学研究显示，瓜蒌薤白半夏汤可有效减轻心绞痛，缓解心肌缺血，改善心功能。在遇痰火扰心型胸痹时，当用黄连温胆汤。痰本身为阴邪，但久郁而化火。竹茹、黄连清热化痰，半夏、干姜温燥痰邪，寒热共用，阴阳调和，共奏清热祛痰之功。当遇心脉瘀阻型胸痹时，沈红权常用血府逐瘀汤，该方出自《医林改错》，方用以活血化瘀、行气止痛，桃仁、红花、赤芍活血化瘀，柴胡、桔梗疏肝解郁行气，牛膝、当归、生地补血养血。桂枝甘草龙骨牡蛎汤出自《伤寒论》，原文曰"火逆，下之，因烧针烦躁者，桂枝甘草龙骨牡蛎汤主之"。方中通阳之药为桂枝，既能温通心阳，又能温通血脉。对于冠心病心律失常型，或心悸、不寐等心神不安之状明显时，沈红权认为当用此方。

在应用上述方剂治疗胸痹时，沈红权常在其中加用桂枝，或桂枝、黄芪药对，以达“通阳”之效。沈红权在带教时常说，不论何种证型，单味桂枝并不能以一己之力改变整张方药的药性，使用时只要注意剂量即可，且桂枝的作用是通阳，而非温阳，临床使用时不应过分畏惧，反而对于附子的使用需慎重，如遇舌苔黄腻、大便燥屎内结的患者，则应仔细辨证是否为真阳虚。临床许多患者的畏寒、怕冷、心动过缓等实为胸阳不振、瘀血痹阻、气虚气滞所致，并非真阳虚，此时如大量使用温阳补肾药，如附子、肉桂、淫羊藿等，反而会导致病情加重。

中医认为阳的主要功能为“化”，阳的作用为推动、温煦，在气化作用下，推动人体各项正常生理功能的运行。因此，当机体阳气不足时，就会出现虚损的表现，故当胸痹结合阳气不足时，临床亦常用补剂，如四君子汤、六君子汤、人参汤、生脉散、芍药甘草汤等。《素问·举痛论》述：“寒气客于背俞之脉则脉泣，脉泣则血虚，血虚则痛，其俞注于心，故相引而痛。”血虚会引发胸痹，而芍药甘草汤、生脉饮两剂气血同补，养心血，益心阴，补心气，患者心血得养，心阴得生，心气得旺，胸痹得疏。因此，沈红权认为，在通阳行痹、活血化瘀的同时，对于冠心病的治疗，亦应重视补虚。

中药在治疗胸痹时具有个体化诊疗、毒副作用可控、全身综合性治疗等优点，适合患者长期服用。沈红权善治未病，将未病防患于未然，使之少发，甚至不发，将疾病尽可能多地停留在早期阶段，使患者获得更优质的生活质量。这是沈红权对于疾病的诊疗标准，亦是他严苛的自我要求。临床中许多患者即使在严格地控制相关危险因素的前提下，仍会发生许多心血管事件，或者无法很好地控制病情而必须进行手术治疗。然而，在中医药的干预下，冠心病的危重症发病率有所降低，疾病的进展得以延缓，需要手术的患者大大减少，这何尝不是“治未病”的一种体现呢？

（鲁　曦）

应用“清肺化痰”法治疗肺部结节

一、肺结节的定义

近年来，随着医疗技术的不断进步和人们健康意识的提高，居民对早期疾病诊断的需求日益增长。肺结节作为肺癌的早期征兆之一，其诊断与治疗受到了广泛关注。肺结节指肺脏中病灶直径≤30 mm，CT 表现为形状类圆形或不规则形，密度增高的阴影，多发或单发，边界清晰或不清晰。健康人群行胸部 CT（计算机断层扫描）检查，肺结节的检出率可达 35.5%。

二、肺结节的西医诊治

根据《中国肺部结节分类、诊断与治疗指南（2016 年版）》，肺部结节分为肺实性结节、肺部分实性结节、肺磨玻璃密度结节和多发肺结节。

1. 肺实性结节

① 高危结节，直径≥15 mm，或实性结节＞8 mm 且＜15 mm，表现出恶性影像学征象（如出现分叶、毛刺、胸膜牵拉、含气细支气管征和小泡征、偏心厚壁空洞）；② 中危结节，非实性结节直径＞5 mm 且＜15 mm，未表现明显恶性影像学征象；③ 低危结节，实性结节直径＜5 mm。高危结节首选手术；中危结节要求患者 3 个月后随访观察，如有变化视为高危结节，无变化每年随访；低危结节每年随访，如有变化视为高危结节，无变化继续每年随访。

2. 肺部分实性结节

① 高危结节，直径＞8 mm 的部分实性结节，手术切除或 3 个月后 CT 复查，应进行多学科会诊决定；② 中危结节，直径≤8 mm 的部分实性结节，3 个月、6 个月、12 个月和 24 个月随访，发现生长作为高危结节处理，无生长性则长期按年度随访。

3. 肺磨玻璃密度结节

① 中危结节，直径＞5 mm 的纯磨玻璃密度结节，3 个月、6 个月、12 个月和 24 个月随访，发现生长首选手术，无生长性则年度随访；② 低危结节，直径＜5 mm 的纯磨玻璃密度结节，1 年随访，发现生长则作为高危结节处理，无生长则按年度每年随访。

4. 多发肺结节

多学科会诊，首选手术。

三、沈红权的临床经验

1. 中医病名

因现代医学影像学的发展，特别是高分辨率 CT 的普及，以往难以被发现的微小病变疾病——肺结节，现在越来越容易在早期被检出。肺结节在中医里并没有统一的命名，属于积聚、肺积、咳嗽、肺癌等病的范畴。

2. 临床症状

肺结节的临床症状因人而异，通常有以下几种表现。

① 无症状：无咳嗽咳痰、无胸闷气急等症状，表现如常人。临床占比较大。

② 咳嗽咳痰：可合并感染和炎症，可伴慢性支气管炎、肺气肿等疾病；也可表现为刺激性干咳，偶有咯血等症状。

③ 胸闷气急：胸部不适、压迫感或疼痛，症状可能会随着结节的增大或病情的发展而加重。

④ 其他：可能伴有呼吸急促、喘息，甚至可能出现呼吸衰竭的症状；体重明显下降，免疫力下降等。

3. 中医病因病机

传统中医认为，肺结节的形成与多种因素有关，如肺气不宣、瘀血阻络、痰浊、气滞等，这些因素导致肺部气血运行不畅，形成有形之邪，即积聚。

沈红权认为，邪积于胸中，外来之邪（如六淫、雾霾、吸烟、环境等）侵袭，如寒邪犯肺，导致咳嗽喘促、痰液稀白；燥邪伤肺，肺失润养，津液不生，久则生痰；或因脏腑功能失调、气血运行不畅、内伤七情、饮食不节、劳逸过度等而在机体内部产生病理产物（瘀血、痰湿等）；或外因和内因合二为一积聚于胸中。痰性黏滞，阻滞气机，血行不畅，痰浊停滞，留于胸中，形成结块。又比如一部分患者是因邪气堵塞气道，气不宣通，津液输布失常，血液运行不畅，为痰为血，最终发展为肺积。总体来说，痰、气、瘀互结，是形成肺结节的病理机制。

4. 西医治疗

肺结节治疗首先需排除恶性，按照年龄、是否吸烟、是否有胸腔外恶性肿瘤史、结节直径、结节是否有毛刺、结节位置是否在上叶等来进行相关评估，确定癌变概率。良性结节且直径 8 mm 以下，西医治疗一般考虑根据具体情况定期复查为主，无干预手段。高危患者，建议活检明确性质，如患者拒绝，则 3 个月复查 CT 以观察结节变化；中高危患者，需根据结节具体风险特征、大小、位置等情况综合评估。肺结节患者如有癌变可能，应立即进行手术，部分患者可选择热消融作为不能手术切除早期肺癌的补充手段之一。

5. 中医治疗

沈红权治疗肺结节的总原则为扶正祛邪，他认为具体治疗需要临床医生自行判断邪盛多还是正气虚多，两相权衡，根据每位患者的具体情况调整出最佳治疗方案。

扶正方面，一是益气健脾，二是补肺滋肾。老年患者往往脏腑功能逐渐衰退，气血生化不足，痰瘀互结中兼杂气虚、阴虚或阳虚。

祛邪方面，肺结节的治疗不外乎从“痰、气、瘀、毒”着手，治则化痰散结、活血化瘀、清热解毒。沈红权常用药物包括以下几种。

• 金荞麦

味酸、苦，性寒。归肺、胃、肝经。有清热解毒、活血化瘀、消痈的功效。现代药理研究显示其有祛痰、解热、抗炎、抗肿瘤、免疫调节等作用。《本草纲目拾遗・卷七》称其“治喉痹，喉风喉毒，用醋磨漱喉”。

• 夏枯草

味辛、苦，性寒。归肝、胆经。有清肝泻火，散结消肿的功效。现代药理研究显示其有抗肿瘤等多种药理作用。《本草分经》称其“散肝经之郁火，解内热，散结气，消瘿”。

• 蒲公英

味苦、甘，性寒。归肝、胃经。有清热解毒，消肿散结的功效。《本草衍义补遗》称其“化热毒，消恶肿结核，解食毒，散滞气”。

• 白芥子

味辛，性温。归肺、胃经。功效温肺豁痰利气，散结通络止痛，善治寒痰及痰饮诸证。现代药理研究显示其有镇咳、祛痰、平喘、抗炎等多种药理作用。《本草经疏》曰：“白芥子味极辛，气温，能搜剔内外痰结，及胸膈寒痰，冷涎壅塞者殊效。然而肺经有热，与夫阴火虚炎，咳嗽生痰者，法在所忌。”

• 半夏

味辛，性温，有毒。归脾、胃、肺经。具有燥湿化痰、消痞散结的功效，对治疗痰湿、寒痰有奇效。现代药理研究显示其有止咳、祛痰、抗肿瘤、抗炎、增强免疫力等多种作用。《药性论》称其“能消痰涎，开胃健脾，止呕吐，去胸中痰满，下肺气，主咳结。新生者，摩涂痈肿不消，能除瘤瘿。气虚而有痰气，加而用之”；《珍珠囊》曰其“治寒痰及形寒饮冷伤肺而咳，消胸中痞，膈上痰，除胸寒。和胃气，燥脾湿，治痰厥头痛，消肿散结”。

• 生瓦楞

味咸，性平。归肺、胃、肝经。具有消痰化瘀，软坚散结的功效。《日用本草》

称其“消痰之功最大，凡痰隔病用之”；《医林纂要》曰其“去一切痰积，血积，气块，破癥瘕，攻瘰疬”。

6. 临床案例

许某，女，72 岁。

初诊：2023 年 6 月 21 日。

【主诉】咳嗽咳痰半月，加重 1 周。

【现病史】患者 1 个月前体检时发现肺结节，肺 CT 示右肺上下叶，最大 17 mm×12 mm，磨玻璃结节。后出现咳嗽、咳痰，痰白质黏，无咳血，刻下情绪焦虑，咳嗽，咳痰，口干口苦，盗汗，脑鸣时作，胃纳可，寐差，大便困难、干结，每日一解，小便调。舌红苔薄微黄腻，脉沉。

【既往史】脑梗死病史，抑郁症病史。

【西医诊断】肺结节。

【中医诊断】肺积(肝郁化火证)。

【治法】疏肝解郁，清肺散结。

【方药】黄连 3 g，磁石 15 g，夏枯草 15 g，竹茹 9 g，金荞麦 15 g，白芥子 10 g，浙贝母 10 g，桑白皮 10 g，黄芩 9 g，酸枣仁 9 g，川芎 15 g，制香附 9 g，制半夏 10 g，柴胡 10 g，石菖蒲 15 g，火麻仁 10 g，茯神 30 g，龙齿 15 g，灯心草 3 g，合欢米 10 g，玫瑰花 10 g。14 剂，水煎服，每日 2 次，口服。

二诊：2023 年 7 月 19 日。

患者服药后焦虑情绪有所改善，咳嗽偶有，咳痰减少，无明显口干口苦、盗汗，脑鸣仍存，大便每日一解，略干，排便费力较前好转，舌红苔薄微黄腻，脉沉。原方有效，续原方 14 剂。

三诊：2023 年 8 月 9 日。

患者服方药后诉无明显咳嗽咳痰，脑鸣夜间明显，自觉神疲乏力，略心慌，无明显胸闷胸痛，胃脘部时有胀痛不适，时有嗳气，无明显反酸，大便尚可，舌红，舌根略黄腻，脉沉。复查肺 CT 显示右肺上下叶，最大 10 mm×6 mm，磨玻璃结节。原方去黄连，加红豆杉 3 g、川佛手 10 g、延胡索 15 g、大腹毛 15 g、乌药 9 g、青皮 6 g。患者续服 14 剂，咳嗽咳痰症状基本消失，焦虑情况明显缓解，后未再就诊。

按语

《素问·至真要大论》云“诸气膹郁，皆属于肺”。该患者以咳白痰为主症，兼有腹胀，责之于肺。兼有口干、盗汗等阴虚之症，其本在于火，火盛则内伤阴津，津液受损则口干、盗汗。其脉沉，苔黄腻，乃是火盛于内，灼津为痰，故辨证为痰热内扰证。方取黄连温胆汤之义清热燥湿，化痰和中，方中半夏降逆和胃，燥湿化痰；竹茹清胆和胃，止呕除烦；黄连清热燥湿，泻火解毒；外加桑白皮清肺热，以绝生痰之源。患者情绪焦虑，寐差，故以香附、柴胡合用行气解郁；合欢米解郁安神，同时也能起到理气活血的作用；玫瑰花疏肝解郁，现代药理显示其可调节中枢神经系统，抗焦虑、抗抑郁功效显著。因此，玫瑰花对肝气郁结所致胸膈满闷、脘胁胀痛有很好的治疗效果。制方精当，药专力宏，若病机与痰、浊、湿、热相关，拘其法而不泥其方，随症加减，可获良效。患者有肺结节病史，黄芩清热解毒，泻火燥湿；夏枯草清肝泻火，疏散郁结；炒芥子温肺祛痰，散结消肿；浙贝母清热化痰，散结消痈。黄芩、夏枯草、炒芥子、浙贝母共济，全方共奏疏肝解郁、软坚散结、清热化痰之功。

（刘鑫晔）

应用“活血化瘀”法治疗慢性阻塞性肺疾病(COPD)

一、何为“瘀”

瘀，积血之病也。瘀血，也被称作坏血、腐血、滞血、积血等。《说文解字》注释：“瘀，积血也。”此所谓瘀血，实则是体内血液循环受阻，凝聚而成的病理性产物，属继发性病因范畴。它既包括脉道中瘀积停滞的血液，也涵盖了脱离正常经脉而蓄积于体内的血液。唐容川于其《血证论》中说：“离经之血，虽清血鲜血，亦是瘀血。”瘀血和血瘀的概念有所区别。现有研究对影响瘀血和血瘀的理论产生分歧，分歧点主要在于这两者究竟是由病因学理论影响，还是病机学理论影响。瘀血和血瘀中能够诱发新病变的病理实体，属于前者；而血瘀则是指血液运行受阻或不畅通的病理状况。故而在探讨病理实体及病因时，我们倾向于使用“瘀血”一词；而在分析病机变化时，则更多采用“血瘀”的表述。

后世医家对《黄帝内经》瘀血理论进行概括，“瘀血留内，不去，则痛而不止，邪不能散也”，这是对瘀血阻滞所导致病痛的论述。瘀血作为一种病理产物，不仅会引起局部疼痛，也会进一步阻滞气血运行，造成身体的代谢失常，影响多个脏腑的功能，尤其是在肺胀病中，瘀血阻碍气机，导致呼吸功能的减退。

瘀血的成因有多种，包括气滞或气虚、寒凝经脉、血热、内外伤出血以及久病入络等。气滞血滞、寒凝血行受阻、血热煎熬成块、跌仆出血久不消散、各种出血不归经等都可导致瘀血的形成。《素问·调经论》曰：“寒独留，则血凝泣，凝则脉不通，其脉盛大以涩。”《灵枢·百病始生》也提出：“肠胃之络伤，则血溢于肠外，肠外有寒，汁沫与血相抟，则并合凝聚不得散，而积成矣。”肺胀病患者长期受瘀血困扰，导致肺气不宣、气血失调，最终出现气喘、水肿等症状。治疗过程中，运用活血化瘀法能显著改善患者的血液循环，促进病情好转。

二、从瘀论肺胀

肺胀病主要表现为长期疾病引起的肺部虚弱，随着反复的外邪侵袭，情况逐渐加重，其典型症状包括咳中带痰，并同时伴有呼吸急促和浮肿现象。肺胀病主要由肺部引起，但与心脏、脾脏和肾脏的功能紧密相关，呈现出本虚标实的证候特点。整个病程中，气虚、血瘀、痰阻持续存在，尤其是瘀血表现尤为显著，这一观点在古代医家的著作中已有详细论述。例如，《丹溪心法·咳嗽》曰“肺胀而咳，或左或右不得眠，此痰挟瘀血碍气而病”。肺负责气的功能，也促进全身的血液循环。肺气提供的动力是维持血液在脉管中顺畅运行的重要因素，推动血液随着气息的起落而分布至全身各处。此外，肺作为气体与血液交换的核心站点，承担着将全身血液汇聚并通过经脉输送回肺部的任务，再由肺将富含氧气的血液重新分配到身体各部分。这一系列过程高度依赖于肺的主气功能、呼吸调控，以及肺的宣散与肃降机制。唯有肺功能健全，才能确保血液有效完成气体交换，维系人体处于稳态。

《灵枢·阴阳清浊》指出：“气者，清浊之合。”肺主气，司呼吸，在推动气血运行中发挥重要作用。当肺气不足或瘀血阻滞时，气血失调，病变进一步加重。这也揭示了为何在肺胀病中，活血化瘀是恢复肺功能的重要手段。

当肺功能受损时，其推动血液循环的能力下降，随之发生的是水分的停滞与血液的瘀堵，进而形成瘀血。现代病理解剖学的研究表明，肺部若发生严重病变，会导致肺毛细血管以及横断面显著缩减，血流阻力随之上升，引发肺动脉高压，右心室因此出现代谢性肥厚，严重时可能进展为右心衰竭，造成静脉系统及内脏的大面积瘀血。同时，肺部病变还会干扰气体交换，引起低氧血症与高碳酸血症，表现为唇、舌及脉络的发绀等瘀血症状。缺氧状态会促使红细胞数量代偿性增多，血液黏稠度上升，进一步促进瘀血的形成。由此可见，血瘀不仅在肺心病的初期阶段就已显现，更是在肺心病的起病过程、病情进展乃至恶化中都发挥了极为重要的作用。因此，瘀血在肺胀病的发病机制中占据核心的位置。

三、从瘀治肺胀

沈红权认为本病与瘀血密切相关，在临床治疗中，他十分重视运用活血药物，认为临床通过配伍使用，提出活血化瘀药具有通调气血、化瘀消胀之功效，并可改善心肺血液循环，促进血液进行气体交换，恢复肺的宣发、肃降功能。现代药理研究证实，活血化瘀药多具有降低血黏度，改善血液循环和肺部血氧交换，提高心肺营养供给，改善心肺功能，提高红细胞载氧和血氧交换能力的作用。临床上常使用清热化瘀、涤痰化瘀、利水化瘀、益气化瘀、温阳化瘀、滋阴化瘀等方法，活血化瘀药物的运用贯穿治疗肺胀病的始终。实证者加桃仁、赤芍、莪术；虚证者加丹参、鸡血藤；胸胀闷痛者加川芎、香附、郁金；血瘀痰甚者加红花、泽兰。《本草纲目》记载："桃仁，破血行瘀，润燥滑肠。"桃仁作为治疗瘀血的常用药物，具有活血祛瘀的效果，能够改善血液循环、化解瘀滞。在肺胀的治疗中，桃仁与赤芍、川芎等活血药物联合使用，有助于疏通肺经，恢复气血运行，进而改善肺胀症状。

四、病案举例

患者，男，72 岁。

初诊：2023 年 1 月 14 日。

【主诉】反复咳嗽咳痰、胸闷气促 5 年余，加重半月。

【现病史】患者近 5 年反复咳嗽咳痰、胸闷气促，于 2014 年开始反复在我院内科住院治疗，诊断为"慢性阻塞性肺疾病"，每年至少急性发作 3 次。近半月咳嗽咳痰、胸闷气促再次发作，夜间尤甚、畏寒肢冷、痰白黏，量少，难咳。刻下神清，精神欠佳，胃纳可，夜间喘，小便可，大便干结，夜寐欠安。舌淡暗，边齿痕，苔白腻。脉沉细涩，尺脉弱。

【西医诊断】慢性阻塞性肺疾病(COPD)。

【中医诊断】肺胀(上实下虚证——肺肾亏虚,痰瘀互结)。

【治法】补益肺肾,健脾化痰,活血祛瘀。

【方药】蜜炙紫苏子 10 g,炒瓜蒌皮 15 g,蜜炙款冬花 10 g,黄芩 10 g,桑白皮 30 g,炒莱菔子 10 g,制厚朴 10 g,制半夏 10 g,蜜炙麻黄 20 g,浙贝母 10 g,川芎 15 g,炒芥子 10 g,乌药 10 g,蜜麸炒青皮 10 g,火麻仁 30 g,桃仁 30 g,陈皮 6 g,南葶苈子 10 g,大腹毛 15 g,苦杏仁 6 g。

予中药 14 剂煎服后症状明显减轻,夜间喘咳明显减少,睡眠改善。

二诊:2023 年 1 月 28 日。

患者精神状态明显改善,自诉偶发咳嗽,咳少许黏痰,无明显胸闷气促,夜间无明显咳喘,睡眠可。继续予上方调整,巩固疗效,治其根本。

三诊:2023 年 2 月 11 日。

咳嗽咳痰较前明显好转,继续服用以上方剂。

按语

COPD 临床上分为急性加重期、稳定期。急性加重期以标实为主,常见风寒束肺、外寒内饮、痰热壅肺、痰湿蕴肺、痰热闭窍、痰蒙神窍等证。稳定期则以本虚为主,常见肺脾肾气(虚)、气阴两虚等证,应结合四诊信息区分肺气虚、肺脾气虚、肺肾两虚、气阴两虚等。血瘀是 COPD 的病机关键,也是常见的兼证,可出现在 COPD 的任一时期,兼见于其他证候之中,如痰湿壅肺、痰热壅肺、肺脾气虚等。治疗当以“急则治其标、缓则治其本”为原则,急性加重期以宣肺散寒、温化寒饮、清热化痰、燥湿化痰、豁痰开窍等为主;稳定期则重在补益肺脾、补益肺肾、益气养阴,兼化痰瘀。

此病例中的患者反复发作 COPD,且长期伴有瘀血阻滞的病机。通过活血化瘀、化痰祛瘀的联合治疗,患者的肺功能逐渐恢复。正如《医宗金鉴》中提到的“血瘀不行,气机不畅”,治疗中活血药物的应用有效改善了气血阻滞,恢复了肺的宣发功能,显著缓解了患者的呼吸困难等症状。

五、总结

肺胀主要是由于来源于肺部的恶疾长期反复引发的一种病证,其特点是肺部胀气、无法顺利下行,临床表现主要包括胸中胀满感、痰液积聚、喘息咳嗽、心悸、烦躁不安,尤其在活动时症状加重。严重时,患者可能出现面色暗沉、唇及甲呈现青紫色、面部与四肢出现水肿等症状，且病程漫长，难以根治。当前，临床上主要采用清肺化痰、益气养阴、收敛肺气、开窍固脱等方法进行治疗。从肺胀的发病机制和临床表现来看，痰浊与瘀血所致的“瘀”在肺胀的发病过程中起着关键作用，因此，针对“瘀”进行治疗是肺胀治疗的核心策略。

沈红权的临床经验认为“瘀”是肺胀发病的主要机制，其中肺胀是由多种病因导致的一种慢性肺系疾病，其病变首先在肺，久则累及脾肾，后期病及于心。尽管肺胀的发病机制复杂多样，但归根结底可归结为虚实两方面。虚指的是肺、脾、心、肾等脏腑的功能减弱，而实则主要体现在痰浊与瘀血的积聚。这些痰浊与瘀血在肺部的堵塞，最终导致肺胀的发生。

肺脏作为水液代谢的核心，在发病初期，由于肺气不畅，影响津液运作，从而在肺内堆积导致痰浊。痰浊的堵塞导致肺气膨胀，无法顺利下行，进而引发肺胀。随着病情的加剧，肺部的虚弱逐渐影响到脾和肾，造成肺脾肾三脏的功能皆衰退，使水液停聚形成更多的痰浊，这些痰浊上行至肺，导致咳喘症状迁延不愈。此时，若再遭遇外界的侵袭，与体内的痰浊相结合，就会表现出胸中胀满、憋闷感强烈、痰液量多、咳喘加剧等症状。

肺脏主宰气的运行，而气是引领血液运行的先导，气的流畅促进血液的循环，气弱或气阻则会导致血液运行不畅而形成血瘀。肺胀疾病会使肺脏无法正常调控气机，引发气弱，进而使血液运行乏力，造成瘀血在体内滞留。肺脏作为众脉的引导，负责调控与协调，当肺气郁结不畅，其功能受损，长期就会影响心脏的正常运作，给心脏加重负荷而引发气弱，心脏推动血脉的能力减弱，同样会产生血瘀，外在表现为唇舌颜色发紫等症状。在病情较为严重的患者身上，还可能出现唇舌发黑、舌下静脉明显突出、指甲青黑、面色晦暗、皮肤散布瘀斑、呕吐物呈赤色、大便发黑等症状。

肺胀的病程发展中，痰浊、瘀血两者是双向作用的。痰浊的积聚会导致肺气阻滞，进而影响心脉的通畅，促使瘀血的形成；反过来，血瘀也会阻碍血脉的流动，“血行不畅则水液停聚”，又是痰浊产生的重要原因。从瘀血论治肺胀的治疗方法注重整体调理，活血化瘀药物的运用贯穿治疗始终，结合补益肺肾、化痰祛湿的治疗手段，能够标本兼治。中医经典的理论与现代药理研究相互印证，进一步证明了活血化瘀法在肺胀治疗中的有效性。通过辨证施治，能够更好地改善患者的肺功能，减轻瘀血对心肺的长期损害。

（沙雯君）

基于"本虚标实"辨析心悸的常见证型及临床证治

一、病名释义

心悸主要是由于人体阴阳失调、气血不和，致使心神失于滋养，进而出现心中悸动不安，严重时甚至无法自主的一种病症。临床上，心悸大多呈现发作性，常常会因为情绪出现较大波动或者劳累过度而引发。当心悸发作时，患者通常会伴有胸闷、气短等症状，情况严重的还可能出现眩晕、气喘、胸痛、昏厥等危急情况。

依据病情的轻重程度，心悸可分为惊悸和怔忡两种，病情轻者为惊悸，重者为怔忡。《灵枢·根结》曰"持其脉口，数其至也，五十动而不一代者，五脏皆受气，四十动一代者，一藏无气，三十动一代者，二藏无气……不满十动一代者，五藏无气"，这是对患者自觉心悸的表述。《素问·举痛论》云："惊则心无所倚，神无所归，虑无所定，故气乱矣。"宋代严用和所著的《济生方·惊悸怔忡健忘门》曰："惊者，心卒动而不宁也，悸者，心跳动而怕惊也，怔忡者，心中躁动不安，惕惕然后人将捕之也。"该书第一次提出"怔忡"的病名，指出怔忡多是由于个体先天体质较为孱弱，体内心气本就不足而发病。随着时间推移，这种心气不足的状况逐渐加剧，致使心脉之中的气血难以维持正常的运行，最终引发了怔忡这一病证。明代《医学正传·惊悸怔忡健忘证》载"怔忡者，心中惕惕然动摇而不得安静，无时而作者是也；惊悸者，蓦然而跳跃惊动，而有欲厥之状，有时而作者是也"，这一观点针对惊悸与怔忡在疾病表现上的差异，以及二者之间存在的内在关联进行了较为详尽的分析。

传统中医认为"心悸"因体虚劳倦、七情所伤、感受外邪、药食不当、他病失养所致。在传统医学理念中，心脏堪称"五脏六腑之主宰"，心脏一旦受扰而动，五脏六腑都会随之震动。心悸这一病症，其成因盘根错节，表现出的症状也复杂多变，并非单纯由心脏自身问题引发，还涉及肝、脾、肺、肾、胆及胃等脏腑，同时也不局限于患者的主诉。现代中医对心悸的病因病机有了更深层的认识和阐释。当下，对于“心悸”病症的辨证论治，大致能划分成两个类别。其一是传统模式，这种模式以中医辨病作为前提，随后开展辨证论治，该模式多依赖个人的临床经验。其二是以现代西医辨病为基础的辨证论治，这是现代中医多采用的方式，即在西医明确病证的基础上，再进行中医的辨证论治，该模式更符合现代医学的发展需求，已然成为临床研究的关键形式。中医的“心悸”病，对应西医的神经官能症和心律失常（冠状动脉粥样硬化性心脏病、原发性心肌病、风湿性心脏病、先心病、肺心病、病毒性心肌炎、高血压性心脏病）等相关疾病，表现为心脏跳动力度增强，在心率的快慢、心脏跳动的节律，或是心脏电信号传导过程中，出现异常变化。临床以心悸为突出表现，均可参照心悸辨证。

二、辨证分型

《中医内科学》（上海科学技术出版社版本）中将心悸分为气血不足、阴虚火旺、心虚胆怯、心阳不振、风热扰心、心血瘀阻、痰火扰心七种证型。历代医家对心悸的认识不尽相同。大致分为三种情况：第一种情况为身体虚弱且久病不愈。这种状态下，可能因气血亏虚，致使心脏无法获得充足滋养；也可能是肾阴亏虚，肾水难以制约心火，虚火扰心，又或因心阳不足，心失温养而发悸动。《诸病源候论》所云“心藏血而主血脉，虚劳损伤血脉，致令心气不足，因而邪气所乘，则使惊而悸不定”；《伤寒明理论》所谓“其气虚者，由阳气内弱，心下空虚，正气内动而悸也”；孙思邈《千金要方》亦有因虚致悸的理论。第二种情况是情志刺激，心脾气机郁结，炼郁为痰化火，上扰于心则发心悸，或心虚胆怯，猝然惊吓，心气紊乱而发。朱丹溪指出，惊悸与怔忡这两种病证，皆因人体血虚而起，体内痰湿的存在也与它们的发生相关。《丹溪心法·惊悸怔忡》曰：“惊悸者血虚，惊悸有时，以朱砂安神丸。怔忡者血虚，怔忡无时，血少者多；有思虑便动，属虚；时作时止者，痰因火动。”《医学正传》指出情志因素是造成心悸的重要原因。《济生方》也指出：“惊悸者，心虚胆怯之所致也……”第三种情况是感受外邪，风寒湿邪由表传里，内扰于心，引发心悸。《素问·痹论》记载：“心痹者，脉不通，烦则心下鼓。”张仲景指出，导致心悸的原因，主要涵盖了遭受惊恐引发的惊悸、体内水液代谢失常形成的水饮、身体过度虚损，以及出汗后受到外邪侵袭等几个方面。巢元方认为感受外邪的病机归纳为气津损失。《医林改错》有瘀血内阻导致心悸怔忡的论述。《备急千金要方》指明，冬季因风温之邪潜伏体内，可引发心悸之症，这充分显示出感受外界邪气是导致心悸发作的一个关键因素。总的来说，心悸的发病机制呈现出本虚标实的特点。本虚与标实有着明确区分，但在实际病情中，二者又常常相互交织。本虚，指的是人体的气、血、阴、阳出现亏虚状态。而标实的形成，则是由于情志失调、外邪入侵、饮食不节等因素，导致气血阴阳受损。这些不良因素进而影响心脏的正常功能，使心神无法得到濡养。此外，痰湿、水饮、内火、瘀血等病理产物会阻滞心脏脉络，干扰心神，最终引发心悸症状。在治疗上除益气养阴养血、温阳化痰涤饮、活血化瘀外，经常配合使用养心安神药物。沈红权认为，心悸患者多为虚实夹杂，虚者以心阳不足、心血亏虚多见，实证以心血瘀阻、痰火扰心多见。在临床辨证时，应结合引发心悸的原发疾病，以帮助提高辨证的准确性。

1. 心阳不振

当心阳处于不足的状态时，会导致心脉的运行受到阻碍。心阳无法推动气来运化水液，致使水湿停滞，进而困阻脾脏。脾脏一旦受困，其正常的运化功能就会失常，由此出现食欲不振、食量减少、腹部胀满、胃脘部闷堵不适，以及大便稀溏不成形等症状。此外，停滞的水湿之气还会上逆侵犯心肺，引发咳嗽气喘、胸部憋闷等表现。而水湿外溢肌肤则为水肿；心阳衰微不能温煦四肢，故形寒肢冷。治以补益阳气，温振心阳。沈红权常用桂枝龙骨牡蛎汤加减。

例一：陈某，女，70 岁。

初诊：2023 年 2 月 22 日

【主诉】阵发性心悸 2 年，加重 2 周。

【现病史】患者近 2 年反复出现阵发性心悸，近 2 周劳累后心悸加重，伴气短乏力、怕冷、纳差、大便稀溏。查心电图示室性期前收缩二联律。刻下心悸，乏力，动则加重，畏寒，纳差，大便稀，每日 3 次。舌体偏胖，脉细。

【既往史】否认高血压、糖尿病、甲亢等慢性疾病史，预防接种史不详。

【西医诊断】心律失常。

【中医诊断】心悸(心阳不振证)。

【治法】补益阳气，温振心阳。

【方药】桂枝 10 g，葛根 15 g，茶树根 15 g，甘松 6 g，赤芍 10 g，牡丹皮 10 g，川芎 15 g，黄芪 15 g，红花 6 g，麦冬 30 g，制香附 10 g，炒芥子 10 g，蒲公英 15 g，

苍术 10 g，草果 10 g，吴茱萸 3 g。14 剂，水煎 1 剂，分 2 次服用。

【疗效】连服 14 剂后，心悸及大便稀溏明显改善。

2. 痰火扰心

一方面，患者精神遭受刺激，或是过度思虑、抑郁恼怒，使体内气机郁结，气郁日久则化为火邪，火邪将体内津液炼制成痰液，从而导致痰火在体内旺盛。另一方面，人体外感温热邪气，热邪灼烧津液，将津液熬炼成痰，热痰致病。治以清热化痰，宁心安神，沈红权常用黄连温胆汤加减。

例二：李某，男，73 岁。

初诊：2023 年 2 月 22 日。

【主诉】心悸反复发作 2 个月。

【现病史】2 月前患者过度思虑后出现心悸反复发作，伴烦躁易怒，查心电图未见明显异常。刻下心悸，情绪烦躁，寐差，纳可，小便可，大便干燥。舌苔黄厚腻，脉滑。

【西医诊断】自主神经功能紊乱。

【中医诊断】心悸（痰火扰心证）。

【治法】清热化痰，宁心安神。

【方药】黄连 6 g，半夏 9 g，白茯苓 15 g，竹茹 9 g，焦栀子 10 g，龙胆 3 g，陈皮 9 g，茶树根 15 g，甘松 6 g，红花 6 g，炒苍术 10 g，枳壳 6 g，瓜蒌皮 15 g，酸枣仁 15 g，茯神 15 g，香附 9 g，龙齿 30 g。14 剂，水煎 1 剂，分 2 次服用。嘱调畅情志，戒烟戒酒。

【疗效】连服 14 剂后，症状明显好转。

3. 心血瘀阻

该证往往是由于心气虚或者心阳虚所导致。当心气或心阳不足时，心脏推动血液运行的力量减弱，使血液在脉道中的运行变得无力。久而久之，血液无法顺畅流动，就会在脉道中出现瘀阻的情况。亦可因情绪激动，或劳累受寒，痰浊凝聚等诱发。心血瘀阻，心脉受阻，血液运行不畅，出现心胸部憋闷疼痛，唇舌瘀暗等心脉痹阻的表现。治以活血化瘀，兼补气通阳，沈红权常用桃仁红花煎加减。

例三：周某，女，69 岁。

初诊：2023 年 3 月 22 日。

【主诉】反复心悸、胸闷、胸痛半年，加重 5 日。

【现病史】患者近半年反复发作心悸、胸痛，胸闷不舒，5 日前情绪激动后出现心悸、胸闷加重。心痛呈刺痛，伴盗汗，睡眠差。刻下血压 134/78 mmHg，心悸，胸闷胸痛，盗汗，寐差。纳食尚可，二便调，舌质暗苔根黄腻，舌下静脉迂曲，脉涩。

【既往史】患者既往有冠心病、高血压病史，平素服用络活喜（苯磺酸氨氯地平片）5 mg，每日 1 次，血压控制可。否认其他慢性病史。

【西医诊断】冠心病、原发性高血压（高血压 2 级）。

【中医诊断】心悸（心血瘀阻证）。

【治法】活血化瘀，理气通络，兼益气养阴、敛汗安神。

【方药】桃仁 10 g，红花 6 g，丹参 9 g，香附 9 g，延胡索 9 g，赤芍 10 g，牡丹皮 15 g，青皮 6 g，太子参 30 g，糯稻根 30 g，麻黄根 15 g，茯神 15 g，黄柏 6 g，龙齿 20 g，茶树根 15 g，甘松 6 g，酸枣仁 10 g，淮小麦 30 g。14 剂，水煎 1 剂，分 2 次服用。

【疗效】连服 28 剂后，心悸及盗汗明显好转。

4. 心脾两虚

该证多与久病体质虚弱、营养不良、过度劳累耗伤心血，或者忧思过度伤脾、女性月经量过多等有关。心和脾一方发生病变，往往会牵连另一方。心病可影响脾，容易出现心悸、怔忡，夜寐差，多梦易醒，易忘事。反之，脾病亦可影响心。针对这种心脾两脏相互影响的情况，治疗时主要采用补益心脾的方法来恢复心脾的正常功能，沈红权常用归脾汤加减。

例四：朱某，女，42 岁。

初诊：2023 年 3 月 22 日。

【主诉】经前心悸 3 个月。

【现病史】患者近 3 个月每于经前出现心悸，并有行经腰痛，月经量多、色淡，伴心慌不适，纳差，神疲乏力，睡眠欠佳，二便正常。末次月经：2023 年 3 月 5 日。

【既往史】否认高血压、糖尿病等慢性病史。

【西医诊断】经前期综合征。

【中医诊断】心悸（心脾两虚证）。

【治法】补血养心，益气安神。

【方药】黄芪 15 g，党参 10 g，当归 10 g，熟地 10 g，白术 15 g，炙甘草 15 g，牛

膝 30 g，杜仲 10 g，续断 12 g，补骨脂 15 g，阿胶 15 g，麦冬 30 g，鸡内金 9 g，山楂炭 9 g，六神曲炭 9 g，首乌藤 9 g。14 剂，水煎 1 剂，分 2 次服用。

【疗效】连服 14 剂后，经前心悸及腰痛明显好转。

按语

以上是临床上心悸的常见四种证型，病位虽在心，但与肝脾肾三脏的关系密切。心悸的病机虚实有别，病位不局限于心。治疗时应注重肝脾肾的调养，饮食得当，调畅气机，养心安神，保持良好的心态，避免思虑过度。

（张晓蒙）

室性期前收缩的临床治疗及用药特色

沈红权在 40 余年的中医临床工作中形成了对临床诊疗的独特见解，尤其是对难治性室性期前收缩、甲状腺疾病、脂肪肝的探讨，可谓是分毫析厘、妙手回春。

随着生活水平的提高，高血压、高脂血症等基础代谢疾病的发病率日益增长，血压、血脂水平与心血管风险呈连续、独立、直接的正相关，心血管疾病随之成为严重威胁健康的常见病，尤其对于 50 岁以上的中老年人，心律失常是重要的心血管疾病之一，而室性期前收缩又是最常见的心律失常之一，沈红权认为控制、解决室性期前收缩问题是改善心血管健康的关键之一。

沈红权认为，室性期前收缩属于中医学“心悸”范畴。心悸是中医心系病的常见病，心主血脉、藏神志，是生命的主宰，过于劳累可耗伤心神，七情过极皆能化壮火食心气，外邪六淫虽一般不直接伤及心脏，但也有少部分情况可以“越经传变”，“直中”膏肓，其他四脏六腑的生理功能异常也会影响心脏。《素问·金匮真言论》《素问·阴阳应象大论》和《素问·五脏生成》中对于心的属性、生理特性、母子关系（与肝的关系）以及心火与肾水的关系都有相对详细的论述，从生理功能反推其异常状态亦可知晓一部分的病机演变。《素问·生气通天论》中记载“因于暑，汗，烦则喘喝，静则多言，体若燔炭，汗出而散”，这是指暑热伤心所致的烦躁、发热、喘喝、出汗；《难经·四十九难》中载“忧愁思虑则伤心”;《难经·十六难》中描述了一些心脏发病的内外证候“其外证:面赤,口干,喜笑;其内证:脐上有动气,按之牢苦痛,其病烦心,心痛,掌中热而呕”;《素问·痹论》提到“心痹者,脉不通,烦则心下鼓”;上述古籍中的原文以及心热、心疝、心疟、心痿等古病,都可归为心脏自病的范畴。其他四脏以及五行关于心脏的传变,大致可分为母子传变和乘侮传变两大类,其原理源于五行相生相克,如《难经·五十三难》曰“间传者,传其所生也,假令心病传脾……是母子相传”;《素问·五脏生成》曰“多食苦,则皮槁而毛拔”等,在此不过多赘述。

沈红权认为,心悸是一种比较主观的感受,初期多表现为心里发空、心跳突然增强,甚至是心慌不宁的感觉,临床接诊时,沈红权通常以心悸的基本分型为切入点多方面考量患者的证候,他认为心悸可以分为心虚胆怯、气血不足、阴虚火旺、心阳虚弱、水饮凌心、痰火扰心和心血瘀阻。

心虚胆怯证除心悸外,特征性表现还为善惊易恐、少寐多梦,猝然受惊多是此证的诱发或加重因素,病机主要由心气紊乱所致,舌苔多薄白、脉象多动数或虚弦,治法以镇惊定志、养心安神为主。治疗多使用安神定志丸加减,组方为:茯苓、茯神、远志、党参各 15 g,石菖蒲 9 g,龙骨 9 g;若患者近期情绪不佳,易怒或是抑郁,可酌情加入佛手 6～9 g、合欢皮 10～15 g;近期胃纳不良、饮食减少者,可加入山楂 15 g、沉香曲 9 g。

气血不足证以劳累后心悸加重,平日气短自汗、神疲倦怠、头晕眼花为特点,患者面色少华,舌质淡红、脉细弱,多由思虑劳倦、耗伤气血、后天之本不足、心神失养所致,治宜益气养血、补心安神。选用归脾汤加减治疗,方药如下:党参、白术、黄芪各 15 g,当归 9 g,甘草 6 g,远志 9 g,茯神 6 g;若患者自觉五心烦热、自汗盗汗、胸闷心烦、脉细数或结代者,多为气阴两虚,此时应改用炙甘草汤治疗;便溏、腹部坠胀感明显、面色萎黄者可合用补中益气汤治疗。

阴虚火旺证多因肾阴不足、坎水不济心火、君火内动所致,症状以心烦少寐、手足心热、腰膝酸软为特点,舌偏红而苔少,甚至可见剥苔、无苔,脉象多细数,宜用滋阴降火、养心安神之法治疗,偏阴虚者使用天王补心丹加减,偏火热者使用朱砂安神丸加减,也可两药合用。常用方药为:党参与玄参各 15 g,茯苓 9 g,丹参 9 g,桔梗 9 g,远志 12 g,当归 9 g,麦冬与天冬各 6 g,柏子仁 10 g,酸枣仁 15 g,生地 6 g,黄连 12 g,炙甘草 15 g;若腰酸较重兼见梦遗,多考虑相火妄动,可令患者加服知柏地黄丸治疗。

心阳虚弱证多因久病体虚、损伤心阳所致，特征性症状为动则喘促难续、形寒肢冷，舌质淡红或淡紫，脉沉细无力或沉细而数，采用温阳益气、宁心安神法治疗。方药选用桂枝甘草龙骨牡蛎汤合参附汤加减，组成如下：桂枝 9 g，甘草 12 g，党参 15 g，牡蛎 12 g，炮附子 9 g，龙骨 12 g；患者兼见腹胀便溏，可加入白术 9 g、砂仁 6 g、扁豆 12 g；烦闷不舒、情绪抑郁者，可加入丹参和川芎各 12 g、红花 6 g。

水饮凌心证以小便短少、下肢浮肿、恶心流涎、形寒肢冷为主要表现，患者还可能伴有渴不欲饮、眩晕乏力等症状，舌苔多白滑，脉象弦滑，本证多由心阳不振发展而来，治法宜振奋心阳、化气行水。方选苓桂术甘汤加减，方药为：茯苓 15 g，桂枝 12 g，白术 12 g，甘草 9 g，泽泻 12 g，车前子 9 g，菟丝子 9 g；若见患者心悸喘咳，不能平卧，浮肿严重，则应改用真武汤；患者浮肿明显但小便不利的，可酌情加入薏苡仁、石韦、鸡内金。痰火扰心证以心悸时发时止、受惊时或情绪波动时诱发加重为特征，常伴胸闷、痰多而黏、烦躁失眠、口干口苦，舌偏红，苔黄腻，脉弦而滑数，治法采用清热化痰、镇心安神。选用黄连温胆汤作为主方，组成为：半夏和枳实各 15 g，黄连和竹茹各 12 g，陈皮与茯苓各 9 g，甘草 6 g，生姜 3 g；如遇情绪不畅、肝郁严重者，加用柴胡 9 g、郁金 12 g、绿萼梅 9 g；若见肝火横逆犯脾导致食欲不振、胃脘胀痛，加用栀子 12 g、黄芩与柴胡各 9 g、党参 6 g。

心血瘀阻证多由病邪稽留日久、气不行血、心脉痹阻所致，除心悸不宁外，还表现为心痛时作、痛时如针刺、唇甲青紫，舌黯或有瘀点瘀斑，舌下络脉增粗，脉涩或结代，宜选用桃仁红花煎合桂枝甘草龙骨牡蛎汤加减，旨在活血化瘀、理气通络。方药为：桂枝、龙骨、牡蛎各 15 g，甘草 12 g，桃仁与红花各 9 g，延胡索与川芎各 12 g，丹参 12 g，当归 9 g，赤芍 9 g，乳香 6 g，青皮 1～3 g，生地 6 g；食欲不佳、精神抑郁者，另加白术 12 g、茯苓 12 g、泽泻 9 g、佛手 6 g。

除了上述基础辨证分型、所用代表方药外，沈红权亦会根据患者的具体情况稍作调整，相对年轻的患者，会适当加大益气活血药量；对年老患者则以相对保守的平剂为主，尽量做到攻补兼施、阴阳平衡。对于快速型心律失常，沈红权会酌情加入益母草、苦参、莲子心；对于缓慢型心律失常，则会另加麻黄、细辛、桂枝等药。经过长期的临床实践，沈红权发现中老年心悸患者以虚为主要证候者非常少见，大多为虚实夹杂。在积累大量临床经验后，沈红权确立了心血管疾病本于心阳、标在痰瘀的思想，提出久病必虚、久病必瘀、久病必有痰，强调了中老年室性期前收缩患者心阳不足、痰瘀互结证候的重要性和普遍性，以益气通阳、活血通脉为大法治疗室性期前收缩（心悸）病证，根据中医辨证思想具体审查、司外揣内，取得了显著的疗效。

病案举例

陈某，男，59岁。

初诊：2023年7月13日。

【主诉】反复胸闷心悸半年余、加重3日。

【现病史】发现室性期前收缩、高血压3年，平素自行服用倍他乐克（酒石酸美托洛尔片）等药物控制，自觉控制可，近半年来症状加重，时常感觉心悸，胸闷，劳累后明显，四肢欠温，偶有体位性晕眩，无胸痛、水肿、尿量减少、腰酸、听力视力减弱。刻下大小便常，胃纳尚可，夜寐可。舌淡暗苔薄白而腻，舌下络脉稍粗，脉弦涩。

【西医诊断】室性期前收缩，高血压。

【中医诊断】心悸（心阳不足、痰瘀互结证）。

【治法】益气通阳，活血通脉。

【方药】桂枝15 g，龙骨15 g，牡蛎15 g，甘草12 g，桃仁9 g，红花9 g，延胡索12 g，川芎12 g，丹参12 g，当归9 g，赤芍9 g，乳香6 g，生地6 g。14剂。

二诊：2023年7月28日。

患者自服西药同时服用上方汤剂后，胸闷心悸感明显减少，夜间手脚不冷，故按原方继续服用，以控制和缓解病情发展。

按语

沈红权认为，心悸病证诊治的关键在于心阳的充盈程度和脉管的通利程度。肺、脾、肾功能失常，水液代谢异常，会导致水液运行不利，痰液产生，而各类生活压力与不良情绪，都可影响肝，七情过极又皆可化火损伤心气。沈红权认为在大多数慢性病患者身上，上述病机皆有可能出现，但无论如何变化病机，久病必虚、久病必瘀、久病必有痰，而体内病理产物的堆积又会导致脉管不利、心阳受损，因此治宜益气通阳、活血化浊。本案患者，使用桂枝、龙骨、牡蛎、甘草益气通阳，运用桃仁、红花等活血通脉，辅以少许丹参、当归、生地等补而见通、滋而不腻之药，意在阴中求阳，通中兼固，可补心阳、化瘀浊、利脉管。

（蒋元烨）

“益气通阳”法治疗室性期前收缩

室性期前收缩是常见心血管疾病之一，主要是由于异位起搏点冲动出现所致，属快速心律失常，临床表现多为心悸、气促、晕厥、咳嗽等。临床中除病理体征外，在一些健康人群中也可能出现室性期前收缩，此种情况属正常生理现象，无须治疗，预后较好。对于症状较为明显的患者，需尽早干预，积极治疗。室性期前收缩可引起左室收缩功能障碍，长期患病可导致期前收缩相关性心肌病。频发室性期前收缩还容易诱发室性心动过速和心室颤动，造成患者心功能下降，导致心衰，增加心血管事件风险。对于室性期前收缩的治疗主要包括药物和非药物治疗，药物治疗主要使用抗心律失常药，常见非药物治疗包括射频消融、起搏器的使用等。但不论是药物或非药物治疗，都有各自的局限，如药物治疗副作用偏大，而非药物治疗成本偏高、手术风险较大、禁忌证较多等。

室性期前收缩在中医学中属“心悸”“怔忡”范畴。《黄帝内经》早有对其进行相关描写，“心中澹澹大动”“心惕惕如人将捕之”，都形象生动地展示了该病的特征。沈红权认为，本病病位在心，多为虚实夹杂，虚者多以气、血、阴、阳虚损为主，实者多见痰火扰心，或心脉痹阻。而临床中室性期前收缩的患者往往年龄较高，常以心阳不振为主。沈红权认为，心主血脉，周身血液流通赖以心阳的温煦，心气振奋，血液流通，方能源源不断。如若心阳不振，心脏无力搏动，血液瘀阻脉内，则发心悸、胸闷，诸病皆生。因此，沈红权认为当从根本上治疗，采用补心阳、益心气的方法，唯有恢复患者胸中之心阳，才能取得较为满意的疗效。具体经验方取名“心复平”，方中重用桂枝、黄芪通心阳、益心气，配阿胶、麦冬等养心血、滋心阴，全方补、养、通三法并用，诸药合参，标本兼顾，共奏通阳宣痹、滋阴养血之功效。

现代药理研究表明，桂枝含有桂皮醛，可抑制交感兴奋，减少室性期前收缩发生次数，具有镇静作用。此外，桂枝还能有效改善 ST 段降低的状态。黄芪总苷可减轻心肌细胞的缺氧，抑制其凋亡，缓解心肌纤维化。麦冬多糖能够有效增加冠状动脉流量，保护已发生缺血的心肌细胞，增强心肌耐缺血缺氧能力，恢复心脏功能。阿胶作为一种有“血肉之情”的经典滋补用药，在心血管疾病的治疗上体现在其补血、改善血流变及止血作用上。

临床用药中方剂常加减使用，疾病往往也并不单行，沈红权在治疗室性期前收缩时，除心复平以外，根据患者合并其他心脏疾病，所用药物也略有调整，针对心血管相关疾病常用药物包括茶树根、甘松、川芎、丹参、附子、桂枝、地龙、水蛭、红花、莪术、龙骨、牡蛎、乳香、没药等。其中茶树根利水强心，甘松行气止痛，川芎、丹参、莪术、地龙等虫类药活血化瘀、通络止痛，龙骨、牡蛎镇心安神，附子回阳救逆、散寒止痛。附子在临床使用中应该注意其毒副作用。沈红权认为阳虚、慢性患者可使用附子“回阳”，而急性、非阳虚患者应慎用附子，其适用的心脏疾病包括心包积液、慢性心力衰竭、传导阻滞等。简单来说，当患者出现大便干结这一信号时，应慎用附子。而当需要使用附子的时候，为避免毒副损伤，应尽量选用制附子。

由于本病较为复杂，患者在心阳不振的同时，往往兼痰湿、血瘀等病理产物，临床用药需要兼顾更多，做到补虚而不滋腻，扶正而不留邪。从整体出发，辨证治疗，以期达到理想的临床疗效。

病案举例

宋某，女，78 岁。

初诊：2022 年 9 月 27 日。

【主诉】阵发性胸闷心悸发作，加重 1 周。

【现病史】患者反复发作心悸十余年，偶伴胸闷、胸前区隐痛，休息后缓解。患者平素汗出，体力劳动后气促气喘，口苦口涩，神疲纳差，精神不振，寐梦易惊。于本院就诊查心电图示室性期前收缩伴心室内差异传导，后每日服用一次琥珀酸美托洛尔缓释片 47.5 mg，每日服用两次硝酸甘油片 0.5 mg，上述症状稍有缓解。近一周，患者心悸明显加重，时感胸闷，动则气喘，同时伴有畏寒肢冷，口苦口黏，纳寐欠佳，大便不畅，小便可。刻下神清，精神可，纳寐欠佳，大便不畅，小便可。舌暗淡苔稍黄腻，脉滑涩。

【既往史】既往高血压、糖尿病病史。否认其他内科疾病史。

【辅助检查】心电图示，心率 92 次/分钟，窦性心律，室性期前收缩伴心室内差异传导，呈三联律。ST 段改变（Ⅱ、aVF、V4～V6、Ⅰ、aVL 压低≤0.075 mV）。T 波低平（V4～V6、Ⅰ、aVL）。

【西医诊断】心律失常，室性期前收缩。

【中医诊断】心悸(心阳不振，痰瘀互结证)。

【治法】益气通阳，祛痰通络。

【方药】黄连 3 g，制胆星 10 g，制半夏 10 g，茯神 15 g，白术 10 g，陈皮 6 g，竹茹 10 g，川芎 15 g，延胡索 15 g，地龙 10 g，水蛭 6 g，焦栀子 10 g，虎杖 10 g，藿香 10 g，佩兰 10 g，炒薏苡仁 15 g，葛根 15 g，茶树根 15 g，桂枝 6 g，黄芪 15 g，麦冬 20 g，红花 6 g，甘松 10 g，瓜蒌皮 15 g。14 剂，水煎服，每日 2 次，口服。

二诊：2022 年 10 月 18 日。

患者心悸、胸闷较前有所缓解，时有气促，活动后仍觉气喘。纳寐欠佳。夜间小便频数，每晚 3～4 次，大便偏稀。舌淡暗苔小腻，脉细涩。上方去藿香、佩兰、焦栀子，加酸枣仁 15 g、炒谷芽 20 g、炒麦芽 20 g、芡实 10 g、萆薢 10 g、续断 10 g、狗脊 10 g、桑螵蛸 15 g、金樱子 15 g。14 剂，水煎服，每日 2 次，口服。

三诊：2022 年 11 月 1 日。

患者目前症状平稳，无明显胸闷心悸、畏寒肢冷，体力活动后气促明显减轻。夜间小便 1～2 次，大便欠实。舌暗苔黄小腻，脉细涩。上方去续断、狗脊、桑螵蛸，加乌药 10 g、白花蛇舌草 15 g、杜仲 15 g。14 剂，水煎服，每日 2 次，口服。

四诊：2022 年 11 月 15 日。

此次就诊，患者上述诸症均明显减轻，四诊合参后续方 14 剂。

按语

张仲景于《伤寒论》中首次提出“其人叉手自冒心，心下悸”，认为心悸是因心阴阳皆虚所致。该患者近一周心悸加重，动则气喘，同时平素体质较差，故选用心复平。患者年事已高，气血阴阳俱亏，由此气滞、痰浊、瘀血皆生。素体亏虚为本，痰浊、瘀血、气滞阻滞心脉为标，胸阳不振，心神失养，遂发心悸。张锡纯在《医学衷中参西录》有曰，宗气为“周身血脉之纲领”，指出宗气具有贯穿心脉助心行血的功效，故心复平中使用黄芪，以求益心气之效。本案患者虽年事已高，素体亏虚，但夹杂痰浊、血瘀、湿热，实邪瘀堵脉内，导致心脏脉络不通，心脉失养，同样可发为本病。此患者口苦口黏，舌暗淡苔黄腻，脉滑涩，皆为痰瘀互结、湿热瘀堵之象，故使用黄连温胆汤清热化痰，藿香、佩兰、焦栀子、虎杖、制胆星、炒薏苡仁等健脾祛湿化痰。同时患者时有胸闷、胸前区隐痛，故用茶树根、葛根、瓜蒌皮、延胡索等药理气宽胸、活血通络止痛。患者瘀血阻滞心脉，舌暗脉涩，故用地龙、水蛭以活血通络。上方 14 剂服用后，患者诸证皆缓解，唯寐欠佳，大便偏稀，又现小便频数之证，遂去藿香、佩兰、焦栀子，加用酸枣仁宁心安神，炒谷芽、炒麦芽健脾和胃，芡实、萆薢、金樱子补肾涩精。三诊时患者心悸、胸闷皆有明显好转，唯夜间小便1～2次，大便欠实，同舌苔黄小腻，故去续断、狗脊、桑螵蛸等温补之品，加用乌药、白花蛇舌草、杜仲等清热解毒、补肾固精。四诊患者上述诸证皆减，效不更方。此患者本虚标实，沈红权认为扶正祛邪二者同样重要，唯有攻补兼施，扶正但不留邪，祛邪而不伤正，才能发挥中药应有的疗效。

（鲁　曦）

运用“化痰通络”法治疗冠状动脉狭窄

一、现代医学对冠状动脉狭窄的认识

冠状动脉是位于心脏头顶部，几乎环绕心脏一周负责向心肌输送富氧血液的血管，就像是一顶王冠，这就是它的名称由来。所谓冠状动脉狭窄，是由于动脉粥样硬化所致，即脂质斑片状沉积物在动脉壁形成，造成血流量减少或血液流出受阻。多种因素会造成这种动脉壁的反复损伤，如高血压、糖尿病、高胆固醇及长期吸烟。当血流量无法满足组织对氧的需求时，便会出现胸痛、心绞痛或心脏病发作。如果出现这些症状，应及时完善心电图、心肌酶谱、心血管造影术等检查来明确病情。当患者的冠状动脉造影显示：血管直径的变窄百分率为70％～99％，称为重度狭窄，此时患者心脏缺血比较明显，会有反复的心绞痛发作；当患者血管直径100％完全闭塞，必须要通过手术治疗使血管再通。

冠状动脉狭窄的治疗可分为药物治疗和手术治疗。药物治疗主要从四个方面着手：一是使用硝酸酯类减轻心脏负荷并扩张动脉血管以达到缓解胸痛的目的；二是采用β受体阻滞剂、钙通道阻滞剂预防心绞痛和急性冠脉综合征的发生；三是应用ACEI（血管紧张素转化酶抑制剂）、ARB（血管紧张素受体拮抗剂）、他汀类药物和抗血小板药物，预防或逆转动脉粥样硬化引起的冠状动脉狭窄；四是对堵塞的动脉血管采用溶栓剂、抗凝药等进行疏通。除了药物之外，西医还借助包括球囊扩张和支架置入等介入治疗手段来解除冠状动脉狭窄，该方法已成为冠心病治疗的重要手段之一。但本病从获益角度综合考虑，一定是预防大于治疗，应从根本上积极预防动脉粥样硬化的发生，消除危险因素，如戒烟限酒，改善饮食，适当锻炼，并且控制好血压、血糖、体重及胆固醇水平。

二、中医对冠状动脉狭窄的认识

中医可将此类疾病归为胸痹心痛病。《黄帝内经》首次记载了“胸痹”病名，且对本病的病因、一般症状及真心痛的表现均有阐述。“心痛”病名最早见于《五十二病方》，其主要病机为心脉痹阻，病位在于心，涉及肝、脾、肾、肺等脏。可出现因五脏气血阴阳不足、心脉失养引起的“不荣则痛”；亦可有气滞、血瘀、寒凝、痰湿等痹阻心脉所导致的“不通则痛”。治疗上的总体原则为：针对发作期患者的病机特点——标实，应泻其有余；而对于缓解期的病机特点——本虚，应补其不足。具体治疗方法为：寒凝心脉者温经散寒，气滞心胸者疏调气机，痰浊闭阻者通阳泄浊，瘀血痹阻者活血化瘀，心气不足者补养心气，心阴亏损者滋阴养心，心阳不振者温振心阳。

三、沈红权治疗冠状动脉狭窄的经验

在常规使用活血通络药物治疗基础上，沈红权对于痰浊阻络、胸阳闭塞的胸痹患者，运用化痰通络法进行治疗，往往有不错的疗效。痰浊阻络者，症状表现为胸部满闷疼痛，气短喘促，四肢沉重，形体肥胖，咳嗽痰多；苔白厚腻，脉弦滑。治疗上予化痰通阳佐以理气。脾是后天之本，是生痰之源，理气运脾之法从脾土气机着手，能更好地代谢体内的痰浊。“善于治痰，不治痰而先治气”“气顺则一身津液随气而顺”，气能行津，身体内气机通畅，则津随气动，身体内的痰浊亦随着气机的运动而代谢消散。一旦身体内气机运行不畅，津液疏布无力，便易形成痰浊。

理气化痰方面，沈红权喜用瓜蒌皮、半夏、甘松、香附等药物。瓜蒌薤白半夏汤出自《金匮要略》，是治疗冠心病心绞痛的经典名方。方中以瓜蒌宽胸降气，消痰开结为君药，半夏除痰降逆，共奏行气解郁、通阳散结、祛痰宽胸的功效。甘松，归脾胃两经，有理气止痛，醒脾健胃之功。现代药理研究显示，甘松含有缬草酮成分，具有抗心律不齐的作用，且有一定的中枢镇静作用，同时也较为安全，对异位性室性节律的抑制强于奎尼丁。香附有行气止痛之功，治心气痛不可忍者。《汤液本草》中论述：“香附子，益血中之气药也。又能化去凝血，是推陈也。”

胸阳闭塞者，沈红权喜用葛根、茶树根、三棱、莪术。茶树根归心肾两经，主治心脏病、水肿，起到强心利尿、活血调经之效。茶树根可调节体内水分代谢，使小便次数增多，具有消水肿、强心的作用。这与西医治疗心衰时的原则有异曲同工之妙，即对有体液潴留的心衰患者，使用利尿药减轻肺或周围水肿，从而改善患者症状。三棱、莪术两味药均具有破血行气、消瘀止痛的功效。三棱是血中之气药，可破积聚，行瘀血，疗心痛；莪术是气中之血药，二味药同用不仅有较强的活血作用，还能行气，凡血凝气滞之证皆可治之。不少医家因三棱、莪术能破癥瘕而觉药性过于猛烈，使用很谨慎。但仔细琢磨张锡纯的理冲汤可发现，二者合用，其性却平和于香附，甚至说，如论耗散气血的功效，香附比三棱、莪术强，但若论消磨癥瘕，香附却不及三棱、莪术的十分之一。

如若患者有心前区疼痛的症状，沈红权往往会加用乳香、没药。乳香、没药这组药对在止痛方面具有很好的作用。胸痹的患者多因气血瘀阻、经脉不通而有胸部闷痛，甚则胸痛彻背的症状。二药合用，以乳香走气分，行气通滞，善于理气；没药，味辛而微酸，走血分，善于化瘀止痛。气血双顾，心脉疏通，疼痛自除。此药虽然对止痛功效神妙，但其适口性很差，曾有患者因这两味药太苦而抱怨。沈红权打趣地说，若因药苦而不肯服药，大抵是患者身体还扛得住，病得不严重。

四、病案举例

患者，男，62 岁。

初诊：2023 年 12 月 29 日。

【主诉】心前区刺痛 1 月余。

【现病史】患者 2023 年 11 月 27 日突发心前区疼痛，由两肩前方向心前区放射，为抽搐样疼痛，伴胸闷心慌、气短，遂至普陀区某医院就诊，查冠脉造影示 LAD(左前降支)远端狭窄 80%。患者拒绝行 PCI(经皮冠状动脉介入治疗)术，予住院降压、扩血管、稳定斑块等对症治疗。出院后仍有胸痛时发，患者自行服用硝酸甘油缓解。刻下心前区疼痛，刺痛为主，无肩背放射痛。伴心悸气短，爬楼活动后加重。容易出现疲劳，少气懒言。自觉喉中有痰咳吐不快。胃纳可，喜食油腻甜食，二便可，夜寐一般，梦多。面色㿠白。舌暗有紫斑，苔白腻，左脉滑，右脉沉。

【既往史】患者有高血压病10年余，服用苯磺酸氨氯地平片2.5 mg治疗，血压控制可。有高脂血症2年，服用普伐他汀20 mg治疗。有长期吸烟酗酒史。

【辅助检查】普陀区某医院(2023.11.17)冠脉造影示LAD远端狭窄80%，心肌桥。颈动脉超声示颈动脉内中膜厚度1.4 mm，见混合回声斑块。

【西医诊断】冠状动脉粥样硬化性心脏病。

【中医诊断】胸痹(痰浊痹阻证)。

【治法】化痰通络，活血止痛。

【方药】地黄30 g，葛根30 g，桂枝10 g，炒瓜蒌皮15 g，茶树根30 g，乳香10 g，没药10 g，三棱10 g，莪术10 g，半夏10 g，生山楂30 g，路路通10 g，水蛭10 g，芥子10 g，金荞麦15 g，赤芍10 g，牡丹皮10 g，川芎30 g，黄芪30 g，地龙15 g，煅龙骨30 g，绞股蓝10 g，珍珠母30 g，焦栀子10 g，甘松10 g。7剂。

二诊：服药后患者心悸稍改善，偶有心前区刺痛，夜寐仍梦多易醒。情绪不佳。舌暗有紫斑，苔白腻，脉沉细滑。

【治法】病机同前，继予原法，加以清心安神。

【方药】原方加五灵脂10 g、香附10 g、石菖蒲10 g、磁石30 g、郁金9 g、煅牡蛎15 g。14剂。

三诊：药后近一个月来，心前区疼痛未再发作。心悸气短明显改善。舌质暗红，苔白，脉象沉细。

【方药】原方去乳香、没药。14剂。

按语

患者是中老年男性，有高血压、高血脂等基础疾病，且长期吸烟酗酒，存在多种心血管疾病的重要危险因素；加之喜食油腻甜食，饮食失调；生活作息不规律，劳倦内伤导致素体脾肾亏虚、心脉失养，聚湿成痰，又因天气突然转凉，寒痰遏制阳气，使血行不畅，发为本病。治疗上予化痰通络，活血止痛。葛根、桂枝、茶树根、路路通等温通经络，宽胸通阳；水蛭、赤芍、丹皮、川芎、地龙、生山楂等活血化瘀；芥子、金荞麦、瓜蒌皮化痰散结，宽胸理气；佐香附、甘松理气行气，助运化痰湿。二诊患者心悸改善，原方奏效，加以对症清心安神。三诊患者诸症皆好转，未发胸痛心悸。

(熊桑榕)

从五脏论治心脏神经症

心脏神经症又称为“心血管神经症”，是由于自主神经功能紊乱、内分泌系统或心血管功能失调引起的综合征。该病多发于中青年女性。主要表现为心悸、气短、紧张、焦虑、汗出、头痛等，给正常生活及工作造成诸多负面影响。西医治疗以β受体阻滞剂为主，但在改善紧张、焦虑、汗出等症状上疗效甚微。中医学将其归于“胸痹”“心悸”“郁证”等范畴。沈红权曾跟师严世芸国医大师抄方多年，对严老诊疗心血管疾病的学术思想和临证经验有所感悟，并在自身临床实践中传承发展，取得了卓越的临床疗效。以下是沈红权对“心脏神经症”的中医诊疗经验。

一、从心论证

心脏主血脉，依赖心阳的温煦作用，激发心脏正常搏动，通过心气，促使血液在脉管中正常运行至全身各处。心脏神经官能症常以心悸、胸闷、气短为首发症状。早在《黄帝内经》中就有对“心悸”的相关记载，如“心中澹澹大动”“心惕惕如人将捕之”等都形象地描述出本病的发病特征。沈红权认为，部分心脏神经官能症患者既往有阵发性心悸发作病史，时轻时重，轻则休息可缓解，重则需服用药物方可见效。平素常伴善惊易恐或睡眠较轻，有轻声即可惊醒，伴惊悸怔忡，难以再次入睡。此类患者多属于心胆气虚证或气阴亏虚证，临床论证可选“安神定志丸”或“生脉饮”为基础方进行加减。若患者出现心悸伴心烦易怒，难以自主，时而悲伤，时有焦虑，口干咽干，怕热汗出等症状，兼有舌质偏红，苔少而松散稀疏，伴脉象沉细、细中偏数者，通常考虑阴虚火旺证，临床上常选方“天王补心丹”为基础进行加减用药。若患者表现为阵发性心慌，伴胸闷、形寒肢冷、脉结代等，多属于心阳不振型，病机为心阳不得振奋，心气无法正常鼓动气血运行于脉管之中，血液运行缓慢便内生瘀血，瘀血凝滞心脉，心脉受阻便可见心悸、胸闷。中医治疗常以益气通阳、化瘀通络为主要治法，以心复平方为基础配合兼证进行加减用药，以振奋心中之阳气。心复平方中重用桂枝、黄芪以通心阳、益心气，配合滋养阴血之品，通心阳、补心气、养心阴并用，标本兼治，共奏通阳益气、化瘀通络之功。

二、从肝论治

沈红权认为，本病发生与情志不畅亦密切相关，指出“七情内伤，五志过极”为“肝郁化火，上扰于心”，是引发心脏神经症的主要致病因素，对于主要责于“肝失疏泄”引发脏腑功能失调的患者，当从肝而论治，施以疏肝行气、清泄肝火，兼以养心安神。常以“柴胡疏肝散”为基础方进行加减，此证型患者常因情绪激动或外界刺激后突然出现心悸，若伴急躁易怒、胁肋胀痛、口干口苦、目赤咽干等肝火内炽症状，必要时可加用丹皮、焦栀子等清热凉血之品；若伴两目干涩、面部烘热者，多属于阴虚火旺者，可加用生白芍、生地、当归等滋阴养血，养阴柔肝。肝体得充，气机调畅，心悸自除。

三、从脾论证

《丹溪心法·惊悸怔忡》记载：“人之所主者心，心之所养者血，心血一虚，神气不守，此惊悸之所肇端也”，并指出心血虚，心神不得濡养而神明失守。当气血缺乏生化之源时，心神无所守，心神失于气血濡养，便会出现神不守舍和心悸阵作。因此，沈红权在中医辨证诊疗心系疾病时常重视顾护脾胃后天之本。脾气虚患者心悸发作程度较轻，可迁延不愈，遇劳则加重，常伴有平素乏力、活动后疲劳感明显、少气懒言、食多胃脘胀满不适或胃纳差等脾气亏虚的症状。此证型患者常用“归脾汤”或“养心汤”或“甘麦大枣汤”为基础方进行加减。若女子月经量多伴乏力明显者，可加用仙鹤草、灵芝；若伴寐浅多梦、易惊醒者，可加用当归、百合、石菖蒲等。

四、从肾论治

唐代孙思邈《千金方》中提到“心者，火也，肾者，水也，心肾相交，水火济济。”心居上焦，五行属火；肾居下焦，五行属水，心火下助肾水，肾水上济心火，水火相济，维持机体的阴平阳秘。沈红权认为，临床常见部分心脏神经官能症患者伴有口干咽干、五心烦热、潮热盗汗、失眠多梦等肾阴虚表现，多辨证为“心肾不交”，病机为肾水不能上滋以养心，便会出现心阳亢于上而悸动不安。临床可采用天王补心丹、左归丸为基础方进行加减。若伴脱发、月经量偏少者，可加用女贞子、墨旱莲增强滋阴补肾之功；若伴心烦兼便秘者，可加用玄参、淡竹叶清热凉血、清心除烦。

总而言之，对于心脏神经官能症的中医诊疗，既要重视现代检查方法，又要结合中医四诊，注重辨病与辨证相结合。只有辨病与辨证准确，才能有的放矢，疗效显著。

五、病案举例

患者，女，76岁。

初诊：2022年8月22日午夜。

【主诉】胸闷气促1月余。

【现病史】患者2022年8月22日午夜因“睡眠时突发胸闷气促”被救护车送往我院急诊就诊。查体示，血压120/85 mmHg，心率98次/分，律齐，血常规、肝肾功能、心梗三项、头颅CT均未见明显异常。胸部CT显示：① 右肺上叶粟粒灶，右肺中叶、左肺舌段及两肺下叶炎性纤维灶；② 主动脉及冠脉分支钙化，肺动脉稍增宽；③ 左乳术后改变。附见肝内多发囊性灶。结合患者冠心病病史，考虑诊断为冠状动脉供血不足。急诊根据需要予吸氧以减轻心脏负荷、活血化瘀、改善微循环(银杏叶、呋塞米、麝香保心丸)治疗。治疗后胸闷略好转，仍有呼吸困难伴气促后返家。患者胸闷气促未明显缓解，故于8月26日再次于我院胸痛中心专家门诊就诊，诊断为心脏神经症。冠心病PCI术后，查血常规、CRP(C-反应蛋白)、心肌酶谱、D-二聚体均正常，给予药物对症处理。考虑患者既往有颈椎病病史，建议前往骨科明确病情诊断。遂于8月29日于我院骨科就诊，行颈部CT检查后排除颈椎压迫因素，并建议到呼吸科就诊。9月2日于呼吸科专家门诊就诊，查体无殊，予检查肺功能、肺动脉CTA(CT血管造影)、心电图、心脏超声均呈老年性改变，予孟鲁司特纳片、布地奈德福莫特罗粉吸入剂对症处理。用药三周后自觉效果仍不明显，于9月24日于我院中医科治疗，就诊于沈红权。当日患者由家属推入诊室，胸闷气短伴活动后气促明显，烦躁不安，时有潮热，欲掀衣被，夜间尤甚，无咳嗽咳痰，无胸痛冷汗出，无肩背部放射痛。刻下大便秘结，三日一行，小便调，夜寐欠安伴多梦。舌红少苔，脉涩，略细数。

【既往史】乳腺恶性肿瘤术后，冠心病12年余，于2010年行PCI术并植入支架3枚，今年2月复查冠脉造影，并行药物球囊扩张术治疗，现口服琥珀酸美托洛尔缓释片、阿托伐他汀钙片、硫酸氢氯吡格雷片治疗；高血压多年，血压最高180/90 mmHg，平素每日口服缬沙坦0.5片控制血压，血压控制可；否认糖尿病、慢支病史、结核病史、过敏史、输血史、家族遗传病史。

【辅助检查】2022 年 9 月 19 日，(急)脑钠素，(急)心梗三项(快速)示肌红蛋白 31.79 ng/mL，脑钠素 10.01 pg/mL，肌酸激酶同工酶<0.18 ng/mL，超敏肌钙蛋白Ⅰ<0.006 ng/mL。

2022 年 2 月 7 日，CAG(冠状动脉造影)术示 RCA(右冠状动脉)原支架内近段 50%再狭窄，中段 95%再狭窄，行 PTCA(经皮冠状动脉腔内成形术)和 DCB(药物涂层球囊)术，成功。LAD 近中段原支架内无再狭窄。LAD 远段、RCA 远段 50%狭窄。

2022 年 9 月 16 日，上下腹部 CT 示肝脏多发囊肿。右肾囊肿。脾稍增大，脾门增粗迂曲血管影，门脉高压形成？请结合临床体征进一步检查。十二指肠降段憩室。子宫多发肌瘤。

2022 年 9 月 17 日，感染科会诊记录：患者既往有乙肝病史，本次入院查血示乙肝小三阳，未经抗病毒治疗，建议完善乙型肝炎病毒、甲型肝炎病毒、肝纤维化四项、自身抗体 123、肝肾功能、血常规等相关血液检查，完善腹部超声、门静脉超声、下腔静脉超声检查，感染科门诊随访。

【西医诊断】心脏神经症、CAD PCI 术后。

【中医诊断】胸痹(气滞血瘀证)。

【治法】活血化瘀，理气通络。

【方药】柴胡桂枝龙骨牡蛎汤加减。柴胡 9 g，煅龙骨 15 g，煅牡蛎 15 g，黄芩 9 g，半夏 9 g，葛根 30 g，茶树根 15 g，川芎 12 g，赤芍 9 g，牡丹皮 9 g，蜜炙麻黄 6 g，炒芥子 6 g，制厚朴 9 g，蒲公英 15 g，金荞麦 15 g，火麻仁 15 g，甘松 9 g。共 7 剂，每日 1 剂，水煎服，早晚饭后半小时温服。

患者服用 3 日后症状未见明显好转，仍胸闷气促，伴焦虑气急烦躁，故再求诊于沈红权。

二诊：2022 年 9 月 27 日。

刻下状大致同前，考虑“时有潮热，欲掀衣被，夜间尤甚”等阴虚症状突出，结合舌脉特点，遂调整治疗思路，辨证为阴虚内热兼肝气郁结，治以养阴透热兼疏肝理气，予青蒿鳖甲煎合柴胡疏肝散加减。

【方药】醋鳖甲 20 g，牡蒿 10 g，地黄 15 g，知母 10 g，丹皮 10，白薇 10 g，地骨皮 10 g，柴胡 10 g，广郁金 10 g，香附 10 g，生白芍 20 g，川芎 15 g，焦栀子 10 g，茶树根 15 g，炒枳实 10 g，火麻仁 20 g，制半夏 10 g。每日 1 剂，水煎服，共

14 剂，早晚饭后半小时温服。

三诊：2022 年 10 月 8 日。

患者自述服药后 5 日症状改善，气促明显减轻，略有胸闷，可自主活动，无须家属陪同，情绪好转，无潮热，大便二日一行，胃纳欠佳。舌脉同前。故于前方基础上调整鳖甲剂量为 30 g；大便难解，予火麻仁、生白芍加量至 30 g；胃纳欠佳，加用炒谷芽、生麦芽各 15 g。

按语

本例患者冠心病病史 12 年余，初诊时考虑久病迁延、脉络瘀阻，治以活血化瘀、温阳通脉，但疗效甚微。二诊时紧扣阴虚这一主证及舌脉表现转换思路。考虑患病日久及乳腺恶性肿瘤病史导致患者气阴耗伤，进而阴虚内热，出现潮热、欲掀衣被，夜间尤甚等症；且患者病久不愈，情志不畅，肝失疏泄，肝气郁结，故辨证为阴虚内热兼肝气郁结证，使用青蒿鳖甲煎合柴胡疏肝散加减，达养阴透热、疏肝解郁之功。全方配伍有升有降，有补有泻，阴血得到滋养，肝气得以调达，虚热清透有路，促进阴阳气血的平衡，临床症状得到明显改善。

（张志丹）

运用“川芎-茶树根”药对治疗心系疾病

心系疾病是沈红权临床常见的一类病证。该类患者可能有基础的心内科、呼吸科及其他疾病，但也可能无明确实验室、影像科、B 超、心电图等相关辅助检查的异常，仅作为就诊患者的主诉之一或者某些偏颇体质的伴随症状，常见症状有胸闷、胸痛、心动悸、气短、乏力头晕、呼吸不畅等。心系疾病的病因也具有多样性，寒邪内侵、饮食失节、情志不畅、劳倦内伤和年迈体虚，都为其发病原因，病机多包含虚、实两端，虚为气血阴阳之亏虚，实则为痰、饮、火、瘀之停滞。虚者心脉失养，血行不畅以致心脉痹阻；实者痰、饮、火、瘀四邪痹阻心脉，发为心病。本病病位在于心，涉及肝、肺、脾、肾等脏。如心、肝、脾、肾、肺气血阴阳不足，心脉失养，可导致心病；又如气滞、血瘀、寒凝、痰湿等痹阻心脉，亦可导致本病。沈红权对本病临床治疗经验颇多。

临床上治疗心病证，常见“川芎-冰片”组合，也是中成药“速效救心丸”的配伍药对。冰片味辛、苦，性微寒，归心脾肺经，具有开窍醒神、清热止痛之功。川芎味辛，性温，归肝、胆、心包经，具有行气开郁、活血止痛之效。川芎、冰片两药合用，辛香走窜，以达活血化瘀、开窍醒神的功效，能有效治疗和缓解冠心病等心病之经络不通、瘀血内停的症状。但在沈红权看来，临床心系疾病的患者中，久病虚损状态更为多见，比如咳喘导致的胸闷不适，不能单纯地使用“川芎-冰片”药对，当徐徐图之，需要选择更温和，疗效更为持久且更具针对性的药对进行治疗。因此，沈红权常用“川芎-茶树根”这一中药药对来治疗心系疾病，疗效确切，为临床治疗打开了新思路。

川芎，作为一味传统的活血化瘀药物，其味辛，性温，归肝、胆、心包经，善于行气活血、祛风止痛，主要用于治疗气滞血瘀引起的诸多痛症，如胸痹心痛、胸胁刺痛等。川芎的药性使其能够活血祛瘀通脉，对于心脉瘀阻导致的胸痹心痛有显著疗效；同时，它能行气开郁止痛，对于肝郁气滞导致的胸胁刺痛也有很好的治疗作用。此外，川芎还具有改善血液流变性、扩血管、抗心肌缺血、抗脑缺血、镇静等作用，可运用于心脑血管疾病的用药中，如冠心宁注射液、活血通脉片等。

茶树根，性味苦平，是一味具有活血调经、强心利尿、清热解毒功效的中药。在治疗心系疾病方面，茶树根表现出独特的疗效。据诸多研究表明，茶树根能够增加冠脉血流量，改善心肌供血，对于冠心病、心绞痛、心律不齐等心血管疾病有一定治疗作用。同时，茶树根还具有利尿、降压等作用，对于改善风湿性、高血压性及肺源性心脏病等引起的心脏症状也有一定效果。将川芎与茶树根配伍使用，可以充分发挥两者的协同作用，辛开苦降，消除心胸痞满不适，增强宽胸理气、行气活血之功效，提高治疗心系疾病的疗效，达到标本兼治的效果。沈红权强调，在治疗上应注重个体差异，根据患者具体病情灵活运用药对。川芎与茶树根的配伍，既能针对心脉瘀阻，又能兼顾气血虚弱，体现了中医药辨证施治的特色。在临证中，更应细心观察患者脉证变化，精准用药，以期达到最佳治疗效果。沈红权据此提出“因人施治，因病用药”的治疗理念，强调在选药配伍时，需结合患者体质、病程、季节等多方面因素，使药效发挥到极致。如此，不仅能够提高疗效，还能降低药物副作用，真正实现治疗与调理相结合的目标。沈红权在实践中，更注重药对之间的平衡以及与患者的适应性，不断调整用药策略。在遵循古训的同时，他亦注重科研实证，结合现代研究，不断优化配方，以科学方法验证药效，满足现代医疗需求，使中医药在疾病防治中发挥更大的作用。

病案举例

李某，女，80 岁。

初诊：2024 年 6 月 19 日。

【主诉】反复心悸气短 10 余年，加重 3 个月。

【现病史】患者常自觉心悸气短，天气变化时会出现咳痰喘，痰色白量多，少言，头晕，不得平卧，不寐，纳差，大便不畅。刻下神疲乏力，两颧潮红，咳喘，动则胸闷气促，痰多，咽痛，无胸痛，无下肢水肿，无汗出。舌暗紫苔白腻，脉细濡。

【既往史】10 多年前进行心脏瓣膜手术，术后房颤史，慢性支气管炎病史。

【辅助检查】B 型利钠肽(BNP)316 pg/mL。

【西医诊断】慢性心力衰竭；房颤；心脏瓣膜病术后。

【中医诊断】心衰病(心血瘀阻，心气虚衰证)，喘证(痰浊阻肺证)。

【治法】益气通阳，祛痰平喘。

【方药】党参 15 g，黄芪 15 g，桂枝 6 g，葛根 15 g，茶树根 15 g，川芎 15 g，赤芍 10 g，丹皮 10 g，金荞麦 20 g，黄芩 10 g，葶苈子 10 g，桃仁 20 g，前胡 10 g，制半夏 10 g，炒芥子 10 g，炒牛蒡子 10 g，炒谷麦芽各 30 g，炒酸枣仁 10 g，茯神 20 g，麦冬 30 g，苏子 10 g，茯苓 10 g，杏仁 6 g。14 剂，水煎服，每日 2 次，口服。

二诊：2024 年 7 月 17 日。

患者气短症状改善，夜寐较前缓解，咽痛已除，大便日行一次，胃纳一般，痰易咳出。胸闷仍有。舌暗紫，苔薄白腻，脉细濡。

【治法】益气通阳，祛痰平喘。

【方药】党参 15 g，黄芪 15 g，桂枝 6 g，葛根 15 g，茶树根 30 g，川芎 30 g，赤芍 10 g，丹皮 10 g，黄芩 10 g，葶苈子 10 g，桃仁 20 g，前胡 10 g，制半夏 10 g，炒芥子 10 g，炒谷麦芽各 30 g，苏子 10 g，炒酸枣仁 10 g，茯神 10 g，麦冬 30 g，茯苓 10 g，杏仁 6 g。14 剂，水煎服，每日 2 次，口服。

三诊：2024 年 8 月 21 日。

患者胸闷改善，活动后轻度加重，胃纳可，夜寐欠安，大便可。舌暗红苔薄白稍腻，脉细。原方续服 14 剂后再至门诊按原方服用至今。诉服药后胸闷症状改善明显。鉴于患者病情的逐步改善，继而巩固治疗，以原方为基础，稍作调整，旨在进一步调和气血，舒展肺气。在日常调护中，告知患者应保持良好心态，避免情绪波动，适当进行有氧运动，增强心肺功能。遵循医嘱，坚持服药，以期病情得到进一步改善。

按语

此患者有慢性心力衰竭、房颤病、心脏瓣膜病手术史等，是典型的心系疾病患者。患者老年女性，久病多病，机体阳气不足，气血推动无力，瘀血痰饮等积聚，进一步阻碍气机。血瘀气益虚，水泛阳更损，如此恶性循环。《素问·痹论》云："心痹者，脉不通，烦则心下鼓，暴上气而喘。"心衰，病位在心、肺，心与肺的关系密切，病变时可相互影响。因此，治疗心衰的同时，亦需全面调整心肺功能，促进气血的和谐。在治疗中，沈红权运用"川芎-茶树根"药对，注重行气宽胸，理气活血，旨在滋养心肺，强化心脏功能，同时保持肺气的宣降，通利水道，以期达到标本兼顾的治疗效果。

在临床运用中，沈红权认为，药对不是单味中药的简单堆砌，而是在中医基础理论指导下和大量临床经验基础上的总结概括，所谓"药有个性之特长，方有合群之妙用"。药对实际是方剂组成的完美组合部分，决定了方剂辨证论治的有效与否。比如，川芎与茶树根的搭配，旨在活血化瘀、行气止痛，针对治疗心系疾病的多变症状。川芎与茶树根的协同作用，不仅在于其活血化瘀、行气止痛的功效，更体现在其温和而不伤正气的特点，除了单独或联合其他中药用于治疗冠心病、心绞痛等常见心系疾病外，"川芎-茶树根"药对还可以根据患者的具体病情进行灵活调整，以应对更复杂的症状和体质差异，而不是拘泥于单一的心系疾病。

总之，中药"川芎-茶树根"药对在治疗心系疾病等方面具有独特的疗效和广泛的应用前景。在未来的临床实践中，我们可以进一步研究和探索这一药对的配伍规律和作用机制，让"川芎-茶树根"这一药对焕发出新的光彩。

（黄静怡）

第二节　脾胃系疾病

运用黄连温胆汤治疗痰热内蕴型慢性胃炎

黄连温胆汤最早见于宋代《太平惠民和剂局方》一书，该经典方是由温胆汤加味黄连组成，主要用于治疗胆胃不和、湿热内蕴所致的心烦失眠、呕吐呃逆、惊悸不宁等症状。古代医家通过临床实践，发现黄连温胆汤具有清热燥湿、理气和中、安神定志的效用。在古代，该方剂常用于调理情志病证，以及作为清热剂治疗湿热病证，后由《三因极一病证方论》《备急千金要方》中的“温胆汤”变化而成，由化痰经典方二陈汤合竹茹、枳实所组成，其主要功效为清热除烦、理气化痰、清胆和胃，现代常被用来作为不寐病痰热扰心证的代表方。沈红权认为，黄连温胆汤所治主证，在现代可用于治疗消化系统的慢性疾病，如多种消化不良、慢性胃炎、胃-食管反流等病证，体现了其在调理脾胃功能方面的独特优势。黄连温胆汤清热燥湿、化痰降逆的功效适用于治疗痰热内蕴型慢性胃炎，这一类型的慢性胃炎常表现为胃脘灼热、口苦泛酸、咽干不适、胃纳差、恶心呕吐等症状。在黄连温胆汤中，君药黄连清热燥湿，和胃除烦；臣药半夏，燥湿化痰，降逆和胃；竹茹，清热化痰，和胃止呕。佐药中，陈皮、枳实理气化痰，兼行气消痞满；茯苓健脾，清心安神，除烦。因其具有理气化痰、清热除烦的功效，故在缓解慢性胃炎的上述症状方面有奇效。当今，居民生活习惯改变，饮食结构也发生巨大变化，痰热内蕴型慢性胃炎患者逐渐增多，多由湿热蕴结中焦，气机不畅，导致脾胃升降失常，胃黏膜受损而发病。其病机主要包括湿热蕴结、脾胃升降失常、气血瘀滞等。具体而言，湿热内蕴，阻碍脾胃气机升降，影响正常运化功能，导致胃黏膜屏障受损，胃酸、胃蛋白酶等消化液对胃壁产生侵袭作用，进而引发炎症反应。同时，脾胃失司还会影响气血运行，导致气血瘀滞，加重炎症和症状。由此可见，此种类型的慢性胃炎不仅严重影响工作生活质量，同时也会为健康带来隐患。因此，运用好黄连温胆汤这一经方来治疗痰热内蕴型胃炎尤为重要。

病案举例

孙某，女，68 岁。

初诊：2024 年 8 月 21 日。

【主诉】反复胃部不适、食欲不振半年。

【现病史】患者近半年胃脘灼热，食欲欠佳，不知饥饱，有恶心泛酸。小溲黄，大便溏，夜寐欠佳。自觉口苦口臭。胃镜检查示，胃后壁黏膜充血水肿，球部黏膜有散在糜烂点。喜食甜食和咖啡。刻下胃脘部胀满不适，按之无明显压痛。乏力头晕，舌质红，苔黄厚腻，脉象滑而有力。

【西医诊断】慢性胃炎。

【中医诊断】胃痞(痰热内蕴证)。

【治法】清热化痰,理气和胃。

【方药】黄连 3 g,制胆星 10 g,竹茹 10 g,半夏 10 g,茯神 15 g,陈皮 6 g,炒白术 10 g,砂仁 3 g(后下),茯苓 10 g,灯心草 6 g,合欢米 10 g,炒白术 10 g,炒苍术 10 g,酸枣仁 10 g,焦栀子 9 g,黄芩 6 g,海螵蛸 10 g,旋覆花 6 g(包煎),远志 6 g,大枣 3 g,连翘 6 g,竹叶 9 g。14 剂,水煎服,每日 2 次,口服。嘱患者不吃生冷、甜腻之物,以防内生湿邪,阻碍疗效。

二诊:2024 年 9 月 18 日。

患者服用上方后,胃脘胀满不适有所减轻,食欲逐渐恢复,恶心泛酸好转,大便较之前成形,夜寐仍不佳。舌质红,苔薄黄,脉滑。根据病情变化,前方稍作调整,增改剂量,半夏 15 g、竹茹 15 g、茯苓 15 g,以巩固疗效。续服 14 剂,水煎服,每日 2 次,口服。

三诊:2024 年 10 月 23 日。

患者再次就诊时,胃部不适症状明显缓解,食欲恢复正常,夜寐质量提升。舌质淡红,苔薄白,中间微腻,脉小弦滑。此次诊疗,根据患者情况,对前方进行微调,加入山药 15 g、白扁豆 15 g,益气和中健脾,以助脾胃功能的全面恢复。同时,减黄连,以防苦寒伤胃,此方续服一个月后,进一步观察患者恢复情况,以作后续治疗指导。患者自述经过这段时间的治疗后,不仅胃部不适症状得到明显改善,睡眠质量也有了显著提高。

按语

本病例为胃痞病,西医对应的是慢性胃炎。其由饮食不节等因素引起,导致气机不畅、胃失和降,引起上腹部不适、饱胀感、食欲不振、恶心呕吐等。沈红权结合经典和临床经验告诉我们,“胃不和”与失眠相互影响。胃主受纳,或因湿阻,或因食积,阻碍气机,升降失司,浊气上侵,心神受扰则卧不安寐。胃腑功能失调,或胃气受损,邪气循经扰心,或胃虚失运,气血生化不足,心神失于滋养,均可成为不寐成因。反之,夜卧不安,过度思虑暗耗营血,气机郁结,脾胃升降运化失常,亦可导致或加剧“胃不和”。因此,不能孤立地看待胃痞病和不寐病,而是要从全局考虑予以辨证施治。黄连温胆汤既可以治疗痰热扰心型不寐病,也可以治疗痰热内蕴型胃痞病,这也是中医学异病同治的体现。

本病例中使用黄连温胆汤的思路,再加灯心草、竹叶清心利尿,酸枣仁、远志、茯神、合欢米安神助眠,炒苍术燥湿健脾,海螵蛸、旋覆花降逆制酸,连翘、黄芩、栀子清热化痰。诸药合用，旨在理气和胃，清热化痰，宁心助眠。通过辨证施治，改善了患者的胃部不适，也有助于恢复身体功能，体现了中医整体观和辨证论治的中医思维。

另外，沈红权也指出，在服药的过程中，应注意其中的黄连，其味苦涩，性寒凉，易伤脾胃，应在饭后服用，且不宜长期使用。在临床实践中，要根据患者具体体质和病情，适当调整方剂中的药物比例，以达到最佳治疗效果。例如，对于胃脘灼热明显的患者，可适当增加黄连的用量，以增强其清热作用；对于恶心呕吐较重的患者，则可加入旋覆花、代赭石等和胃降逆之品。这种个性化的治疗方案，充分体现了中医辨证施治的原则。

现代研究表明，黄连温胆汤能够辅助调整胃肠道功能，有助于促进脾胃健康，增强消化系统的吸收功能，同时平衡肠道菌群，减少炎症反应。此外，黄连温胆汤的运用还需注意患者的生活习惯和饮食调整，以发挥药物的最大效用。通过科学的调养与治疗相结合，使患者在感受传统中医药独特诊疗魅力的同时，逐步迈向更为健康的生活状态。这不仅体现了中医的整体治疗观，也为现代医疗模式提供了有益的补充。虽然黄连温胆汤在治疗痰热内蕴型慢性胃炎方面取得了显著疗效，但并非所有慢性胃炎患者都适用此方。患者应咨询专业中医师进行辨证施治，以确保用药的安全性和有效性。

综上所述，黄连温胆汤在治疗痰热内蕴型慢性胃炎方面具有独特的优势和应用价值。通过合理的用药和辅助治疗措施，可以有效缓解患者的症状，改善其生活质量。同时，我们也期待未来能有更多的科学研究来揭示黄连温胆汤的作用机制，为中医药的现代化发展贡献力量。

（黄静怡）

慢性结肠炎的辨证论治

慢性结肠炎是一种多发于结肠、乙状结肠和直肠的反复性肠道炎症性疾病。其病情虽不严重，但因迁延不愈，患者十分痛苦，且其发病原因较为复杂，临床上想要根治此病尚存在难度，因此一直为历代医家研究的重点。从现代医学角度来看，慢性结肠炎的病因总体来说有四个方面：先天遗传、抵抗力低下、精神压力大以及不良生活习惯。其临床表现主要为腹泻、大便次数增多，且混有脓血、黏冻，下腹部疼痛。在中医的概念中，可以将慢性结肠炎归为“泄泻”、“下利”、“痢疾”等范畴。《黄帝内经》中云：“或言风，或言湿，或言寒，或言热，或言清气在下。”《黄帝内经》中还阐释了风邪致病的机制：“春伤于风，邪气留连，乃为洞泄”；“久风入胃中，则为肠风，飧泄”。《灵枢·师传》指出：“肠中寒，则肠鸣飧泄。”《素问·生气通天论》云：“春伤于风，邪气留连，乃为洞泄。”由此可见，最初对于慢性结肠炎病因的认识主要包括风邪、寒邪、湿邪、热邪和清阳不升。《难经·第五十七难》首次提出泄泻的五种病名以及病因：“泄凡有五，其名不同：有胃泄、有脾泄、有大肠泄、有小肠泄、有大瘕泄。”《金匮要略》又提出将下利分为虚寒、实滞、气利三种类型；《脾胃论》认为本病是“清气在下，胃气不升”之故。《丹溪心法·泄泻》更加全面地将泄泻细分：“泄泻有湿、火、气虚、痰积、食积之分，以湿为多”；治疗“惟分利小水，最为上策”。《医宗必读》首次将治疗泄泻的方法归纳为九种，又称“治泻九法”，即淡渗、升提、清凉、疏利、甘缓、酸收、燥脾、温肾、固涩。以上是历代医家对于慢性结肠炎的相关认识。

沈红权将经典与临床实际情况相结合，对于慢性结肠炎的治疗已然得心应手，通过对临床案例的细微观察，他认为慢性结肠炎在不同的年龄阶段，其病因有显著的区别。患者的年龄主要分布在25～80岁，以青年人、中年人居多，老年人相对较少。随着社会发展，人们的生活方式已然发生变化，在快节奏的生活下，不良饮食习惯已经成为青中年人患慢性结肠炎的重要原因之一：或过食生冷，导致寒邪客于小肠；或因起居不时，不按时吃饭，饥饱不一，以致脾胃受伤；或过食肥甘厚腻，湿热蕴结肠道，多实证。老年人身体功能下降，体弱正气不足，多以脾胃虚弱、气虚下陷、脾肾阳虚、水留肠间、血瘀肠络等证型为主，多属虚证。

沈红权对慢性结肠炎进行证型总结，将其大致分为胃肠湿热型、脾虚湿困型、脾肾阳虚型、肝气乘脾型、饮留肠间型、血瘀肠络型，共6个证型。

对于胃肠湿热型的患者，症状多见腹痛、腹泻，排便次数显著增加，大便质地溏薄或如水样，有时伴有黏冻，颜色偏黄且可能带有血迹，患者常感里急后重，还可能出现低热、乏力、口苦口腻等症状，脉象多濡缓或数，舌苔多偏薄腻或黄。沈红权针对此类患者，采用清肠化湿、调畅气机的治疗方法，选用方剂常含有：黄连6 g，秦皮12 g，木香6 g，陈皮6 g，枳壳12 g，炒白芍12 g，土茯苓12 g，马齿苋12 g，红藤10 g，生甘草3 g，并酌加黄柏9 g、茵陈10 g以增强化湿清热之效。该方中黄连、秦皮共奏清热燥湿之功，木香、陈皮、枳壳三者行气止痛以调畅气机，炒白芍柔肝止痛、养血敛阴，土茯苓、马齿苋、红藤清热解毒、利湿祛邪，酌情加入的黄柏、茵陈更增化湿清热之效。

脾虚湿困者，症状多为腹痛、腹泻，但排便次数增加可能不明显，大便质地稀烂，或先干后稀，有时带有黏液，但无脓血，患者面色萎黄，神倦乏力，四肢不温，食欲不振且腹胀，喜食温性食物，脉象濡或濡细，舌苔薄白或白腻，可见齿痕舌。针对此类患者，沈红权常采用健脾益气、化湿调气的治疗方法，选用方剂包括：炙黄芪 20 g，党参 10 g，白术 10 g，茯苓 10 g，山药 10 g，佩兰 10 g，炒扁豆 10 g，炒白芍 15 g，炒薏苡仁 30 g，炙甘草 3 g 等。

脾肾阳虚型的患者多自觉小腹冷痛，五更时腹泻尤剧，大便如水样或完谷不化，患者平素可兼见腰膝酸软，畏寒，舌体多胖大且边有齿痕，脉象沉细无力。临床多采用温肾壮阳、健脾化湿调气的治疗方法，常用方剂组成：炙黄芪 20 g，党参 10 g，肉豆蔻 10 g，补骨脂 10 g，五味子 10 g，吴茱萸 10 g，炒白术 10 g，怀山药 10 g，淡附片 3 g，视病证轻重酌情加入肉桂 6 g、干姜 9 g 以增温阳散寒之效；若患者伴有发热症状，则加用连翘 3 g、金银花 6 g 以清热解毒；若大便带有脓血，则加用白头翁 10 g、地榆炭 10 g、赤芍 10 g 以凉血止血。

对于肝气乘脾型患者，症见大便先干后稀，胸胁胀满疼痛，或喜叹息，或情志不遂，苔薄白，脉弦。沈红权治以疏肝健脾理气，方药：陈皮 6 g，白芍 10 g，防风 10 g，白术 10 g，党参 15 g，槟榔 10 g，沉香 10 g，乌药 10 g。

饮留肠间的患者，每因饮食不节或过食生冷则发，初则稀溏继则水泻，完谷不化，伴肠鸣辘辘，腹胀矢气，纳呆神疲，面色萎黄。舌淡苔白，脉细或滑。此为痰饮停于肠中，沈红权治以温脾化饮，方药：茯苓 25 g，白术 15 g，桂枝 10 g，淫羊藿 15 g，苍术 15 g，吴茱萸 6 g，厚朴 6 g，炙甘草 6 g。

对于血瘀肠络型的患者，沈红权认为，此为慢性结肠炎久病不愈的证型，寒热湿蕴结于肠，久则血行不畅，瘀阻于络，而泄泻不止，症见少腹刺痛，固定不移，腹泻伴有黏液，或混有脓血，面色晦暗，舌紫黯或有瘀斑，脉细或涩。沈红权治以通络化瘀，给予少腹逐瘀汤加减，意在通因通用，方药：黄芪 15 g，当归 12 g，官桂 3 g，赤芍 9 g，白芍 9 g，桃仁 10 g，红花 6 g，木香 6 g，小茴香 6 g。

沈红权认为，慢性结肠炎的主要病位在脾和大肠，又与肝、肾两脏紧密相关，主要病机为湿阻兼气滞，治疗大法当以利水渗湿，调畅气机为主。虽然慢性结肠炎与年龄有着紧密联系，但沈红权强调，临证需紧扣八纲辨证，摸清寒热虚实，表里阴阳，老年人也可急性发作，青中年人亦可因实致虚。面对急性发作期，多有热象，急当治标，治法当以清热、利湿为主；慢性缓解期，缓当治里，当调补脾、肾，治法多以补为主。沈红权还指出，对于通因通用之法，急性期若出现热邪迫血妄行，排便以血便为主，此时应用大黄通下，清热凉血止血，热除则血自停。大黄虽为此法的代表药物，但因慢性结肠炎的总体病性为本虚标实，或虚实夹杂，大黄药性猛烈，使用不当恐伤胃气，慢性缓解期一般不用大黄，或用制大黄以减轻峻猛之力。临床上治疗慢性结肠炎，沈红权通过观察发现中西医联合用药的效果优于单纯使用西药或单纯使用中药，例如，虽然西药柳氮磺胺吡啶片仅能缓解患者1～2种症状，且有较大可能反复发作，但若结合中药一同治疗，则效果显著。

沈红权还指出，虽然中医治疗慢性结肠炎有得天独厚的优势，但中医辨证因其主观性，对疾病本质的把握并不能非常准确，这就需要现代医学的辅助进行正确的判断。

病案举例

张某，男，31岁。

初诊：2022年11月。

【主诉】大便溏薄2年余。

【现病史】患者大便溏薄2年余，大便近乎水样，日4～6行，便前腹痛，腹痛则泻，食后则泻，遇寒则泻，肛门有下坠感，纳呆，精神不佳，畏寒，怕风。经胃肠钡餐摄片诊断为慢性结肠炎。粪常规显示少量红细胞、白细胞及食物残渣。刻下神清，精神不佳，纳呆，小便可，大便溏薄，夜寐安。

【西医诊断】慢性结肠炎。

【中医诊断】泄泻（脾气不升证）。

【治法】温阳健脾，益气升清。

【方药】黄芪15 g，党参10 g，白术10 g，升麻6 g，柴胡6 g，炮姜10 g，茯苓10 g，焦山楂10 g，防风10 g，桂枝5 g，白芍10 g，炙甘草3 g，红枣6枚。共7剂。

二诊：药后大便次数减少，便质稀溏程度减轻，肛门下坠感减轻，上方将茯苓改为15 g，其余不变。7剂。

三诊：大便日行2次，腹痛大减，精神可，胃口渐增。原方继服5剂，后予以六君子丸，每日8 g，分三次服用，以巩固疗效。

按语

沈红权认为，本案例为脾阳不振，清阳不升，久泻伤气，气虚则固摄无力，故见肛门重坠；中焦虚寒，温煦无常，故见大便溏薄如水，治疗当以温脾助运，益气升清为主，故方用理中丸驱散脾胃之寒，补中益气汤升清举陷，四君子汤益气健脾。若脾肾阳虚，可加煨诃子，方用四神丸等。

（蒋元烨）

运用“和”“清”“消”三法治疗湿热内蕴型结肠炎

湿热内蕴型结肠炎为湿热阻滞，肠腑传导失司，湿热之邪或夏令时节之际暑湿伤及肠胃，导致传化失常，或下利臭秽，或便秘难解，或大便虽日行数次，但黏滞不爽，另见烦热口渴，舌苔黄腻，脉象上多为脉濡数或滑数，均为湿热内盛之征，故症见泻下急迫，泻而不爽，下利臭秽。沈红权在治疗湿热内蕴型结肠炎的过程中将“和”“清”“消”三大治疗原则巧妙结合。他倡导通过“和”法来调和阴阳，运用“清”法来清除体内湿热，并借助“消”法来消散病邪，三者相得益彰，共同促进治疗效果的显著提升。

众所周知，“和”“清”“消”为中医内治八法中的三法，是通过对八纲辨证，以及病因辨证、气血津液辨证、六经辨证等辨证方法的综合考量，概括出的对多种病证的基本治疗法则。

“和”法又称和解法，是和解少阳、扶正祛邪、协调内脏功能的一种治法，在这里指“调和肠胃法”，治邪在肠胃，寒热失调，腹痛欲呕，心下痞等证。本法常以干姜、黄芩、黄连、半夏等组方，半夏泻心汤、黄连汤即其代表。

“清”法指运用一些寒凉药物清热泻火，清热养阴，清热解毒以治疗各种火热证的方法。在这里指“清肠泄热法”，治热在肠胃，下利臭秽，大便黏腻不爽等。本法常以马齿苋、红藤、败酱草、白头翁等组方，代表方为白头翁汤、芍药汤、大黄牡丹汤等。

“消”法指通过消食导滞和消坚散结的作用，对气、血、痰、食、水、虫等积聚而成的有形之结，使之渐消缓散的一种治法。这里消法指“消散积结法”，主治饮食积滞、湿热内阻所致的脘腹胀痛、大便秘结、痢疾里急后重等。本法常以枳实、槟榔、苍术、厚朴等组方，代表方为枳实导滞丸、保和丸等。

沈红权认为，在治疗过程中，应注重整体观念，把握好以“和”法平衡阴阳，以“清”法祛除湿热，以“消”法化解病邪，此三法相辅相成，疗效显著。每位患者的体质和病情都有所不同，因此在运用“和”“清”“消”三法时，必须结合患者的具体情况，灵活运用，不可一概而论。对于湿热较重的患者，采用“清”“消”二法为主，辅以“和”法，加重清热利湿导滞药物的运用，配以健脾益气药物调和气血，以固正气；而对于脾胃相对虚弱的患者，应采用“和”“消”二法为主，辅以“清”法，加重调和气血、消积导滞药物运用，以恢复脾胃自身运化功能并祛除病邪，配以少许清热利湿药物助脾胃功能恢复。在此基础上，他还强调饮食调养，患者应避免辛辣刺激，保持良好的生活习惯，以促进疾病康复。沈红权进一步指出，患者的情绪调节也不容忽视，需保持心态平和，避免情绪波动以引发病情反复。

病案举例

丁某，男，80 岁。

初诊：2024 年 6 月 19 日。

【主诉】反复大便不爽 2 年伴汗多。

【现病史】患者 2 年前开始大便不爽，后于外院就诊诊断为慢性结肠炎。解便时腹痛腹胀，日行 3～4 次，成形，量少，且有费力解不尽之感。服用多种西药无效。目前服用益生菌类保健品，效果不明显。平素嗜食糯米糕点。出汗较多，口渴欲饮，胃纳佳，小便黄，夜寐欠安。刻下腹胀满，口渴，汗出较多。舌红苔黄厚腻，脉小弦滑。

【既往史】高血压病 20 余年，血压控制可；高脂血症、慢性胆囊炎病史。

【西医诊断】慢性结肠炎。

【中医诊断】便秘病（实热秘：湿热内蕴型）。

【治法】清热化湿，消积导滞。

【方药】藿香 10 g，佩兰 10 g，佛手 10 g，炒白术 10 g，陈皮 6 g，淡竹叶 6 g，大黄 10 g（后下），黄芩 10 g，黄连 3 g，茯苓 12 g，六神曲 10 g，枳实 10 g，厚朴 10 g，芦根 20 g，知母 15 g，石膏 15 g（先煎），金钱草 20 g，海金砂 15 g（包煎），白花蛇舌草 10 g，红藤 10 g，败酱草 10 g。14 剂，水煎服，每日 2 次，口服。嘱患者注意饮食调节，坚持适量的运动，保持其他良好生活习惯，以利康复。

二诊：2024 年 7 月 17 日。

患者服药后大便日行 2 次左右，仍有难解尽之感，腹痛腹胀略减轻，舌红苔白，舌根黄腻，脉小弦滑。沈红权根据病情变化，调整方剂，炒白术改生白术 15 g，大黄改 6 g，加火麻仁 20 g、枳壳 10 g，白花蛇舌草改 15 g，厚朴改 20 g，红藤改 15 g，败酱草改 15 g。续服 14 剂。

三诊：2024 年 8 月 21 日。

患者便秘改善，日行 2 次，无明显腹胀腹痛，汗出减少。舌红苔薄白稍腻，脉弦。原方去大黄，加生白芍 10 g，续服巩固。

四诊：2024 年 9 月 18 日。

患者大便日行 1～2 次，较前容易排出。舌红苔薄白稍腻，脉小弦。上方续服一个月后停药。回访无明显不适。

按语

热秘好发于素体阳盛，嗜酒、喜食辛辣食物，或热病之后的人。本患者长期饮食不节，嗜食肥甘之味，以致肠胃积热，成为湿热邪实证，病位在大肠。因湿热毒邪内结大肠，下焦气机壅滞，传导失常，气血瘀滞，当瘀热阻滞于肠道时，可致腑气不通，简而言之，便秘的病机为大肠传导失常，溏滞不爽。在本案中，沈红权通过“和”法调和气血运行，恢复肠道功能；用“清”法清热化湿，清除体内湿热；用“消”法消积导滞，润肠通便。

方中藿香、佩兰、陈皮化湿醒脾，佛手理气健脾，厚朴燥湿行气，消胀除满，调和肠胃；大黄性味苦寒，攻积泻热，使肠道积热从大便而下；枳实性味苦辛酸、微寒，可行气消积，消除脘腹胀满；黄连、黄芩清热燥湿；茯苓宁心安神、利水渗湿；白术健脾燥湿，以攻积而不伤正；神曲消食化滞，调和脾胃；芦根、知母、石膏清热滋阴降火；淡竹叶、金钱草、海金砂清热利湿；白花蛇舌草、红藤、败酱草清热解毒，理气润肠通便。诸药相配伍使用，使积去滞消，湿化热清，则诸证自解。二诊时，患者的症状改善不明显，故加大蛇舌草、厚朴、红藤、败酱草的剂量，增强清热利湿理气的作用，又加入润下的火麻仁和调和胃肠的生白芍，炒白术改为通便作用更好的生白术，获得明显的疗效。

在治疗过程中，需要根据病情的不同阶段灵活运用“和”“清”“消”三种治疗方法。这三种方法在治疗的时机选择上各有侧重，但它们共同构成了一个完整的治疗体系。

首先，“和”法在整个治疗过程中起着至关重要的作用。由于本病的病位主要在肠道，并且与脾胃的关系非常密切，因此在治疗过程中，调和肠胃和脾胃的功能显得尤为重要。在治疗的早期阶段，通过“和”法来祛邪，同时匡扶正气，以达到扶正祛邪的目的。随着治疗的深入，特别是在治疗的后期，更应注重“和”法的运用，并适当加大其力度，以促进脾胃功能的恢复和正气的巩固。

其次，“清”法主要适用于疾病的初期和中期。在这一阶段，体内往往存在内热和湿邪，因此需要通过“清”法来清除这些病理因素，缓解症状。然而，“清”法不宜长期使用，因为过度的清热可能会损伤正气。因此，在本次病程的治疗后期，当症状有所改善时，应逐渐减少“清”法的使用，并去除大黄等攻下导滞药物的使用，以免过度损伤脾胃。

最后，“消”法作为一种直接作用于病邪的方法，在治疗的不同阶段也应采取不同的策略。在疾病的初期，邪气实盛，胃肠已有积便，此时可以采用攻消法，加入大黄、枳实、枳壳等药物，以排出胃肠中的积热。到了疾病的中期，可以采用软坚散结法，配合使用行气活血的药物，以消除体内的结块和瘀血。而在疾病的后期，则应采用缓消法，加入润肠养阴的药物，帮助脏腑功能逐渐恢复，从而达到治疗的目的。

综上所述，通过合理运用“和”“清”“消”三种方法，并根据病情的变化灵活调整，可以提高治疗效果，促进康复。如此灵活运用，方能在治疗中取得最佳效果。因此，临床治疗时，应根据患者病情的轻重缓急，合理选择药物及配伍，以达到和、清、消三者之间的平衡。同时，注重调养脾胃，固本培元，促进患者整体康复。在此基础上，还需密切关注患者的生活习惯与饮食调理，以巩固疗效，防止病情反复。

（黄静怡）

运用“温补”法治疗便秘

一、便秘的西医定义、诊断与常见治疗

便秘是指排便次数减少、排便困难或排便不完全感。常见标准为每周排便少于三次，或每次排便需过度用力。便秘通常与饮食、生活习惯、肠道功能障碍

及其他疾病相关。通过病史、体格检查及相关检查(如肠镜、腹部影像学、血液检测等)来排除病理性因素。慢性便秘患者常被分类为功能性便秘,即没有器质性病变的便秘,多由结肠动力异常或排便肌无力引起。

西医治疗以生活方式干预、药物治疗为主,包括纤维补充剂、泻药(如渗透性泻药、刺激性泻药)、促动力药物等。对于顽固性便秘,可采取肠道手术或盆底生物反馈治疗。而中医对便秘的治疗由来已久,沈红权亦对便秘有独到的见解,现将其相关临床经验总结如下。

二、中医对便秘的认识

在中医经典文献中,便秘的病名和描述可以追溯到《黄帝内经》,但并未以"便秘"作为独立的病名,而是使用"大便难""肠燥""脾约"等相关病证名称。《伤寒论》中指出:"趺阳脉浮而涩,浮则胃气强,涩则小便数,浮涩相搏,大便则硬,其脾为约。"这里"脾约"指的是脾气虚弱,津液亏损,导致大便干燥、排便困难的情况。至清代《杂病源流犀烛》中首次以"便秘"命名。便秘的病因病机复杂,多涉及脾胃、肝肾及大肠的功能失常。隋代巢元方《诸病源候论·大便病诸候》中指出:"大便难者,由五脏不调,阴阳偏有虚实,谓三焦不和则冷热并结故也。"

热邪内结:肠胃积热,津液耗损,粪便干结。肠道内燥热盛行,传导失常。《素问·至真要大论》指出:"热伤气血,气郁化火,津液干枯,腑气不通。"这说明热邪积滞会导致津液亏损,肠腑气机阻滞,出现便秘。

气滞不通:情志不畅,肝失疏泄,气机郁滞,肠道传导不利。《症因脉治·大便秘结论》曰:"怒则气上,思则气结、忧愁思虑、清气怫郁,则气壅大肠,而大便乃结。"肝郁气滞型便秘表现为胁肋胀满、嗳气频作、排便不畅。

气虚便秘:脾胃气虚,中气不足,运化无力,导致肠道传送无力。《景岳全书·秘结》曰:"下焦阳虚,则阳气不行,阳气不行,则不能传送,而阴凝于下,此阳虚而阴结也。"这类便秘常见于老年人或长期病后体虚者,表现为乏力、面色萎黄、排便无力。

血虚津亏:血虚或津液亏损,导致肠道失润,粪便干结,排便艰难。《医宗必读·大便不通》曰:"更有老年津液干枯,妇人产后亡血,乃发汗利小便,病后血气未复,未能秘结。"此条经典文献说明了血虚便秘的根本原因在于津液不足,肠道失润,粪便干燥难以排出。

寒凝阳虚:肾阳不足,阳气虚衰,寒邪内侵,肠道失于温煦,气机不畅,导致便秘。《金匮翼·便秘》曰:“冷秘者,寒冷于气,横于肠胃,凝阴固结,阳气不行,津液不通。”这是指肾阳不足、寒凝内盛,肠道无法正常排便,表现为便秘、腹冷、肢寒怕冷。

三、辨证论治

中医治疗便秘,讲究辨证论治,根据便秘的不同类型采取不同的治疗方法。《伤寒论》和《金匮要略》中提到的许多方剂,如承气汤、麻子仁丸、脾约丸等,分别用于不同类型的便秘。

1. 实证便秘

(1) 热秘:肠胃积热,津液不足,肠道干燥。《景岳全书·秘结》:“阳结证,必因邪火有余,以致津液干燥。”热秘的治法以清热润肠为主,常用方剂如麻子仁丸,配伍大黄、麻子仁、杏仁等,清热通便。

(2) 气滞便秘:情志不畅,肝气郁结,气机不利。《景岳全书·秘结》:“气秘者,气内滞而物不行也。其脉沉伏,或弦或涩,兼见脘腹胀满,胁痛嗳气。”治疗以疏肝理气、行气导滞为主,常用方剂为六磨汤,疏肝理气、通便。

2. 虚证便秘

(1) 气虚便秘:气虚者排便无力,《证治汇补·便秘》:“虚秘者,气弱不运,传送无力,虽有便意,临厕努挣乏力,汗出短气。”治疗宜补气健脾,益气通便,常用方剂如补中益气汤,配黄芪、人参、白术等,补气以助肠道传导。

(2) 血虚便秘:血虚津液亏损,肠道失润,便干难下。《证治汇补·便秘》:“血虚便秘者,面色萎黄,唇甲淡白,大便燥结、脉细涩。”治疗应以养血润燥为主,方用润肠丸,配伍当归、熟地、火麻仁等养血润肠通便。

(3) 寒秘(阳虚便秘):阳气不足,寒邪凝滞,肠道失于温煦,便秘伴腹冷、畏寒。《景岳全书·秘结》:“凡下焦阳虚,则阳气不行,阳气不行,则不能传送,而阴凝于下,此阳虚阴结也。下焦阳虚能致精血枯燥,精血枯燥则精液不到而脏腑干槁,此阴虚阳结也。”治疗宜温补脾肾,温阳通便,方用温脾汤、附子理中丸。

四、温补法在便秘中的应用

温补法是中医治疗阳虚型便秘的重要方法,尤其适用于老年体弱、久病之后或阳气虚衰的患者。温补法的核心在于通过补充阳气,增强脾胃的运化功能,促进肠道的蠕动和排便。《医学心悟》中提到“温者，温其中也。脏受寒侵，必用温剂”，说明温补法不仅是祛寒的手段，更是调理脏腑阳气的关键，通过温补脾肾来促进肠道气机的通畅。

1. 温补法的理论基础

温补法的主要理论基础源于阳气虚弱引起的便秘，其病机在于脾肾阳虚和寒邪内侵，导致肠道的动力不足，气机失调，形成糟粕内停，大便不通。《圣济总录》曰：“下焦虚冷，阳气不行，传导乏力，故糟粕不传，谓之冷秘。”当阳气虚弱，肠道失去温煦功能，寒凝气滞，便秘随之而生。

此外，温补法不仅强调温阳散寒，还注重调理脾胃运化功能。《诸病源候论》曰：“大便难者，其冷气横于肠胃，凝阴固经，津液不通，故令大便难也。”当脾阳虚时，运化无力，大肠无法顺利传导食物残渣，形成便秘。因此，通过温补脾阳，恢复脾胃的运化能力，可以有效改善便秘问题。

2. 温补法在中医经典中的应用

温补法在中医经典中有悠久的应用历史，特别是在治疗阳虚病证时体现出独特的疗效。《伤寒论》中提出了温阳救逆的理论，通过附子、干姜等温补药物治疗阳虚病证，恢复脏腑功能。阳虚型便秘患者多表现为腹部冷痛、畏寒、四肢不温，粪便干结难下，此时温补脾肾阳气，能够祛寒散滞，改善肠道传导功能。

例如，《金匮要略》中的温脾汤，针对脾胃虚寒导致的便秘，以附子、干姜温脾阳为主。温补法不仅在治疗阳虚便秘中见效，还能通过温补脾肾阳气，提高患者整体的抗病能力，增强体质。《黄帝内经》进一步论述道：“阳气不足，寒邪入里，气机不畅，则大便难。”这一论述为温补法在便秘中的应用提供了理论支持。

3. 沈红权治疗便秘经验总结

在便秘治疗的药物性味、归经方面，沈红权按照“药有酸咸甘苦辛五味，又有寒热温凉四气”的规律进行选择。性味归经不同的中药在治疗效果方面也各有特点。按照沈红权多年的临床经验，针对不同的便秘患者，尤其在使用“大热”以及“大寒”的药物时要注意用量以及配伍，以防止损津劫液和寒冷损中，严重的还会引起心源性休克，危及生命。在“平”概念的指导下，肉苁蓉、火麻仁等中药，可以增强补益心脾的效果，使心脾得到更好的滋养，通过补充津液以更好地调理脾胃，改善脾胃虚弱的症状。秉着“热因寒用”的理念，可以用部分寒凉药物治疗实热证便秘患者。“人到四十，阳气不足。损与日至”，老年患者常脾肾亏虚，需温通补阳促进胃肠蠕动来缓解便秘。《素问·藏气法时论》有云：“肝苦急，急食甘以缓之”；也有“肝欲散，急食辛以散之，用辛补之，酸泻之”。酸味和甘味的药物常被沈红权用来治疗便秘。沈红权利用“苦能通泄”的理念，在泻下的同时加用补脾益气的药材，苦味与酸味结合，既能缓解患者大便艰涩难下的问题，又能有力地温通阳气，促进肠蠕动功能，平调寒热，同时根据《黄帝内经》中的理论，用一些补益肺气的草药辅助，达到更好的疗效。

4. 温补法的临床应用

沈红权在治疗阳虚便秘时，除使用附子、干姜等温补脾阳的药物，另辅以黄芪、人参等益气药物，增强整体体质，改善肠道功能。通过温补脾肾，调节气血，温阳通便，沈红权发现温补法不仅能有效促进排便，还能改善患者的消化吸收功能，增强抗病能力。长期应用温补法还能预防便秘反复发作，提升患者的生活质量。

五、病案举例

患者，女，38 岁。

初诊：2022 年 10 月 15 日。

【主诉】排便困难多年。

【现病史】患者排便困难多年，伴随畏寒肢冷，面色淡白，腹部隐痛，时有腰膝酸软。患者每周排便 1～2 次，粪便干结，排便困难，尤其在天气寒冷或体力下降时加重。刻下神清，精神可，胃纳可，小便可，大便困难，夜寐安。舌淡苔白，脉沉细。

【西医诊断】便秘。

【中医诊断】便秘(阳虚秘)。

【治法】温阳通便。

【方药】附子 10 g，干姜 10 g，黄芪 15 g，人参 10 g，白术 10 g，火麻仁 30 g，当归 10 g，陈皮 10 g，桂枝 10 g。14 剂。

二诊：2022 年 10 月 29 日。

患者诉便秘有所好转，畏寒症状减轻。排便频率增加至每 2～3 天一次，但粪便仍偏干，且排便时有时伴轻微腹冷。继续温补脾肾阳气，方药中增加肉桂 5 g 以增强温阳效果，并加入麦冬 10 g 滋阴润燥，以缓解便干现象。调整方药。

【方药】附子 10 g，干姜 10 g，黄芪 15 g，人参 10 g，白术 10 g，火麻仁 30 g，当归 10 g，陈皮 10 g，桂枝 10 g，麦冬 10 g。14 剂。

三诊：2022 年 11 月 12 日。

患者便秘症状明显改善，排便顺畅且大便较润，畏寒症状大幅缓解，气色亦有改善。此时，患者又诉天气转凉时有咳嗽，沈红权认为系阳气虚弱，寒邪侵犯所致，加用杏仁 10 g 以宣肺止咳，附子与干姜继续温阳扶正。

按语

便秘属于中医“后不利”范畴，如《素问·厥论》曰“太阴之厥，则腹满胀，后不利”，指出当太阴经气逆乱时，会影响脾胃的正常功能，导致腹部胀满。《素问·金匮真言论》载“北方黑色，入通于肾，开窍于二阴”，讲述了肾与二便的关系十分密切。《素问·五脏别论》又言“魄门亦为五脏使，水谷不得久藏”，认为魄门的启闭功能受五脏之气的调节，而其启闭正常与否又影响着脏腑气机的升降。《金匮要略·腹满寒疝宿食病脉证》载：“趺阳脉微弦，法当腹满，不满者，必便难……此虚寒从下上也，以温药服之。”该患者属于典型的阳虚便秘，便秘多因阳气不足，寒邪内侵，导致气机阻滞。通过温补脾肾阳气，疏通肠道气机，增强脏腑运化能力，患者的便秘得到显著改善，这说明温补法在治疗阳虚型便秘中，不仅能缓解症状，还能提升患者的整体体质。

（沙雯君）

应用“润下”法治疗虚秘

“下法”是中医治法八法之一，是指在临床治疗中运用具有泻下、攻下、润下作用的药物，来通大便、消积滞、荡实热、攻水饮、消积聚的方法。作为下法之一的“润下法”，在临床实践中对于虚秘的治疗效果显著。沈红权在对虚秘的治疗中，灵活运用滋阴润燥法，有效地改善患者肠道津液不足的状态，促进肠道蠕动，缓解便秘症状。

便秘病的主要临床表现为排便困难，也有患者表现为能自主排便，但排便时间或排便间隔时间延长，粪质偏硬，或粪质虽软但有排便不净的感觉。临床上所见的虚性便秘，多是由于年高体弱、久病新产、饮食作息不合理、日常活动量少等原因所致，可表现为粪质不干，欲便不能出，有无力感；或大便次数减少，常三五日、七八日，甚至更长时间一解；或每次解大便时间较长。此类便秘起病多缓慢，常属慢性病变过程，病程较长，好发于中老年患者和女性患者。

虚秘分为气、血、阴、阳四种类型，在临床中，患者病情往往复杂多变，两种或两种以上类型相互夹杂，其治法总则是在补益气、血、阴、阳虚损的同时，予以润下增液。根据辨证论治，可补气升阳、养血润燥、滋阴润燥、温阳助运等。通过补益人体精血、滋润肠道的方式，使燥结在体内的大便能顺畅地排出体外。这种方法常用于治疗体虚便秘，尤其是病程较长、病情较缓的便秘情况。例如老年人中常见的肠燥便秘、习惯性便秘，以及孕妇或产后便秘等。润下法所用的药物多性味甘平，质润滑，如火麻仁、杏仁、郁李仁、瓜蒌仁、益智仁等。当热邪伤津或素体火盛导致大肠燥结时，还宜结合润燥与泄热的方法，如使用治疗“脾约”便秘的麻子仁丸等方剂。在沈红权的日常诊疗中，对于便秘患者的辨证论治多使用火麻仁、厚朴、枳实类中药。其中，火麻仁有润肠通便作用，对于素体阴虚火旺者，尤其是年老体弱、久病产后等精血亏损、津枯阴虚、肠道津液不足所导致的肠燥便秘尤为适用。火麻仁配伍厚朴、枳实等行气导滞之药，可增强通便之力。若火旺明显者，可再与养阴清热药配合，以滋阴降火。同时，沈红权也注重“增水行舟”，滋阴润肠，妙用玄参清热降火、麦冬养阴生津、生地清热养阴，共用既能清热凉血，又能养阴增液以润下通便。临床上若辨证为血虚者，与补血药合用；若血虚津枯者用温润药以补其虚；肾阳不足者，或病后肾虚、关门不利所导致的便秘者则需温补肾阳，润肠通便。

病案举例

高某，女，69 岁。

初诊：2023 年 5 月 17 日。

【主诉】反复大便难解伴腹痛多年，加重半年。

【现病史】患者长期排便不爽，大便干结，经常腹痛腹胀。因有心梗史，所以一直担心自己的便秘问题，平素服用培菲康（双歧杆菌三联活菌散）等益生菌药物。辅助检查：甲状腺功能示 aTG 605.66↑IU/mL，余正常；甲状腺超声示两叶片状低回声（右叶范围 28 mm×12 mm，左叶范围 25 mm×10 mm）。右叶见数个低回声及混合性回声区，较大 18 mm×9 mm，边界清。左叶内未见明显异常回声。刻下神疲乏力，口苦口涩，心烦，胃纳一般，精神不振，寐差。舌淡苔白腻，脉细。

【既往史】高血压、糖尿病、高脂血症、桥本甲状腺炎、甲状腺结节和肺结节病史。

【西医诊断】功能性便秘，桥本甲状腺炎，甲状腺结节。

【中医诊断】便秘(气虚秘)。

【治法】补气健脾，润肠通便。

【方药】党参 15 g，黄芪 15 g，火麻仁 20 g，厚朴 15 g，桃仁 30 g，炒枳壳 12 g，青皮 10 g，乌药 10 g，制香附 10 g，广郁金 10 g，生白术 15 g，生白芍 15 g，煅瓦楞 30 g，酸枣仁 15 g，蒲公英 15 g，当归 10 g，焦栀子 10 g，夏枯草 30 g，茯神 15 g，川芎 15 g，牡蛎 30 g，柴胡 6 g。14 剂，水煎服，每日 2 次，口服。

二诊：2023 年 6 月 7 日。

患者便秘改善，日行一次，少有 2 日一次，夜寐有改善，时有焦虑，自觉口苦，纳呆胃胀。舌淡苔薄白中有微黄，脉细。原方枳壳改枳实，火麻仁加至 30 g，当归加至 20 g，加肉苁蓉 15 g、藿香 10 g、佩兰 10 g、香豆豉 10 g、玫瑰花 10 g。

三诊：2023 年 7 月 5 日。

患者便秘改善，日行一次，仍较干。舌淡红苔薄白稍腻，脉细。原方续服 14 剂后，未至门诊就诊。后随访知停药后症状亦有改善，并且保持良好的生活作息和饮水习惯，大便基本保持日行一次，并无腹胀腹痛等不适。

按语

便秘的病机为大肠传导失常，与脾胃肺肝肾有关。此患者病久，慢性基础病较多，素体亏虚日久，又因患者思虑较重，气机不畅，有多年的甲状腺疾病史。气虚气滞导致无力推动气血运行，进而影响水液代谢。形成痰湿停滞，日久化热，遂见口苦、口涩、心烦等症。综上所述，该患者似有腑气受阻之实证，综合舌脉之象，考虑诊断为虚实夹杂，本虚标实之虚秘。治疗当先以行气导滞为主，考虑到患者为年老体弱多病的女性患者，故运用润肠通便兼增液行气之法，缓缓图之。方中选用黄芪、党参益气健脾、升阳助运；火麻仁、厚朴、桃仁三药行气润肠通便；炒枳实、青皮、乌药行气破气，导滞消积通便；川芎、当归、生白芍行气活血通便；郁金、香附、柴胡三药行气疏肝解郁；煅瓦楞、蒲公英、夏枯草、牡蛎清热散结化痰；焦栀子、茯神、酸枣仁清火安神助眠。二诊患者有所改善，但觉焦虑，口苦，故增强化湿健脾之功，上方增火麻仁、当归之量，炒枳壳改用炒枳实，加香豆豉清除郁热，加玫瑰花补气益血，加肉苁蓉补肾阳、益精血、润肠通便，加藿香、佩兰化湿醒脾。

中医古籍对润下法的论述丰富而深入，为我们现代中医临床治疗提供了经验和指导。首先，临床上遇到便秘的患者不能一味地使用攻下药等容易耗伤正气的药物，如《景岳全书·秘结》就指出，老年人、体质虚弱的人、阴脏的人，还有生完孩子、生病后、大量出汗后，或者患者小便太多，或者大出血、大吐、大泻之后，很容易便秘，这是因为气血不足或者体液流失。这类情况，一定要仔细分辨是虚是实，不能随便用芒硝、大黄、巴豆、牵牛子、芫花、大戟等药，也不能随便用承气汤、神芎丸等药方，否则“虽今日暂得痛快，而重虚其虚，以致根本日竭，则明日之结，必将更甚，愈无可用之药矣”。沈红权认为“润下法”被广泛应用于缓解肠道燥结，多收捷效，其强调的是温和而持久的治疗效果，通过润泽肠道，促进肠道蠕动，从而达到通便的目的。在实际应用中，润下法不仅适用于虚秘，也适用于因年老体弱、久病不愈、气血不足等引起的便秘。此法避免了峻猛药物可能带来的副作用，如腹痛、腹泻等。通过润下法的治疗，患者可以在不损伤正气的前提下，逐步恢复肠道自身的蠕动传导功能，从而达到治疗目的。本案中患者的治疗亦秉持此润下之原则，以顾护其本已虚弱之体，加之生活习惯的调养，使阴阳调和，脾胃健运，肝肾得养，便秘自愈。患者经此调治，症状改善，正是中医治疗便秘之妙谛所在。是以本案治疗，注重辨证施治，遵循古训，以温和润下为法，使体虚得补，秘结自通。此法深合养生之道，契合今人追求自然调养之理念，亦体现中医治疗之精髓，旨在调和阴阳，平衡脏腑，促进人体自我修复，以达康复之效。如此，患者的生活质量得到提升，更显中医诊疗的博大精深与时代价值。

沈红权建议润下药物在早晨及晚上空腹时服用。在服用此类药物期间，还应结合饮食疗法，以促进肠道润泽和排便。对于患有习惯性便秘的患者，建议培养定时排便的习惯，同时可采用腹部按摩疗法辅助治疗。结合具体情况，还可配合其他治疗方法，如针灸、推拿等，以增强治疗效果。治疗便秘并非一日之功，需持之以恒，遵循个体化治疗方案，更应注重从源头调养，结合个体差异，辨证论治。通过日常饮食调理，搭配适宜的润下药物，持之以恒，方能收获良效。此外，患者心态的调整，生活习惯的改善，亦为治疗过程中不可或缺的一环。

（黄静怡）

应用“调和阴阳、补虚泻实”法治疗便秘

历代医家对便秘的病因病机进行了深入探讨。《黄帝内经》中，便秘被称为“后不利”或“便难”，认为便秘多为“胃腑不通”，即由于脏腑功能失调所致。《伤寒论》中，汉代名医张仲景进一步阐释了便秘的病因，提出“脾约”学说，认为“趺阳脉浮而涩”是多数便秘的脉象，“浮则胃气强，涩则小便数，浮涩相搏，大便则硬”，即胃气过盛、脾气不足，导致津液不能下行，糟粕在大肠壅结，最终形成便秘。张仲景强调了脾胃两脏在水液代谢及糟粕传导中的作用，认为脾胃失调是便秘的重要原因。隋代巢元方在《诸病源候论》中对便秘的病因病机做了更为细致的描述，指出便秘的发生不仅是脾胃失调的问题，还涉及“三焦五脏不调，冷热之气不调”的整体性病理变化，若体内的热气偏盛而入于肠胃，津液容易因热而干涸，导致大便燥结，糟粕不易排出。这种“津液竭燥”的概念揭示了肠道燥热与津液不足之间的关联，表明便秘的形成与体内水液代谢失衡密切相关。巢元方的理论为后世提供了便秘病机的系统性框架，即不仅要关注肠胃的燥结情况，还应从调节气机、阴阳平衡入手，恢复脏腑功能的协调。明代李时珍在《本草纲目》中进一步提出了“便秘多因燥热所致”的观点，认为外界热邪侵袭、饮食不节、情志不畅等都可能导致肠腑燥热、津液亏耗，从而引发便秘，强调临证治疗应辨明便秘的燥热类型与虚实情况，燥热壅滞者多属实证，而阴虚津亏导致的便秘则属虚证，应根据不同病机实施“泻实补虚”之法，以使体内阴阳平衡恢复，肠腑得润。这一观点丰富了便秘病因病机的内涵，也为临床辨证论治提供了更多方向。

历代医家逐步形成了对便秘病因病机的系统认识，包括脾胃失调、津液亏耗、肠腑燥热、气机不畅等多方面因素。从中医的角度来看，便秘往往是因“阴阳失衡”“气机不畅”所致，表现为虚实夹杂、寒热并见。因此，治疗便秘时不仅要疏通肠道，还需调节脏腑功能，关注津液的生成与输布，避免片面使用攻泻之药而加重津液亏损，尤其是在老年便秘群体中。老年群体中大约有三分之一会出现便秘，同时，便秘严重影响其生活质量。因此，现代医学专门设立了老年性便秘(senile constipation)这一概念并对其进行系统性研究。

对于普通便秘，目前的治疗方法殊途同归。中成药有麻仁丸、枳实导滞丸，西药不外乎乳果糖、甘露醇、西沙必利；外用肛塞通便常用开塞露、矿物油、液状石蜡；或器械通便，进行清洁灌肠；若严重顽固性便秘使用上述治疗均无效者，可考虑手术治疗，但手术的远期效果尚存在争议。为何要对老年性便秘进行单独研究呢？是因为老年人由于身体功能下降，肠道蠕动和身体代谢功能减弱，以上常用便秘治疗方法疗效不佳。而便秘会影响摄入，导致身体发胖，加速皮肤老化；若体内积粪日久，会导致自体中毒，出现腹胀、食欲减退、口腔异味、易怒等症状；同时，便秘会影响消化系统疾病，出现内痔、肛裂、便血，甚至结肠癌。便秘不仅影响消化系统，对于心脑血管也有很大的影响，老年人便秘可能会引发脑栓塞、心绞痛，甚至脑出血、心脏室壁瘤破裂。正是因为便秘会引发其他疾病，而老年人不易恢复，故而老年性便秘更需加以重视。西医对于治疗老年性便秘有一定的局限性，这里就体现出了中医的优势。中医治疗便秘，以调和阴阳、补虚泻实为基本法则，此外，还特别注重“保胃气，存津液”的原则。

沈红权认为，在辨证施治中，合理投药尤为关键，既要针对症状采取适当的治疗，又要避免滥用攻泻之药，以免损伤正气、耗损津液。便秘的发生常因阴阳失衡导致气机阻滞、津液亏耗、寒热错杂，因此，中医治疗注重从整体调节出发，避免单一地泻下通便，而是通过平衡阴阳、扶助正气，使脏腑功能得以恢复，津液得以滋润，从而实现肠腑的正常运转。这种既注重标本兼治，又保持人体内环境平衡的治疗方式，使中医在应对便秘等消化系统疾病时，能够有效减少药物的副作用和对身体的损耗。便秘的病因从西医的角度来说有多种，或结肠运动缓慢，或肛门感受器敏感性、反应性下降，或脑血管硬化，或胃结肠反射减弱，或服用药物导致的毒副作用。

从中医辨证分型的角度将便秘分成五型：肠道实热型、肠道气滞型、脾虚气弱型、脾肾阳虚型、阴虚肠燥型。众多中医学者结合临床，认为老年性便秘常见分型为气虚瘀阻型、阴虚血瘀型、阳虚血瘀型。沈红权治疗气虚瘀阻型便秘，选方补中益气汤，方药为：黄芪 30 g，当归 15 g，党参 30 g，生白术 80 g，枳壳 20 g，王不留行 15 g，广木香 6 g，升麻 3 g，柴胡 3 g。阴虚血瘀型便秘，选方增液汤加减，方药为：生地 20 g，玄参 20 g，玉竹 20 g，桃仁 20 g，麦冬 15 g，石斛 15 g，火麻仁 15 g，柏子仁 15 g，枳实 12 g，大黄 5 g，甘草 5 g。阳虚血瘀型便秘，选方济川煎加减，方药为：肉苁蓉 20 g，当归 10 g，牛膝 10 g，升麻 3 g，枳实 15 g，黄芪 30 g，白术 30 g，火麻仁 10 g。

病案举例

汪某，男，62 岁。

初诊：2023 年 4 月 4 日。

【主诉】大便干结难以排出多年。

【现病史】患者多年来大便干结、难以便出，伴有失眠，咳嗽咳痰，痰色黄。患者无胃脘不适，食欲尚可，小便调。舌淡有齿痕，苔根薄黄腻，脉细滑。刻下神清，精神可，胃纳可，大便干结，小便调，夜寐欠安。

【西医诊断】功能性便秘。

【中医诊断】便秘(脾虚湿盛证)。

【治法】健脾祛湿，润肠通便。

【方药】苏败酱 15 g，大血藤 15 g，白花蛇舌草 15 g，开金锁 15 g，七叶一枝花 10 g，桑白皮 15 g，黄芩 15 g，山药 15 g，生白术 15 g，炒白扁豆 15 g，藿香 10 g，佩兰 10 g，虎杖 10 g，马齿苋 10 g，桃仁 15 g，生白芍 30 g，火麻仁 30 g，远志 6 g，灯心草 6 g，茯神 30 g，酸枣仁 15 g。14 剂。

二诊：2023 年 4 月 25 日。

患者自述服药 21 日左右，便秘、失眠情况明显缓解；咳痰仍存，痰量减少。舌淡略有齿痕，苔根薄腻，脉滑。

【方药】同 4 月 4 日方未变，原方 14 剂继服。

三诊：2023 年 5 月 16 日。

患者自述自服药来大便每日 1 次，仍偏干；失眠明显缓解，较为稳定；偶咳嗽，咳痰近乎无。舌淡苔薄白，脉细。

【方药】苏败酱 15 g，大血藤 15 g，白花蛇舌草 15 g，开金锁 15 g，七叶一枝花 10 g，山药 15 g，青皮 10 g，乌药 15 g，生白术 15 g，炒白扁豆 15 g，藿香 10 g，佩兰 10 g，虎杖 10 g，马齿苋 10 g，桃仁 15 g，生白芍 30 g，火麻仁 30 g，远志 6 g，灯心草 6 g，茯神 30 g，酸枣仁 15 g，大腹皮 15 g，厚朴 10 g。嘱患者本次服药后可停药。

按语

除中药汤剂治疗外，沈红权认为临床治疗便秘如能配合针灸，治疗效果更佳。选取天枢、关元、气海、神阙穴进行贴敷，或针刺双侧天枢、水道、归来穴。中医提倡治未病，即未病先防、既病防变，沈红权亦善治未病。想要预防便秘的发生，预防措施也必不可少。沈红权认为首先就是生活要有规律，养成早晨起床后定时排便的习惯。排便是一种生理活动，每天定时就能形成条件反射，减少便秘的发生。其次，膳食结构也很重要，吃饭需要定时定量，粗细有别，干稀搭配，多品种交替。养成多饮水的习惯，且不宜多饮茶或者含咖啡因的饮料，以防利尿过多。建立规律的饮食习惯有助于减少便秘的发生。除养成良好的生活习惯外，沈红权认为也可以搭配中药茶饮进行家庭辅助预防手段，常用中药为：决明子、荷叶、绞股蓝、生白芍、当归、玄参、天冬、麦冬、南北沙参、青皮等。加强体质锻炼也可有效预防老年性便秘，快步走、打太极拳、骑车、仰卧屈腿都是老少皆宜的体育活动。

（蒋元烨）

第三节　肝胆系疾病

从湿论治胁痛的创新思路

一、胁痛的病机

胁痛是指人体胁肋部位的疼痛，其发病与多种因素相关。首先，沈红权认为情志失调是导致胁痛的重要原因之一。肝主疏泄，主调畅气机，情志不畅容易导致肝气郁结，气滞血瘀，进而引发胁痛。常见的情志因素包括愤怒、忧虑、焦虑等，这些情绪会影响肝的功能，导致气机阻滞，使肝脏及其经络部位出现疼痛。其次，饮食不当也是胁痛的重要诱因。过食油腻、辛辣、生冷食物，会损伤脾胃，导致脾胃运化功能失调，湿浊内生，湿热蕴结肝胆，使气血运行不畅，导致胁肋部疼痛。再者，过度饮酒也可伤肝，肝脏损伤后会影响其疏泄功能，进一步引起气机阻滞，导致胁痛。此外，外感六淫之邪，如风寒湿热等，也可能引发胁痛。外邪侵袭人体，特别是寒湿之邪，容易阻滞经络气血运行，引起经脉不通，从而导致胁胁部疼痛。风热之邪入侵，则容易化火生热，热邪炽盛，灼伤肝胆，导致肝火上炎，出现胁痛。体虚也是胁痛的重要因素。久病体虚，尤其是肝阴不足或气血亏虚者，容易导致肝脏失养，气血运行不畅，从而引发胁痛。中医认为，肝肾同源，肝阴虚常伴有肾阴不足，肾阴亏虚则无以滋养肝脏，导致阴虚内热，进一步引发胁痛。因此，针对胁痛的治疗，需综合考虑情志、饮食、外邪和体虚等多种因素，从整体上进行调理，以达到标本兼治的效果。

二、从湿论治胁痛

沈红权认为从湿论治胁痛是中医治疗胁痛的一种重要方法，尤其针对湿邪引起的胁痛具有独特疗效。湿邪是胁痛的常见病因之一，湿邪黏滞，容易阻滞气血运行，导致经络不通，从而引发疼痛。湿邪致病多因外感湿邪或内生湿邪，湿邪可与寒、热、风等邪气相结合，形成寒湿、湿热等不同的证型。

《素问·阴阳应象大论》提到“湿胜则濡泻”，《素问·痹论》提到“寒胜则痛”，此处说明湿邪与寒邪阻滞气血，容易导致疼痛，正如胁痛中的寒湿阻滞型。湿邪常与寒邪相合，阻碍经络气血运行，故而疼痛感加重。此外，湿热之邪偏重阻滞气机，灼伤津液，形成湿热蕴结型胁痛，表现为疼痛灼热、口苦等症状。

湿热蕴结型胁痛，多因饮食不节，嗜食肥甘厚味，或外感湿热之邪所致。湿热内蕴，气机阻滞，常见胁肋灼热疼痛，口苦咽干，小便黄赤，苔黄腻。治疗上应以清热利湿为主，常用方剂如龙胆泻肝汤，具有清热燥湿、泻火解毒的作用，药物如龙胆草、黄芩、栀子、泽泻等，皆可有效清利肝胆湿热。《伤寒论》中提到“少阳之为病，口苦、咽干、目眩也”，少阳胆经循行胁肋，湿热之邪侵入少阳经络，阻滞气机，形成胁痛。治疗上应以清胆火、利湿热为主，龙胆泻肝汤正是少阳经湿热型胁痛的常用方剂，能够疏通胆经，泻火清热。

寒湿阻滞型胁痛多见于寒湿之邪侵袭或久居湿地，湿邪与寒邪相结，阻碍气血运行。症见胁肋部疼痛，痛势较重，遇寒加重，得温则舒，舌苔白腻。治疗当以温经散寒、化湿通络为主，常用方剂如理中汤、桂枝加苍术汤等，以温中散寒、化湿止痛，药物如干姜、桂枝、白术等，可有效祛散寒湿，疏通经络。

湿邪易伤脾胃，导致脾虚湿困，气机不畅，亦可引起胁痛。脾虚湿阻型胁痛常见于久病体虚者，症见胁痛隐隐，食欲不振，四肢倦怠，舌淡苔白腻。治疗宜健脾益气、祛湿止痛，常用方剂如参苓白术散，以健脾祛湿、调理脾胃，药物如党参、白术、茯苓、甘草等，皆能健脾化湿，改善气机不畅，缓解胁痛。《金匮要略·痰饮咳嗽病脉证治》云:“病痰饮者,当以温药和之。”痰饮属湿邪内生,湿气困阻脾胃,久之不化则可引发胁痛。脾虚湿盛是胁痛的常见病机之一,治疗时应注重健脾祛湿,参苓白术散正是健脾祛湿的代表方剂。

沈红权指出肝和脾的问题会引起胁痛。《黄帝内经》记载:“留而不去,传舍于肠胃之外……稽留而不去,息而成积。”《难经》中亦有:“肝之积,名曰肥气。”“肥气”往往源于过量摄入肥腻甘甜的食物,在体内转化为湿气所致。相较于以往,现在人们的饮食习惯已发生显著变化,吃得过饱及不均衡的饮食结构导致饮食内伤,长此以往,脾胃的消化功能会受到损害,无法有效升清降浊,进而引发痰浊在体内的生成,这些痰浊会阻碍气机的顺畅流通,时间一长便形成瘀滞。痰浊与瘀滞相互作用,使气血运行不畅,最终郁结于肝脏,促进胁痛症状的产生与发展。故而,沈红权强调,此病与肝脏及脾脏的关系尤为紧密。肝脏的特性是“体属阴而功能属阳”,当肝脏本身受到损伤时,其功能衰弱,便无法有效疏解和排除痰浊、血瘀等病理因素,这些病理产物恶化成浊毒,进一步伤害肝脏。此外,人的情绪波动与肝脏状态紧密相连,若情绪不畅,肝气亢进,便会侵犯脾脏,导致脾土壅滞、肝气郁结,脾脏运化功能失常,水液代谢平衡被打乱,从而内生痰湿。如果一直拖延,就会导致肝气受损,终将波及其他腑脏。鉴于此,沈红权在治疗胁痛患者时,特别强调疏肝解郁与柔肝养血、健脾祛湿并重,往往能获得较为理想的疗效。在治疗胁痛时,沈红权的用药选择遵循明确的性味归经原则,每种药物的不同“气”(性质)与“味”(味道)代表其独特的疗效。正如古籍《神农本草经》所述:“药有酸咸甘苦辛五味,又有寒热温凉四气。”沈红权倾向于使用性平、微寒或微温的药物。鉴于肝脏刚强且主疏泄,治疗时用药应避免过于峻猛,应注重柔和调和,避免攻伐而倡导和缓。沈红权认为,治疗胁痛不宜使用过于寒凉或温热的药物,以免耗伤正气,而是强调以“平和”为核心,如选用荷叶、山楂等,旨在调和阴阳气血,达到平衡治疗的目的。针对不同证型的患者,沈红权灵活调整药方:对于湿热偏重者,多采用微寒或甘寒药物,慎用大寒之品以免伤阳;对于阳气郁滞不畅者,则选用辛温药物以调畅肝气;在药物味道上,以苦、甘、辛为主。《素问·脏气法时论》指出:“脾欲缓,急食甘以缓之,用苦泻之,甘补之。”因此,苦味药多用于泻下、降逆;甘味药能补能缓;辛味药则能宣散通气。江南地区气候湿润,居民饮食偏甜,易生痰湿,久则化热,湿热之邪易伤脾。清代名医叶天士提出:“苦味能降热除湿,辛味能通气宣浊。”沈红权在治疗胁痛时,运用苦味药清泻肝脾湿热,甘甜药补益脾气之不足,补泻结合,升降相宜。其所用药物多归肝、脾二经，精准对应胁痛的病位及病理机制。

《雷公炮制药性解》记载："山楂……消宿食，除积滞，散瘀血，驱绦虫。"沈红权在实际应用中常用山楂，利用其健胃消食、散瘀降脂的作用；再加荷叶以辅助山楂，在消滞行气的同时还可改善脾胃功能，以促进湿气的运化。山楂和荷叶的有力结合，促进胁痛患者消化食物，以及缓解胁痛患者腹部疼痛及胀满方面起到了很好的作用。与此同时，现如今的调查报告也显示，在促进肝脏脂肪消解、减慢肝脏疾病纤维化进展等方面，山楂具有天然的优势。黄芪、绞股蓝二者益气健脾，虎杖破瘀清热利湿，如《本草经集注》所言："虎杖主通利月水，破留血……"随着现代药理的不断发展，越来越多的研究表明虎杖与绞股蓝结合可抑制炎症细胞因子的产生，减轻炎症反应，保护细胞免受氧化损伤，以及其对心血管疾病患者也有一定的辅助治疗效果，犹如忠勇之臣，既增补虚之力，又添散瘀止痛、化痰清热之效，恰似疾风扫落叶，清除胸中瘀滞。沈红权将山楂作为治疗肝胆相关疾病的核心药物，再与其他药组结合，如山楂-绞股蓝、山楂-黄芪等。不同的组合有其各自的治疗特点，有的散结行滞，有的活血散瘀，有的消食化痰、除胀等，整体凸显"补脾益气""化湿邪"的辨证思想，并发挥山楂在不同药物组合优势的特点。沈红权的基本用药有：第一类以白芍、合欢皮、王不留行、钩藤为主的泻肝柔肝、养血敛阴组合。《临证指南医案·肝风》云："肝为风木之脏，因有相火内寄，体阴用阳，其性刚，主动主升。"白芍与钩藤能够滋养和补益肝阴，当肝阴得到滋养时，肝阳便能正常发挥作用，从而促进全身血液运行及调畅全身气机。第二类由枳壳、黄芪、木香、砂仁、绞股蓝组成，这一组合主要用于行滞消胀，和胃止呕；同时以茵陈、青蒿、虎杖等药物为另一组合，旨在利胆化湿祛邪。沈红权在临床实践中，以"疏肝柔肝、健脾化浊"为主要原则，攻邪和补正结合，达到祛除病根的目的。

三、病案举例

李某，男，42岁。

初诊：2022年11月1日。

【主诉】胁痛1月余，加重1周。

【现病史】胁肋腹部轻微下坠，腹部胀满疼痛1月余，加重1周。患者平素肥胖，腹胀满，喜叹息，大便黏腻难解，肝区压痛，舌淡红肿胀，脉滑。

【辅助检查】彩超示重度脂肪肝。

【西医诊断】重度脂肪肝，慢性胃肠炎。

【中医诊断】胁痛(脾虚湿盛证)。

【治法】健脾利湿,疏肝止痛。

【方药】虎杖 10 g,大血藤 15 g,广郁金 10 g,山药 15 g,干荷叶 10 g,炒决明子 20 g,制五味子 10 g,生山楂 30 g,枸杞子 15 g,苏败酱 15 g,茯神 15 g,陈皮 6 g,绞股蓝 10 g,蜜麸炒苍术 10 g,炮姜炭 10 g,醋延胡索 10 g,木香 10 g,柴胡 6 g,干姜 9 g。14 剂。

二诊:2022 年 11 月 15 日。

腹胀减轻,大便黏腻好转。方剂不变,继续服用。

三诊:2022 年 12 月 13 日。

腹胀较前明显好转,继续服用以上方剂。

按语

本病例属于脾虚湿盛证,湿邪内阻导致气机不畅,肝胆疏泄失常,形成胁痛。依据湿邪阻滞气机的理论,采用健脾祛湿、理气疏肝的方法进行治疗,有效缓解了症状。中医治疗强调从病机入手,根据湿邪的不同特性进行分型治疗,能够标本兼治。此类患者常见肥胖体质、湿气内盛,治疗时应配合饮食调节和生活方式的改变,以巩固疗效。

(沙雯君)

从肝、脾、肾论治非酒精性脂肪性肝病

一、病名释义

现代医学将非酒精性脂肪性肝病视为一种疾病,而在中医的经典文献中,并未直接提及“脂肪肝”这一术语。此类病证的临床表现和体征可归类于中医的“胁痛”“癥瘕”“湿阻”“痞满”“肝着”“肝癖”等范畴,其显著病理特征为广泛性肝细胞大泡型脂肪变性,涉及单纯性脂肪肝及其进一步发展的脂肪性肝炎、肝硬化等阶段。通过中医分类,可以更全面地理解该病证,同时为治疗提供新的视角。非酒精性脂肪性肝病的发病机制与胰岛素抵抗及遗传倾向性密切相关。随着体

重超标与血糖异常的普遍增多，非酒精性脂肪性肝病已悄然跻身我国多发慢性肝脏疾患之列，对民众健康构成严峻威胁。针对此错综复杂的全身性代谢紊乱疾病，研发精准靶向治疗药物颇具挑战，这无疑是当前医学界尚未寻觅到理想疗法的根源之一，而中医的整体观与辨证施治的独特优势显得尤为突出。中医在应对脂肪肝问题时，依据病源的差异，采取的治疗手段也各有千秋。鉴于此，深入洞悉脂肪肝的致病根源与病理机制，以及精准辨识其辨证类别，对于彰显中医在脂肪肝治疗领域的独特疗效与鲜明特色具有重要的价值。

非酒精性脂肪性肝病的典型症状包括肢体乏力、体型肥胖、胁部不适、腰膝无力和脉象细滑弦。根据这些症状，该病可归入中医的“积证”“瘀证”“胁痛”“痰浊”“肥气”等范畴。中医古籍中早已有对该病形成机制的记载，为理解和治疗该病提供了传统智慧。《临证指南医案》指出“湿从内生者，必其人膏粱酒醴过度”；《古今医鉴》提到“胁痛者……若因暴怒伤触，悲哀气结，饮食过度，冷热失调……或痰积流注于血，与血相搏，皆能为痛”；《素问·痹论》有云“饮食自倍，肠胃乃伤”；吴鞠通曾言“肝气之郁，痰瘀阻络”；《张氏医通》载“嗜酒之人，病腹胀如斗……此得之湿热伤脾阴，不能统血。胃虽受谷，脾不输运，故成痞胀”；《金匮翼·积聚统论》指出“积聚之病，非独痰食气血，即风寒外感亦能成之”；所谓“肥人多湿”“体胖多痰”等。《黄帝内经》中的“肝满”“肝胀”指出其主要体征包括胁部膨胀与疼痛，与脂肪肝的病证相吻合。《景岳全书·积聚篇》和《景岳全书·胁痛篇》中指出：“积聚之病，凡饮食、血气、风寒之属皆能致之”；“但察其有形无形，可知之矣。盖血积有形而不移，或坚硬而拒按，气痛流行而无迹，或倏聚而倏散”。据此推断，此病根源在于肝脏，且与肝胆、脾胃、肾脏均存在密切关联。过量摄入油腻甜食、体重超标、过量饮酒、感受湿热疫毒、情绪失衡，或久病体弱等因素，均可能诱发此病。

概而言之，脂肪肝的致病因素主要源于饮食失宜、情绪紊乱及瘀血阻滞等。该病根源多集中于肝脏与脾脏，且与肾脏功能紧密相连。其病理机制主要表现为肝脏疏泄功能失调、脾脏运化功能减退、痰湿壅塞经络、血液瘀积不畅、肝肾两脏阴液亏损等。

二、辨证论治

沈红权从肝脾肾论治非酒精性脂肪性肝病，临证多从肝郁脾虚、肝气郁结、肝胃湿热、痰湿中阻、痰瘀互结五个证型辨证论治。他提出，非酒精性脂肪性肝病的成因复杂多样，常源于饮食失宜、外邪侵袭、久病缠绵或重病初愈、肝脉损伤、妊娠压力以及情绪紊乱等诱因，导致肝气郁结、脾气虚弱，气机不畅、痰湿阻滞，肝胆湿热蕴结，最终累及肝脏。病根在于内虚外实，内虚表现为脾胃亏虚，消化紊乱；外实则源于水湿难消，痰瘀互结。病变核心集中于肝脏，波及脾、胃、肾、胆等多个脏器，然则以肝、脾、肾为关键所在。鉴于此，沈红权在疗治策略上采纳了健运脾气、疏肝解郁、化痰散结、清利肝胆、活血化瘀等作为主导疗法。

1. 肝郁脾虚证

在临床实践中，肝郁脾虚证常表现为右侧胁部胀满或隐痛，餐后腹部膨胀，身体倦怠无力，食欲不振，消化不良，腹部隐约作痛，精神疲惫且懒于言语，大便稀溏不畅，舌色浅红、舌体肿胀或有齿痕，脉象沉缓或细弱。治法是益脾养气，舒肝化郁。方药建议采用调和逍遥散结合香砂六君子汤，根据病情灵活调整。常用药材包括醋柴胡、郁金、当归、白芍以养血疏肝，白术、茯苓健脾祛湿，党参、生黄芪补气，薄荷、香附、砂仁、陈皮、法半夏等辅助调理。沈红权指出，逍遥散中柴胡疏肝，当归白芍养肝血，白术茯苓健脾，甘草调和并增强药效。香砂六君子汤则健脾益气、化痰和胃，通过健脾化湿，增强脾的运化功能，从而减少水湿内停和痰湿生成。两方合用，既能调和肝脾，改善脾虚引起的痰湿内生，同时又解决肝郁和脾虚的问题，从而改善非酒精性脂肪性肝病的症状。

2. 肝气郁结证

肝气郁结证在临床上的常见症状包括肝部不适或胀痛感，胸部及胁肋部位感到闷塞，伴有嗳气及腹部胀满，常叹气，食欲不振且进食量减少，情绪低落或易怒急躁，舌体呈现淡红色，舌苔轻薄且色白，脉象呈现弦紧或弦细之态。治法是疏肝舒郁，调和胃气。方药采用疏肝解郁之柴胡疏肝散，辅以理气止痛之金铃子散，二者相合，随症增减。常用药材包括柴胡、枳壳、郁金、香附、陈皮、白芍、川芎、丹参、山楂等。沈红权言，柴胡疏肝散中，柴胡以其疏肝解郁之效，位居主药之列；香附与芍药协同柴胡，共奏疏肝解郁之效；陈皮与枳壳携手行气消滞，二者皆为佐助之品；川芎调气活血，舒缓痛楚，充任辅剂之选；炙甘草以和脾胃，协调众药而充任使者。此类药物联用，具疏肝理气、化瘀镇痛之效，进而缓解因肝气郁结所致的胸胁胀闷、嗳气腹满等症状。金铃子散方中川楝子、延胡索疏肝泄热，行气止痛，对于肝气郁结引起的疼痛有较好的缓解作用，两方合用可以增强疏肝解郁的效果，通过调和肝脾、行气止痛，达到治疗非酒精性脂肪性肝病的目的。

3. 肝胃湿热证

体态丰腴者常现肝胃湿热之象，症见腹部胀闷，胸胁如焚，口干却饮意寡淡，频发恶心呕吐，食欲不振且恶油腻，尿液色深，大便黏滞不畅，全身沉重乏力，心内烦扰燥热，舌色鲜红，舌苔黄腻，脉象弦滑且稍显急促，此乃其典型表现。方用龙胆泻肝汤灵活调配治疗，该方疏泄肝胆，清热除湿。核心药材含龙胆草、柴胡、黄芩、白芥子、茵陈等，辅以金钱草、虎杖、海金沙等。沈红权言，龙胆泻肝汤方中的龙胆草具有大苦大寒的特性，能够清泻肝胆实火，同时还能清利肝经湿热，故作为君药。黄芩、栀子的加入，增强了方剂泻火解毒和燥湿清热的作用，作为臣药，辅助龙胆草加强清热利湿的效果；泽泻、木通、车前子等药物具有渗湿泄热的作用，引导肝经湿热从水道排出，使邪热有出路。当归、生地以养血滋阴，防止苦寒渗利之品伤阴，同时也补充因肝火过旺而灼伤的阴血。柴胡在方中起到疏畅肝胆之气的作用，并能引导其他药物归入肝经，与龙胆草、黄芩、栀子等性降之品相配，有寓升于降之意。甘草在方中起到缓和苦寒之品的作用，防止其伤胃，并能调和诸药，作为使药。沈红权通过龙胆泻肝汤清泻肝胆实火、清热燥湿、利湿泄热、养血滋阴、疏畅肝气的作用，来共同发挥治疗非酒精性脂肪性肝病之疗效。

4. 痰湿中阻证

痰湿中阻证导致体态臃肿，胁部沉闷作痛，腹部胀闷不适，口感淡薄且黏腻，身感困倦无力，头部沉重如被包裹，伴有恶心及食欲不振，大便溏泄不畅，体态臃肿，舌质淡红且肥大，舌苔白腻，脉象濡缓或沉滑。方用温胆汤培土益元，化饮除湿。常用药物包括橘皮、半夏、茯神、甘草、枳壳、竹沥、姜汁、胆南星等。沈红权言，温胆汤融合了辛散开通、苦味降逆、温性化湿、清热解毒等多种作用。方中的半夏具有燥湿化痰、和胃止呕的作用，作为君药，能够通过燥湿化痰来减轻因痰湿中阻引起的症状，如恶心、呕吐等。竹茹清热化痰、除烦止呕，与半夏搭配，寒热平衡，共促化痰和胃、缓解呕吐与烦躁的功效。枳实行气消痰，增强胃肠蠕动，帮助消化，与陈皮配合，理气化痰，和胃降逆。茯苓在方中起到健脾利湿的作用，通过健脾来减少痰湿的生成，从而减轻痰湿中阻的症状。生姜和大枣在方中起到调和脾胃的作用，帮助消化，同时生姜还能制约半夏的毒性。甘草在方中起到调和诸药的作用，使方剂的药性更加温和。沈红权通过该方化痰利湿、疏肝解郁的作用，改善肝脏的脂肪代谢，从而达到治疗非酒精性脂肪性肝病的目的。

5. 痰瘀互结证

痰瘀互结证在临床上的表现包括体态臃肿，胁部隐痛或锐痛，四肢酸沉，面色暗淡无光，食欲不振且口干，恶心反胃且厌恶油腻，咳嗽痰多，腹部胀闷不适，大便稀溏不畅，女性患者月经闭止或经血中伴有血块，舌体肥大且边缘有齿痕，或舌色暗沉并见瘀斑，脉象弦滑或沉滞。方用膈下逐瘀汤与温胆汤联合施治，可调和气血，化瘀散结，通脉活络。常用药物有柴胡、郁金、香附、桃仁、藏红花、丹参、陈皮、半夏、竹茹、瓜蒌、贝母、胆南星等。沈红权言，膈下逐瘀汤中的桃仁、藏红花、川芎、赤芍具有活血化瘀的作用，可消除体内瘀血，改善血液循环，方中乌药、香附、枳壳行气止痛，能够缓解因气滞血瘀引起的疼痛。沈红权认为两方合用既能活血化瘀，又能清热化痰、疏肝解郁、健脾化湿，以治疗非酒精性脂肪性肝病。

三、病案举例

张某，男，45 岁。

初诊：2023 年 6 月 14 日。

【主诉】胁肋胀满，脘腹痞闷，口苦口干 2 个月。

【现病史】患者近 2 个月来常感胁肋部胀满不适，脘腹痞闷，伴有口苦口干，食欲不佳，小便黄，大便黏滞不爽。刻下神清，精神可，胃纳可，小便黄，大便黏滞不爽。舌红苔黄腻，脉弦。

【既往史】否认高血压、糖尿病等慢性疾病史。

【辅助检查】肝功能 ALT(丙氨酸氨基转移酶)60 U/L，AST(天门冬氨酸氨基转移酶)88 U/L；血脂 TG(三酰甘油)2.6 mmol/L，TC(血清总胆固醇)6.6 mmol/L，LDL－C(低密度脂蛋白胆固醇)4.8 mmol/L。B 超提示轻度脂肪肝。

【西医诊断】非酒精性脂肪性肝病。

【中医诊断】胁痛(肝胃湿热证)。

【治法】清热利湿，疏肝和胃。

【方药】虎杖 15 g，陈皮 10 g，荷叶 10 g，决明子 15 g，柴胡 10 g，黄芩 10 g，栀子 10 g，泽泻 15 g，茯苓 15 g，苍术 10 g，厚朴 10 g，甘草 6 g。14 剂。

二诊：2023 年 6 月 28 日。

患者自觉胁肋胀满、脘腹痞闷明显减轻，口苦口干症状有所缓解，小便转清，大便较前通畅。舌红苔黄薄腻，脉弦。守前方，14 剂继续巩固治疗。

三诊：2023 年 7 月 12 日。

患者继续服药 2 周后，症状基本消失，复查肝功能 ALT 44 U/L，AST 51 U/L；血脂 TG 2.3 mmol/L，TC 5.2 mmol/L，LDL－C 3.4 mmol/L。B 超提示正常。嘱患者注意饮食调理，适当运动，保持心情舒畅，定期复查。

按语

本医案患者所患的非酒精性脂肪性肝病属于肝胃湿热证，这是一种临床较为常见的病证类型。患者的主诉包括胁肋胀满、脘腹痞闷、口苦口干等症状，是肝胃湿热的典型表现。在现病史中，患者近2个月来的症状持续存在且逐渐加重，影响了日常生活和健康。实验室检查结果进一步证实了脂肪肝的存在以及肝功能和血脂的异常，为明确诊断和制定治疗方案提供了依据。中医诊断为胁痛(肝胃湿热)，准确地把握了病证的本质。肝胃湿热的形成，与患者的饮食不节、情志不畅等因素密切相关。湿热蕴结于肝胃，导致气机不畅，不通则痛，从而出现胁肋胀满等症状。同时，湿热熏蒸，故见口苦口干、小便色黄等表现。治法上采用清热利湿、疏肝和胃的原则，是针对病证病机的恰当选择。方中虎杖清热利湿、解毒通便，为君药；陈皮理气燥湿，荷叶升清降浊，决明子清肝明目，共为臣药；柴胡疏肝解郁，黄芩、栀子清热泻火，泽泻、茯苓利水渗湿，苍术、厚朴燥湿健脾，共为佐药；甘草调和诸药，为使药。诸药合用，共奏清热利湿、疏肝和胃之效。二诊时，患者症状明显缓解，说明治疗方案取得了初步成效。三诊时，患者症状基本消失，复查结果明显改善，这是治疗有效的证明。同时，叮嘱患者注意饮食调理、适当运动和保持心情舒畅，体现了中医“治未病”的理念，强调了患者在疾病康复过程中的自我管理和预防的重要性。沈红权通过辨证论治，从整体上调节患者的身体机能，改善症状，提高生活质量，并在一定程度上改善实验室指标。同时，这一案例也提醒我们在临床实践中要注重病证结合，准确把握病机，灵活运用中药方剂，以取得更好的治疗效果。此外，对于非酒精性脂肪性肝病的防治，还需要加强健康教育，引导患者养成良好的生活习惯和饮食习惯，这对于预防和控制疾病的发展具有重要意义。

（黄　蓓）

应用“调和肝脾、健脾除湿”法治疗非酒精性脂肪性肝病

脂肪肝的典型病理表现是肝细胞内脂肪的异常沉积和变性，医学上根据病

因将其划分为非酒精性脂肪性肝病和酒精性脂肪性肝病两大类。非酒精性脂肪性肝病是由除酒精及其他已知肝损害因子以外的因素引发的，它与胰岛素抵抗及遗传倾向紧密相连，属于代谢异常引发的肝脏损害。非酒精性脂肪性肝病，亦名单纯性脂肪肝，存在演变为非酒精性脂肪性肝炎、肝硬化及肝细胞癌的风险。

中医通过整体观念、未病先防、已病防变的中医学理论体系，在防治本病中体现出显著优势。然而，在中医的理论体系中，脂肪肝并未被赋予一个确切的疾病称谓。医学专家们依据其临床表现和致病机制，将其归类为积聚、肝癖、肥气、胁痛、肝胀等多种疾病类别。沈红权认为饮食不节、情志失调为其重要病因。鉴于该观点，指出脂肪肝与肝、脾两脏密切相关。肝主疏泄，若肝气郁结，疏泄失常，会导致气机不畅，津液输布障碍，形成痰湿，痰湿阻滞于肝，引发脂肪肝。此外，肝失疏泄还会影响脾胃的运化功能。脾主运化，若脾虚失运，水湿不能正常运化，湿聚成痰，痰湿内生，也可影响肝脏功能，导致脂肪肝的发生。同时，脾运化失常还会进一步影响气血的生成和输布。肝脾功能失调，导致痰湿、气滞、血瘀等病理产物的产生和积聚，影响肝脏的正常功能。因此，沈红权以“调和肝脾，健脾除湿”法治疗脂肪肝，通过调和肝脾恢复肝的疏泄功能及脾的运化功能，使气机调畅，痰湿得以化解。健脾除湿重在增强脾脏的运化能力，通过补脾益气、健脾燥湿等方法，改善脾虚的状况，促进水湿的代谢和排出，同时有助于消除已有的痰湿，从根本上减少痰湿的生成。沈红权在药物的具体应用上，主要选用性质平和、稍带凉意以及温煦之品。药材的口感主要偏向苦涩与甘甜，其次带有辛辣与酸涩之味。经络归属主要集中于肝、脾两经，其次涉及肺、胃二经。肝为刚脏，司疏泄。用药不宜刚而宜柔，不宜伐而宜和。

一、非酒精性脂肪性肝病药物的运用

1. 山楂

始载于《本草经集注》，具有健脾开胃，消食化滞，活血化痰，驱绦虫，疗疝气，催生等作用。当代研究表明，山楂用于心脑血管领域有助于降低血压、调节血脂、延缓动脉硬化、纠正心律不齐、缓解心肌供血不足、阻止脑细胞死亡；在消化系统中，它既能促进又能抑制胃肠蠕动，促进消化酶的产生，保护肝脏健康；在内分泌系统中，山楂有助于降低血糖水平，预防和治疗糖尿病及其相关并发症。此外，山楂还具有抗菌和抗肿瘤的双重功效。

2. 荷叶

《本草纲目》记载:“荷叶服之,令人瘦劣。”“生发元气,裨助脾胃,涩精浊,散瘀血,清水肿、痈肿,发痘疮。治吐血、咯血、衄血、下血、溺血、血淋、崩中、产后恶血、损伤败血。”在中医中,荷叶被视作味苦性寒之物,其功效涵盖消暑化湿、升举清气、宁心退热、止血、渗水、利尿等多重作用。当代化学与药理学研究成果表明,荷叶具有减脂瘦身、抗氧防护、延缓衰老、抗菌消炎、调节血糖、抑制肿瘤、改善脑缺血等多重功效。

3. 决明子

最早《神农本草经》将决明子列为上品,称之“主青盲,目淫肤赤,白膜,眼赤痛,泪出。久服益精光,轻身”。《群方谱》记载:“决明子可做茶食,治目中诸疾,助肝益肾。”决明子口感兼具甘甜与苦涩,性质微凉,归属肝肾二经,具有清肝明目、润肠通便的作用。当代药理学研究表明,决明子具有降低血脂、调节血糖血压、抗菌消炎、助减体重、改善视力、促进肠道蠕动、延缓衰老及提升记忆等多重功效。

4. 黄芪

作为传统的益气良药,黄芪最早收录于《神农本草经》之中;其口感偏甜,且带有轻微的温热感;归肺、脾经。黄芪具有益气升阳、固表敛汗、利水消胀、生津补血、行瘀通络、托毒排脓、收疮愈肌等作用。现代药理学发现其具有保护心肾,双向调节血糖及血压,抗肿瘤,增强细胞免疫功能,抗辐射及抗感染等功效。

5. 绞股蓝

绞股蓝远在我国古代《救荒本草》一书中便已诉诸笔端。绞股蓝口感兼甜带涩,属性偏冷,却无毒性,具有镇咳祛痰、凉血解毒、补气益脾等作用。药理学及临床探索发现,绞股蓝具有抑制肿瘤、缓解疲劳、降低血脂及调节免疫系统的功效。

6. 虎杖

其性偏凉、味略苦,归属肝、胆、肺三经,具有利湿退黄、散瘀止痛、化痰止咳之功效。虎杖具有广泛的药理作用,在治疗高血压、炎症、感染和癌症等疾病中备受关注,具有降压、抗菌、抗癌、抗过敏、降血脂和抗氧化等多方面的功效。

中医治疗脂肪肝的方法体现了传统医学对于疾病治疗的整体观和动态观。在沈红权的治疗方案中,山楂的运用不仅限于其消食去积的效果,更在于其能够促进肝脏的疏泄功能,帮助肝脏恢复正常的代谢节奏。荷叶的协同作用,则是利用其利湿降脂的特性,协助山楂共同清除肝脏中的脂肪堆积,减轻肝脏的负担。决明子的加入,不仅因其具有清热化湿作用,更因其在现代研究中被发现的降血脂和保肝效果，为中医治疗方案提供了额外的科学支持。黄芪和绞股蓝的使用，旨在强化脾胃的运化功能，提升机体的正气，从而从根本上改善脂肪肝的病理状态。虎杖的清热利湿和活血化瘀作用，进一步协助肝脏恢复其正常的代谢功能，促进肝脏内脂肪的分解和排出。这些药材的结合使用，反映了沈红权治疗脂肪肝的深层次逻辑为通过调和肝脾，达到内外平衡，促进肝脏脂肪代谢，从而减轻肝脏的负担。不仅针对脂肪肝的表象进行治疗，更是通过调整脾胃的功能，从源头上减少脂肪的生成和积累，从而达到治疗脂肪肝的目的。在现代药理学的研究支持下，这些传统中药材的功效得到了科学的解释和验证。沈红权提出的"调和肝脾，健脾除湿"治疗脂肪肝的方法，不仅能够改善患者的症状，更能够提升患者的整体健康状况，体现了中医治疗疾病的独特优势和深刻内涵。

二、病案举例

刘某，男，47 岁。

初诊：2022 年 7 月 6 日。

【主诉】胁肋胀痛不适 3 个月。

【现病史】近 3 个月来，患者常感胁肋部胀满疼痛，食欲不佳，身体困重，易疲劳，且伴有口干口苦。平素喜食肥甘厚味，患者平素不饮酒。刻下神清，精神可，胃纳差，夜寐安。舌淡，苔白腻，有齿痕，脉弦。

【既往史】否认高血压、糖尿病等慢性病史。

【辅助检查】肝功能 ALT 52 U/L，AST 46 U/L；血脂 TG 2.8 mmol/L，TC 6.3 mmol/L，LDL－C 4.2 mmol/L，余正常。B 超提示脂肪肝。

【西医诊断】非酒精性脂肪性肝病。

【中医诊断】胁痛（肝郁脾虚，痰湿内阻证）。

【治法】疏肝健脾，化痰祛湿，兼以清热。

【方药】黄芪 20 g，虎杖 15 g，决明子 15 g，荷叶 10 g，柴胡 10 g，白芍 15 g，枳壳 10 g，白术 15 g，茯苓 15 g，泽泻 15 g，陈皮 10 g，半夏 10 g，山楂 15 g，神曲 15 g，郁金 10 g，甘草 6 g。14 剂。

二诊：2022 年 7 月 20 日。

服药 2 周后，患者自觉胁肋胀痛明显减轻，食欲有所恢复，口干不显，口苦仍存，身体困重感减轻。舌淡，苔白腻，有齿痕，脉弦。上方加焦栀子 10 g。14 剂。

三诊：2022 年 8 月 3 日。

症状基本消失，肝功能 ALT 41 U/L，AST 35 U/L；血脂 TG 2.2 mmol/L，TC 5.3 mmol/L，LDL－C 3.4 mmol/L，余正常。B超提示轻度脂肪肝。舌淡苔薄腻，有齿痕，脉弦。守上方继服。嘱患者注意饮食调理，适当运动，巩固治疗。

按语

脂肪肝的发生与肝郁脾虚、痰湿内阻紧密相关。肝郁意味着肝脏的疏泄功能受阻，导致气机不畅；脾虚则指脾胃的运化功能减弱，导致水湿内停，聚湿成痰。这些病理变化相互作用，最终在肝脏形成脂肪的积聚。黄芪在方中起到补气健脾的作用，能增强脾胃的运化能力，减少湿邪的生成。虎杖则以其清热解毒、利湿退黄的功效，帮助清除体内的湿热，改善肝功能。决明子清肝明目、润肠通便，有助于清除肝内的痰湿和脂肪，促进肠道蠕动，减少脂肪的吸收。荷叶作为升发清阳、利湿化浊的药材，能够促进体内清阳的上升和湿浊的下降，帮助改善肝脏的工作环境。此外，中医治疗脂肪肝还强调活血化瘀，改善血液流变学特性以及保护肝脏功能。现代药理研究也证实了这些中药材的功效，如山楂能够促进脂肪水解，提高蛋白酶的活性，使肉食易被消化。决明子具有降血脂作用，能增强巨噬细胞吞噬功能，还有保肝、抗血小板聚集的作用。黄芪的健脾益气，虎杖的清热利湿散瘀，都为改善脂肪肝患者的脂代谢紊乱提供了科学依据。

（黄　蓓）

应用“疏肝柔肝、健脾化浊”法治疗非酒精性脂肪性肝病

非酒精性脂肪性肝病（NAFLD）已对全球医疗卫生系统造成不小的负担，但各国对于该病的重视程度仍然有待提高。NAFLD发生的核心机制在于肝细胞内脂肪异常堆积，疾病的演变过程始于单纯的NAFLD，进而发展为非酒精性脂肪性肝炎（NASH），随后逐渐进展至肝纤维化阶段，最终导致肝硬化，甚至可能诱发肝癌。临床NAFLD常见的四个发展阶段基本构成了它的疾病谱系。据统计，全球已有四分之一的人口受其困扰，至2030年，预计中国NAFLD患者数量将超过3亿。目前，针对NAFLD的治疗缺乏特异性药物，主要依赖于非药物干

预措施，如饮食调节、体重管理和规律的体育锻炼，这给中国的医疗系统带来了前所未有的挑战。中医以其独特的整体观念以及“未病先防”和“既病防变”的预防治疗原则，在 NAFLD 的预防和治疗中彰显出独特优势。然而，中医的临床诊断和治疗具有高度个体化特点，需要大量临床实践的积累。因此深入挖掘和传承名老中医的有效经验方，对于揭示 NAFLD 的诊疗规律、弘扬名老中医学术思想以及提高临床疗效具有深远意义。

沈红权在 40 多年中医临床生涯中，始终秉承中医辨证施治、治未病的理念，独创了“三帖药”诊疗原则，即“用药精简、对证准确、选药和药量合适”。在 NAFLD 的诊治上，沈红权坚持“疏肝柔肝、健脾化浊”的治疗原则，有效改善了患者的临床症状、肝功能和血脂水平。

中医古籍中并未直接记载 NAFLD，但在历史长河众多医家的长期实践积累下，古籍中已有对于 NAFLD 某些病证的归纳和治疗。近代医家和学者根据特定的临床表现和病因病机进行归类总结，将“痞满”“胁痛”“积聚”“肝胀”等术语用来初步描述 NAFLD。随着学界对 NAFLD 相关病理病机认识的不断加深，如今“肝癖”已成为中医界公认的 NAFLD 病名。

沈红权认为，NAFLD 的主要病因在于情志失调和饮食失节。现代社会的饮食结构发生了显著变化，饮食中过度摄取肥甘厚味，使“饮食内伤”成为肝病发作的常见诱因。“留而不去，传舍于肠胃之外……稽留而不去，息而成积”，《黄帝内经》中对“积”的描述在 NAFLD 的发病机制中得到了具体体现。不合理的饮食结构损害了脾胃的运化功能，使脾的清阳之气不能上升，痰湿内生且脾胃气机运行受阻，久而久之，气血运行不畅，痰瘀互结于肝，最终促成 NAFLD 的发生和进展。肝为刚脏，主疏泄。肝气不舒、条达失常时，痰湿、血瘀等病理产物便容易在肝中郁积，形成所谓的“浊毒之邪”，进一步损害肝的阴阳平衡。另一方面，肝气的疏泄也与情志活动密切相关，《难经》云“肝之积，名曰肥气”，认为肥气之积多因过食肥甘所致，加之肝气的郁滞导致气机不畅，使肝的疏泄功能受阻。当情志不遂、精神受损，肝气横逆攻击脾土，就会导致“土壅木郁”，进而影响脾的运化和水液代谢功能，产生内湿，促成痰湿内生。这种肝脾两脏的互相影响形成了 NAFLD 复杂的病机结构，尤其在疾病长时间未愈的情况下，病情常会累及其他脏腑，使整个病理过程更加难以逆转。沈红权认为，中医理论中的肝与脾在 NAFLD 的病理机制中扮演着至关重要的角色，这不仅是因为病理产物堆积在肝，更是因为气机阻滞、情志不调所带来的系统性影响。通过这些分析，沈红权从中医整体观上阐释了 NAFLD 的病因病机，强调了饮食习惯和情志调节在日常生活中的重要性，也指出了肝、脾在 NAFLD 发生过程中的核心作用。因此治疗以肝脾为核心，在诊疗中尤其注重疏肝柔肝、健脾化浊之法，通常都能让患者在日常生活中的症状得到改善，取得较为满意的疗效。

早在几个世纪之前，《神农本草经》中就记载了“药有酸咸甘苦辛五味，又有寒热温凉四气”，每类中药独有的性味或是“气”“味”偏向性造就了药效繁多的中药材库。“肝为刚脏，职司疏泄，用药不宜刚而宜柔，不宜伐而宜和”，以中医界公认的经典理论为据，对于 NAFLD 的治疗用药，沈红权认为应该以“平”为核心，尽量避免选用大热大寒之品，防止伤气耗气。在该理念的指导下，经过长期的临床积累，最终确认了药性平、微寒、温为主的药物是沈红权治疗 NAFLD 的常用药，如荷叶、山楂等。该类药物组成的方剂重在调理阴阳气血，以达“平治于权”的最终目标。沈红权针对不同证型的患者，在用药上亦是有所加减，对于湿热脾虚相关证型更是有着深厚的临床经验。概括地说，对于湿热较重的患者，常选用微寒、甘寒之品以养阴清热，同时少许配伍辛温性味之药来调理肝脏的气机，整体方剂用药选择主要以苦、甘、辛三味为主，在治疗过程中始终以疏肝柔肝、健脾化浊为治疗原则。

《素问・脏气法时论》中提及，脾脏喜缓，若有急躁之感，应食用甘味食物以缓躁，用苦味药来泻实，甘味来补益。苦味药物通常具有泻下和降逆的作用，甘味则能补益和缓和，辛味则能宣散气机、通达气血。江南地区气候湿润多雨，当地居民饮食偏嗜甜味，易于导致痰湿内生，久而久之亦可化热，最终导致湿热困脾，长期肝脾亚健康状态下经常出现脾虚和湿热兼见的证候。清代名医叶天士曾指出，苦味药物能降逆、清热、除湿，辛味药物则能开通气机、宣散浊邪。治疗 NAFLD 常用中药材性味多苦甘、少辛，且多偏平或微寒，以防止过于耗气动气。苦味能泻火除湿，适用于清热化湿的患者；甘味能缓解脾胃不适、补益脾气。整体上，这些药材的性味特点适合缓解 NAFLD 患者湿热、痰瘀阻滞、脾虚不纳等症状，通过健脾、利湿等作用，从整体上调理肝脾功能，标本兼治。以苦药泻肝脾湿热之实邪，以甘甜补脾之不足是沈红权治疗 NAFLD 的常用思路，采用肝脾并治、补泻兼施、升降相协的治疗原则，且所选药材多归属于肝、脾两经，与 NAFLD 的病变部位及发病机制相契合。沈红权在临床方剂配伍中，常选用的中药主要包括山楂、荷叶、决明子、绞股蓝、黄芪以及虎杖。据《雷公炮制药性解》所载，山楂具有健脾消食、散结行气、化滞的功效，沈红权善用山楂，充分发挥其化浊消痞、助消化的功效，他常将山楂与性质轻扬的荷叶搭配使用，荷叶能化湿行气，可使清气得以升发，这两味药相互配合，能够在短时间内使NAFLD患者的腹胀、纳差等症状有明显改善；此外，研究发现山楂具有多重益处，能够减少肝脏脂肪堆积、缓解炎症反应，并有助于改善肝纤维化；绞股蓝与黄芪相使为用，可增强益气健脾之功；虎杖的作用则可由《本草经集注》中的描述概括"虎杖，田野甚多此，状如大马蓼，茎斑而叶圆……主通利月水，破留血癥积"。有研究表明，山楂提取物可降低血清总胆固醇和三酰甘油水平，减少肝脏脂肪沉积，改善肝功能指标；荷叶富含生物碱、黄酮类等成分，具有降脂、抗氧化和抗炎作用；决明子提取物可降低血清脂质水平，减少肝脏脂肪沉积，改善肝功能；药理研究同样表明虎杖与绞股蓝在缓解NAFLD患者的脂质代谢紊乱方面发挥着积极作用，通过减轻氧化应激损伤、促进能量代谢，有效改善患者的病理状态。沈红权在临床实践中，针对NAFLD患者"湿邪困脾，日久致瘀"的病理体质特点，巧妙运用这些药物，既健脾又利湿，实现了标本兼治的治疗效果。沈红权治疗NAFLD，常以山楂为君，灵活配伍荷叶、决明子、虎杖等药材，形成不同药对，此类配伍组合在中医诊疗中并非简单的药物叠加，而是经过大量临床实践中的精细辨证施治，结合不同患者的临床证型所总结出的经验性配伍，以达到健脾化浊、益气利湿、化浊的效果。通过这些药物组合，沈红权在临床治疗中总能突出"化湿浊"这一治疗核心，体现出山楂消积化浊的功效，同时临证加减，根据不同药物的特性改善疗效，提高患者的整体健康状况。这种灵活、精细的用药方法充分展现了沈红权对中药性味作用和临床辨证施治的深刻理解。

沈红权在NAFLD的治疗中秉持"疏肝柔肝、健脾化浊"的学术理念，不仅关注疾病表证的缓解，更注重从病因上调节患者的肝脾功能，标本同治，这为临床医生提供了良好的诊疗思路，对于NAFLD的整体防治具有重要的参考价值。

（蒋元烨、黄　蓓）

以"山楂-荷叶-决明子-绞股蓝"为核心药组治疗高脂血症

高脂血症是指血浆中脂质含量异常升高，包括胆固醇、三酰甘油、高密度脂蛋白、低密度脂蛋白的异常。随着生活水平的提升，日常油腻的“重口味”饮食使高脂血症患者数量日益增长。数据显示，我国约有20%的人群血脂异常，其中患有低/高密度脂蛋白血症的人群占比最高，约为45%，高胆固醇血症、高三酰甘油血症次之，分别为33%和11.3%。高脂血症患者心血管疾病、代谢综合征、糖尿病等一系列疾病发生风险增加，而且临床观察到现今高脂血症发病呈现明显“年轻化”趋势，故预防与治疗高脂血症、降低脑血管风险成为临床重要议题。目前临床治疗高脂血症的一线用药为他汀类药物，此外还有贝特类以及烟酸类药物。沈红权认为此类药物虽然疗效肯定，但是易引发肝损。而使用中药治疗高脂血症有其独特的优势：其一是中药药性相对温和，副作用小；其二是中医诊疗能根据患者不同的情况做到一人一方，调节血脂的同时，综合考虑患者的体质、情绪、生活习惯进行整体调节；其三是中药调节血脂往往能达到长期稳定的效果，减少血脂波动对身体产生的影响。而众多临床病例也验证中西医结合治疗高脂血症，一方面可增强降脂的成效，另一方面也可减轻单纯使用西药带来的不良反应。

高脂血症在中医学中可归属为“痰饮”“肥满”“血瘀”“湿阻”“眩冒”等范畴。沈红权提出，高脂血症的病位主要涉及脾、肾、肝三脏，其病理机制核心为“本虚而标实”，其中气血阴阳亏虚为本源，痰浊与瘀血则为表象。《素问·通评虚实论》有曰：“肥贵人，则膏粱之疾也。隔塞闭绝，上下不通，则暴忧之病也。”此为经典中对高脂血症的认知描述。

沈红权认为结合现代患者的基本特征，高脂血症临床辨证大致可分为两种：痰湿中阻和痰瘀互结。其中，痰湿中阻证指因饮食不节，肆食肥甘厚味，损伤脾胃，以致健运失司，水湿内停，积聚生痰，痰阻中焦，致血脂升高。此类患者多肥胖、面部油脂分泌旺盛，时诉疲倦乏力，舌苔白腻，脉濡滑。治以化痰祛湿，健脾和胃。痰瘀互结证则为痰湿在体内进一步发展，久病致瘀，痰浊与瘀血相互搏结，患者甚则出现肢体麻木，舌紫黯或有斑点，苔腻，脉弦涩等症。治以燥湿化痰，活血祛瘀。尽管临证诊疗辨证不同，沈红权治疗时使用的降脂药组成却多不变，其核心为“山楂-荷叶-决明子-绞股蓝”，在此基础上临证灵活搭配健脾益气、活血化瘀之品增强降脂疗效。沈红权在治疗上强调以山楂为核心的药物配伍，这种方法突出了以“化湿浊”为中心的治疗原则，体现了中药治疗的个性化和针对性。山楂有化浊降脂之功效，现代药理研究表明山楂化浊降脂的功效成分为牡荆素-4″-O-葡萄糖苷、牡荆素-2″-O-鼠李糖苷、芦丁、枸橼酸、苹果酸和奎尼酸，山楂提取物不同极性部位及其组合对高脂血症模型大鼠血清中总胆固醇、三酰甘油和低密度脂蛋白均有不同程度的调节作用，其中乙酸乙酯部位的效果最优。山楂亦可降低大鼠主动脉中膜与外膜的厚度，其在高脂血症的治疗中效果肯定。沈红权使用山楂在治疗高脂血症时的常用剂量通常为 30 g，且一般使用生山楂。焦山楂与生山楂相比虽降脂效果接近，但焦山楂效力较弱，故不使用。荷叶具有利湿化浊之功，现代药理研究显示其中含有的多种化脂生物碱可对血脂起到很好的调节作用，常用剂量在 10～15 g。需注意的是，荷叶性寒，可能引起胃部不适，需嘱患者餐后服用。《神农本草经》中已有提及决明子的降脂功效，有研究表明决明子中的蒽醌类物质、多糖、蛋白质为降低血脂的有效成分，该类物质可调节胆汁酸排泄，抑制产脂酶生成，从而起到降脂作用。绞股蓝中皂苷为其起效成分，皂苷可减少脂肪细胞产出游离脂肪酸、增强中性脂肪的形成，其降脂作用也十分确切。

而在此降脂用药的基础上，沈红权临床针对不同的兼并症选择不同方药搭配，血脂异常合并真心痛患者可选用瓜蒌薤白半夏汤，起到宽胸散结、荡涤痰湿之效；合并黄疸、尿少，舌红苔黄腻者，搭配茵陈蒿汤以清热利湿退黄；合并脾胃虚弱、上腹胀满、食谷不化者，搭配参苓白术散合二陈汤以奏健脾降浊之功；合并头晕、头痛、胸膈痞闷者，搭配半夏白术天麻汤以行化痰息风、健脾祛湿之功。沈红权强调临床遣方用药需灵活，还有众多经典方剂如桃红四物汤、逍遥散等在降低血脂方面均有应用的机会，不可拘泥。

除中西医结合治疗外，对于高脂血症患者来说，尤为重要的一点是患者需重视生活方式的转变与饮食调护。而对于治疗后血脂已达标的患者，沈红权建议可用山楂、决明子等日常代茶饮，此法简便效廉，患者亦可长期服用。但需注意的是，代茶饮时亦需顾护脾胃，切勿一味追求降脂效果而导致出现其他不适。临床诊疗时需嘱患者定期复诊随访，不可一方到底。

如今，越来越多的患者愿意选择中医药来治疗高脂血症。中医药在应对高脂血症上，方法是多种多样的，除了前文提及的中药口服外，亦能配合针灸、埋线等治疗手段达到更好的效果。中医药治疗注重整体观念，既治标又治本，且治疗方案具有个性化特点，并能根据疾病发展的不同阶段进行适时调整，所以推广中医药治疗高脂血症具有重要的临床意义。

病案举例

谢某，女，60 岁。

初诊：2023 年 4 月 19 日。

【主诉】乏力伴口中黏腻10年。

【现病史】患者10年前无明显诱因下自觉乏力伴口中黏腻，余无明显不适症状。体检发现血脂偏高，最高时TG达9 mmol/L，未予重视，未服用降血脂药物。刻下纳可，寐安，二便调。舌淡胖有齿痕，脉细。

【既往史】双肺结节病史。否认高血压、糖尿病病史。

【辅助检查】2023年4月11日TC 6.45 mmol/L↑，TG 8.82 mmol/L↑，LDC-C 4.05 mmol/L↑，载脂蛋白E(ApoE) 88.3 mg/L↑。胸部CT示两肺结节，约5～6 mm。

【西医诊断】高脂血症。

【中医诊断】湿阻病(痰湿中阻证)。

【治法】清热燥湿，化痰降浊。

【方药】生山楂30 g，蒲公英30 g，决明子15 g，绞股蓝10 g，枸杞子15 g，黄芪15 g，虎杖10 g，苍术10 g，草果10 g，车前子15 g，片姜黄10 g，金荞麦30 g，黄芩10 g，桑白皮15 g，牛蒡子10 g，白芥子10 g，夏枯草15 g，干荷叶10 g。14剂，水煎服，每日2次，口服。

二诊：2023年5月3日。

患者诉乏力、口中黏腻缓解，大便次数增多，一日2～3次。舌淡，边有齿痕，脉细。

【治法】清热燥湿，化痰降浊。

【方药】前方黄芪易20 g，干荷叶易15 g，去草果。

三诊：2023年5月17日。

患者无明显口黏，大便趋于正常，一日1～2次。舌淡苔薄，边有齿痕，脉细。上方续服。7剂，水煎服，每日2次，口服。

四诊：2023年5月24日。

患者无明显不适症状，体检发现肺结节较之前稍微增大。舌淡苔薄，边有齿痕，脉细。

【治法】清热燥湿，化痰降浊。

【方药】生山楂30 g，茯苓15 g，蒲公英30 g，决明子15 g，绞股蓝10 g，黄芪15 g，虎杖10 g，苍术10 g，草果10 g，车前子15 g，枸杞子15 g，片姜黄10 g，金荞麦30 g，黄芩10 g，牛蒡子10 g，白芥子10 g，夏枯草15 g，干荷叶10 g，浙贝母10 g，玄参15 g，猫爪草15 g，藤梨根10 g，煅瓦楞30 g，煅牡蛎30 g。14剂，水煎服,每日 2 次,口服。

五诊:2023 年 6 月 7 日。

患者续服以上草药,嘱其复查血脂、肝功能等指标。

六诊:2023 年 6 月 19 日。

复查肝肾功能无异常。复查血脂 TC 5.27 mmol/L,TG 3.79 mmol/L↑,LDC-C 2.68 mmol/L,ApoE 62.4 mg/L↑。上方续服。

按语

高脂血症和脂肪肝在中医中属于“湿阻”“肝癖”“胁痛”“积聚”“胀满”“黄疸”等范畴。其病位在肝,为本虚标实之病,其发病机制以气滞血瘀为本,肝胆湿热为标;以饮食不节、情绪不畅、工作紧张为常见诱因,导致脾胃损伤,水谷精微运化失常,蓄积胃内而产生痰浊、湿热;湿邪易阻气机,升降失常,引发脂肪肝。治疗上常采用化痰降浊、疏通肝络、活血化瘀之法。生山楂、蒲公英、车前子、决明子、虎杖以化湿热,宣郁气,脾得畅则痰浊得除,亦无再生之源。金荞麦、黄芩、牛蒡子清肺热,白芥子、夏枯草、浙贝母清热散结。

(徐子瑜)

沈红权治疗慢性胆囊炎的临证特色

一、现代医学对慢性胆囊炎的认识

1. 发病原因和临床表现

慢性胆囊炎是临床常见的消化系统疾病之一,是由胆囊结石、感染、胆囊损伤或其他相关疾病引起的胆囊壁慢性炎症反应性疾病。它是胆囊炎中较为常见的类型,与急性胆囊炎相比,慢性胆囊炎的症状通常较为轻微,病程较长,且可能反复发作。临床上表现为右上腹部不适或疼痛,有时疼痛可以放射到右侧肩背部,部分患者急性发作时可有胆绞痛表现,可因进食油腻食物诱发,还常常伴有消化道症状,如消化不良、恶心、嗳气、胃部灼热感等。反复发作的慢性胆囊炎可能会导致胆管、胆总管狭窄,此时胆汁流动受阻,血液中的胆红素水平升高,可能会引发黄疸，使皮肤和黏膜出现黄染现象。有些患者可能没有明显症状，而是在体检中发现，表现为胆囊壁增厚、毛糙等影像学特征。

2. 诊断及治疗

现代医学对慢性胆囊炎的诊断在结合病史、体格检查的基础上可以借助影像学检查，如超声波、CT 扫描或 MRI（核磁共振成像）等。其中，超声检查在诊断慢性胆囊炎方面具有操作简便、灵敏度特异性高以及实时动态观察等特点，尤其在基层医院中是诊断慢性胆囊炎的重要影像学方法。目前针对慢性胆囊炎的治疗，对于没有明显临床症状者可以定期随访观察，伴有消化道不良的患者可以服用消化酶类药物，帮助促进胆汁合成和分泌，改善消化不良症状；伴有胆固醇结节者可口服熊去氧胆酸（UDCA），该药物有助于降低胆固醇水平，促进结石溶解；急性发作期者可以用解痉药物（如阿托品）和镇痛剂（如哌替啶）来缓解疼痛，并辅助抗生素治疗。对于症状反复发作的胆囊壁增厚或胆囊功能减退患者，建议考虑胆囊切除术。

二、中医对慢性胆囊炎的认识

1. 历史记载

中医学对胆囊炎的认识有悠久的历史，有关胆囊炎的症状描述可见于“胆胀”“胁痛”“黄疸”等病案的记载当中。早在《灵枢・胀论》中就有“胆胀”的记载：“胆胀者，胁下痛胀，口中苦，善太息”。不仅提出了病名，而且对症状描述也很准确。《素问・热论》曰：“三日少阳受之，少阳主胆，其脉循胁络于耳，故胸胁痛而耳聋。”《素问・刺热论》谓：“肝热病者，小便先黄……胁满痛。”《灵枢・五邪》说：“邪在肝，则两胁中痛。”这些记载与慢性胆囊炎的症状和病变部位极其相似。

2. 病因病机

（1）胆腑气郁：肝与胆互为表里，如果长期处于忧愁思虑或暴怒的情绪之中，情志不舒，就会导致肝脏的疏泄功能失调，进而影响胆腑的正常功能。胆腑出现郁滞，可能郁结日久而化火，胆汁的通达和降泄功能也会出现异常，最终导致胆液郁滞在胆腑之中。

（2）湿热蕴结：长期偏嗜某些食物，尤其是过多食用肥甘厚腻之品，容易导致体内湿气积聚、热邪内蕴。此外，外界的邪热之气可能侵袭人体，或者因感受湿邪而化热，甚至湿热之邪直接侵入体内，最终在胆腑内蕴结，导致气机运行不畅，出现郁滞。胆液通降也因之失常而为之郁滞，气滞胆郁则引起胀痛，痛胀发于右胁。

（3）胆石阻滞：湿热久蕴，郁久化热，热灼伤津，使胆液因耗伤而凝聚成结石，堵塞胆道，导致胆腑气机郁结，胆液的正常通降功能失调，进而引发胆腑胀满不适，不通则痛。此外，也有由瘀血积块阻滞胆道而致者，其机制同胆石阻滞。

三、沈红权对慢性胆囊炎的诊治经验

1. 辨别虚实

沈红权认为慢性胆囊炎的基本病机为胆腑气机通降失常。病理性质多属实证或虚实夹杂之证，久病可见虚证。病机转化可归纳为三点：一是由气及血，二是郁而化火，三是虚实转化。其病机为气滞、热郁、瘀血、沙石、湿阻致使肝胆气机郁结，胆腑的通降功能失常。因此，在治疗中要辨别虚实，根据疾病的不同病证采用疏肝理气、清热解郁、行气化瘀、疏肝理脾等治疗方法。

2. 肝胆同治

沈红权在临床治疗慢性胆囊炎过程中注重疏肝解郁，并提出了肝胆同治的理论。中医认为肝与胆互为表里，肝主疏泄、司调达。肝脏的疏泄功能可以推动全身气机的顺畅运行，对维持各脏腑组织气机的升降出入平衡起到关键的调节和疏通作用。同时肝还有促进消化的功能，其主要是通过协调脾胃的气机升降，以及分泌、排泄胆汁而实现的。胆与肝相附，胆汁源于肝的余气，其正常的排泄及功能发挥依赖于肝的疏泄作用。元代《脉诀刊误集解》中说："胆之精气，则因肝之余气溢入于胆，故(胆)藏在短叶间，相并而居，内藏精汁三合，其汁清净。"肝的疏泄功能异常，则胆汁就不能正常地分泌和排泄，进而影响脾胃的消化吸收功能，临床表现为胸胁苦满、纳谷不香，甚至黄疸等。

沈红权在治疗该病时强调肝胆同治，注重疏肝，调畅气机，并根据不同病证灵活变化。疏肝理气适用于肝气郁结的情况，常用的方药有柴胡疏肝散。清肝泻火适用于肝火上炎的情况，常用的方药有龙胆泻肝汤。活血化瘀适用于瘀血阻络的情况，常用的方药有血府逐瘀汤。清热利湿适用于肝经湿热的情况，常用的方药有茵陈蒿汤。养阴柔肝适用于肝阴不足的情况，常用的方药有一贯煎。伴胆石者，可加鸡内金、金钱草、海金沙等排石利胆。

3. 胆胃同治

中医理论认为胃具有受纳水谷的作用，又称"水谷之海"。在《灵枢·玉版》有记载："人之所受气者，谷也，谷之所注者，胃也。胃者，水谷气血之海也。"胃主腐熟水谷，即将食物经过初步消化转化为食糜，而胆汁的正常分泌对胃的消化功能具有重要的促进作用。另外，胃有通降的生理特点，也就是"六腑以通为用"。

《灵枢·平人绝谷》云:"胃满则肠虚,肠满则胃虚,更虚更满,故气得上下。"中医学注重腑气通达,阳明胃腑尤以通降为性,六腑传化贵乎下行。按脏象要义,脾胃乃中焦气化之枢机,太阴脾土主升清阳,阳明胃土司降浊阴,二者升降相因,斡旋中州,共司水谷精微运化。若胃失通降之性,初则阳明腑气壅滞,可见脘痞纳呆、膻中满闷;甚则浊阴逆走上焦,发为嗳腐吞酸、呕哕;久则腑气不降反升,致魄门启闭失度,或见燥矢内结,或溏泄下迫。此皆阳明失阖、太阴失运之候,治当复其通降之权,调其升降之衡。胆胃同属六腑,胆与胃不仅在解剖位置上相互邻近,而且在生理功能上也具有协同作用。黄坤载《四圣心源》云:"肝木随脾土继续上升化为心火,肺金收敛心火向右肃降,胆火随之下降",说明肝胆、脾胃升降相协,共同调畅全身气机。当胆功能失常时,会影响胃的气机通降,反之亦然,从而形成胆胃同病的情况。沈红权在调理肝胆气机、理气解郁、清热利湿的基础上,同时兼顾脾胃治疗,以益气健脾、燥湿和中、温胃止痛,对慢性胆囊炎进行治疗,临床效果显著。

4. 注重调护

中医"不治已病治未病",沈红权认为相关疾病的预防很关键。建议:① 养成良好的饮食习惯:饮食要有规律,避免不吃早餐,以免胆汁在胆囊中滞留时间过长;忌食辛辣、刺激性食物,减少对胆囊的刺激;坚持低胆固醇饮食,降低胆固醇摄入量,尤其是晚餐,可饮用山楂、菊花、决明子等制成的药茶,以达到降低胆固醇的目的。② 保证健康的生活方式,克服不健康的生活习惯,如熬夜、酗酒、抽烟等。③ 避免情绪波动,保持乐观情绪,不要过度劳累、劳逸结合,因为身体过度疲劳通常容易导致情绪波动大,这也是引发肝胆疾病的重要原因之一。

(王　杰)

基于"百病生于气"探讨甲状腺结节的证治

甲状腺结节(thyroid nodule)是甲状腺细胞局部异常分化生长,进而引起的离散性病变。临床上多表现为良性的腺瘤样结节或囊肿,是甲状腺疾病最常见的病证,既可单发又可多发,恶性病变率为5%～10%。据相关统计,在普通人群中甲状腺结节的患病率高达67%,主要是通过超声检查、触诊等发现,女性的患病率高于男性，且逐年增加。西医目前的治疗方案，以定期随访为主，在某些情况下选择手术、激素抑制、[131]碘、射频消融、微波消融、无水乙醇治疗等。若结节发生癌变，则选择手术切除甲状腺的方法。西医的治疗选择局限，手段较为单一，术后无法避免出现损伤，如神经损伤、甲状旁腺损伤、术后大出血、组织粘连、手术瘢痕等问题。中医在治疗本病上具有鲜明的特色，可以采用外治和内治相结合的治疗方法，采取未病先防、既病防变、愈后防复的准则，防止结节进一步发生癌变和复发。中医外治主要是采取针灸疗法，在标本兼治的指导下，取得良好的临床效果；中医内治则以中药汤剂为主，众多中医名家结合自身临床经验，以调畅气机、软坚散结为总则，施以中医特色治疗，临床效果颇丰。

甲状腺结节在中医学中称为"瘿病""瘿气""瘿瘤"。最早的记载可追溯到战国时期《庄子·德充符》。本病多因情志内伤、饮食及水土失宜等引发，并与个人体质密切相关。基本病机主要是肝郁引发气滞，脾伤引发气结，气滞则津停，脾虚则酿生痰湿，血行不畅，日久血脉瘀阻，最终气、痰、瘀交阻于颈前，合而为患。沈红权认为甲状腺结节发病根本在于气机运行不畅，郁滞不通，损伤肝脾二脏，阻碍津液体内环流，迟缓滞留变生痰湿，津凝痰聚，中后期郁而化热，煎灼血脉化瘀，终致气、痰、瘀胶结于颈部。

一、"百病生于气"理论的阐述

《说文解字》阐释："气，云气也，象形，凡气之属皆从气。"气在中国古代哲学思想中被认为是客观存在的，是宇宙万物构成的本原，万物皆有气。作为中医学理论奠基之作《黄帝内经》认为："天地合气，命之曰人。"即气为生命的本质，气的运动变化用以阐释人体生命活动及疾病的诊治。气机即为气的运动，运动不息，流行不止，变化无穷是其基本特性。气机调畅，气流行全身，内至五脏六腑，外达筋骨皮毛，是人体生命活动的根本。气机推动和调节着脏腑经络的功能活动和精气血津液的生成、运行、输布和排泄，维系着机体各种生理功能的协调。

"百病生于气"首记载于《黄帝内经》。此"气"含义为气机失调，与气机密切相关的脏腑主要为肝脾之气主升，肺胃之气主降，气机失调主要为脏腑升降协调平衡失司。由于气机形式多样，"气机失调"的表现具有多样性，主要为气滞、气逆、气陷、气脱和气闭。因此，"百病生于气"是指疾病的发生多由于气机失调所致，即人体的调节适应着情志的刺激和四季气候的变化，且调节适应有限度，超越这一限度，就会引起气机的异常变化，导致疾病的发生。

二、病因病机：气机运行不畅，郁滞不通是发病之本

沈红权基于经典理论“百病生于气”，认为气机运行不畅，郁滞不通是本病发病的根本。气机郁结不畅，气化受阻，阻碍津液的转输和布散，变生痰湿，停滞经脉妨碍血液运行，或郁而化火，灼伤血脉，血行滞涩化瘀，终以气、痰、瘀搏结于颈部，发为本病。正如《济生方·瘿瘤论治》所云：“夫瘿瘤者，多由喜怒不节，忧思过度，而成斯疾焉。大抵人之气血，循环一身，常欲无滞留之患，调摄失宜，气凝血滞，为瘿为瘤。”

1. 升降失司，气机郁滞

肝为刚脏，属风木之脏，恶抑郁，以血为体，以气为用。肝气升发有度，若忿郁恼怒或猝暴悲怒，肝升发太过，肝气失于条达之性，疏泄失职，阻滞气的运行，升降出入运动失于协调平衡，气机失于畅达，郁滞不通；脾气以升为健，居中焦，是气机升降的枢纽。若长期精神抑郁或忧愁思虑，伤及脾脏，致使脾胃之气升降失司，脾气结滞失于畅达，二者终以胶着颈前而发病。

2. 郁热伤阴，血行不畅

如《温病条辨·湿温》所言：“肝为刚脏，内寄相火，非纯刚所能折。”肝气失调，易于逆乱，肝郁滞日久易化生火热，内火炽盛，灼竭津液，暗耗伤阴，血液循行滞涩不畅，变生瘀血；或伤脾气结，久而化热化火，灼伤血脉之津液，使其失去润泽流动之性，脉道干涸，运行不畅而成瘀，瘀阻颈前而发病。

3. 气滞津停，痰瘀并存

肝疏通畅达全身之气，通而不滞，散而不郁，津液得以布散，正如《济生方·痰饮论治》所说：“人之气道贵乎顺，顺则津液流通，决无痰饮之患。”肝之气机郁滞，则影响津液正常输布流转，津液易于凝聚成痰，气滞痰凝日久，阻滞血脉变生瘀血，痰气、瘀血相搏壅结于颈前，则形成瘿病。脾居中央，是水液运化调节的枢纽，脾气健则津液输布流转正常，脾气结滞，则影响全身津液随脾气之升降而上腾下达，从而变生痰湿，久之影响血液运行，化生瘀血，终气、痰、瘀聚结于颈前发病。

三、治则治法：畅达气机，祛瘀化痰并行

沈红权认为治疗此病，基于气机运行不畅、郁滞不通的基本病机，其治则为畅达气机，祛瘀化痰并行。针对不同时期施以相应的治疗方法。早期应疏肝健

脾，调畅气机为主，防止郁滞进一步化热变生痰瘀。中后期由于痰相伴为患，应在解郁清热、滋阴养血的同时祛瘀化痰，即所谓“痰化瘀消，瘀去痰散”。

1. 疏肝健脾，调畅气机

沈红权谨守气机郁滞的根本病机，认为治疗之本勿忘在肝脾二脏。气机调畅的中心环节在于疏通肝气，肝气和则其他脏腑经络之气运行通畅无阻，机体的功能活动有序进行，气机畅达，气血调和，津液得以正常输布。情志郁怒致使肝气太过上犯脾气，健脾益气，使土虚得以恢复，水液运行正常。临床上常用四海舒郁丸加减治疗。现代药理证明夏枯草-浙贝母具有抗炎、调节免疫、抑制肿瘤细胞增殖转移等作用。网络药理学表明夏枯草-浙贝母治疗甲状腺结节的活性成分主要是槲皮素、β-谷甾醇和山柰酚。槲皮素具有抗甲状腺作用，β-谷甾醇调控相关因子的表达抑制肿瘤细胞的生长，山柰酚具有较好的抑制恶性甲状腺结节的作用。

2. 解郁清热，滋阴养血

沈红权认为本病中后期，由于气滞日久，易化热生瘀，故在此阶段应解郁清热、滋阴养血。内生火热相较于外火而言，多是由于情志化火或气血壅滞生热。瘿病中期气郁日久，火热已生，故在治法上应先清肝热、散肝郁，同时应固护阴液，防止伤阴；活血养血，防止血瘀进一步生成。临床上多加用黄芩、玄参、牡蛎、柴胡等治之。

3. 痰瘀并治，祛瘀化痰

痰化则气机调畅，有利于活血；瘀去则脉道通畅，有助于痰清，此即所谓“痰化瘀消，瘀去痰散”之意。沈红权认为，治痰治瘀虽主次有别，但应遵循整体观念，具体问题具体分析，分清主次标本，痰瘀并重则当兼顾合治，祛瘀分消其势，即“疏其气血，令起条达”。同时应注意不可孟浪过剂，宜“中病即止”，固护阴液，以免耗伤气血阴阳，损伤机体。

四、病案举例

患者，女，43 岁。

初诊：2022 年 9 月 20 日。

【主诉】颈部胀满不适 4 年。

【现病史】患者 4 年前生气后自觉颈部胀满不适，于医院就诊发现双侧甲状腺结节。自述平素情绪急躁易怒，发病常与情志有关，神疲气短，胸闷心慌，易劳累，喜太息，情志较抑郁。甲状腺触及质地较软，可随吞咽动作而上下移动。刻下纳眠可，二便调。舌淡红，苔薄白腻，脉滑。

【西医诊断】甲状腺结节。

【中医诊断】瘿病（气滞痰凝证）。

【治法】疏肝健脾，祛瘀化痰。

【方药】夏枯草 20 g，玄参 15 g，广郁金 10 g，牡蛎 15 g，浙贝母 10 g，藤梨根 10 g，蒲公英 20 g，蜜麸炒枳壳 6 g，生瓦楞子 15 g，柴胡 6 g，灵芝 15 g，制黄精 15 g，炒芥子 10 g，黄芩 14 g，制半夏 10 g，玫瑰花 10 g。水煎服日一剂，早晚温服。

二诊：2022 年 9 月 27 日。

上述症状好转，自感仍有乏力，上方加黄芪 20 g。

三诊：2022 年 10 月 18 日。

上述症状好转，出现睡眠不佳，上方加茯神 15 g、合欢米 9 g、酸枣仁 18 g 以安眠。

按语

患者中年女性，平素情绪急躁，易损肝脾，郁怒太过致使肝气疏泄过亢，气机上逆，郁结胸中，结滞不舒，则出现胸闷气短；郁怒不解伤及肝脏，气逆于上，上犯心神，发为心慌；肝气失于条达、畅通，情志失调则易太息；肝旺乘脾，影响脾之运化，脾气虚不能外养布散周身，推动乏力，则见神疲劳累。肝气郁结，疏泄失职，气滞津停，日久水液、血液运行障碍，则生痰致瘀，痰气搏结于颈两侧，发为瘿病。气机郁滞不畅，气化受阻，津停液聚，化生痰湿于舌面，故见苔薄白腻，津液输布障碍，痰湿阻滞脉象见脉滑。沈红权自拟中药方治之，以疏肝健脾、祛瘀化痰。他以经典名方“消瘰丸”加减，针对患者症状，结合自身行医多年经验，特色用药。本医案中夏枯草为君，辛以散郁结，苦以泄肝热，散痰结消湿肿。玄参苦咸、浙贝母苦甘、牡蛎咸，共奏化痰软坚，消瘰散结之效，三者合用为咸苦寒润合法，纳平肝于清化软坚之中。郁金辛散苦泄、活血祛瘀的同时疏肝行气，柴胡辛行苦泄、善条达肝气，二者共奏疏肝解郁、调畅气机之效。黄精补中健脾、养阴除湿，枳壳苦降下行、宽中行气，入气分，助郁金解郁之效。蒲公英入肝经清热、疏郁散结，与夏枯草配伍加强清肝、行滞散结之效。芥子辛温疏散入肝利气、破壅痰凝散结，避免耗气伤阴。黄芩清热燥湿，半夏燥湿化痰，二者寒热平调，消痞散结。生瓦楞子消痰化瘀、软坚散结，以上四药共奏散郁结、行气化痰软坚之效。玫瑰花芳香行气、味苦疏泄，和而不猛，既疏肝之郁气，又宽中健脾。藤梨根清热利湿。灵芝补益脾气，活血化瘀。全方共奏疏肝健脾、祛瘀化痰之效，理法方药合一，药简力专。

五、结语

沈红权结合中医药治疗甲状腺结节的优势，总结其发病病机是气机运行不畅、郁滞不通，故施以畅达气机、祛瘀化痰并行的治疗总则，灵活用药，为患者解决疾病带来的困扰，临床疗效颇丰，也为中医药治疗甲状腺结节拓宽思路作出贡献。

（沙雯君）

沈红权运用“益气养阴”法治疗自身免疫性甲状腺炎之经验

自身免疫性甲状腺炎在临床中颇为常见，属于一种典型的机体免疫功能紊乱疾病。免疫系统的紊乱导致机体对甲状腺滤泡上皮细胞的抗原成分，如线粒体、甲状腺球蛋白、过氧化酶等，产生自身抗体，进而引发甲状腺细胞损伤和功能障碍，最终形成一种慢性甲状腺炎症。弥漫性甲状腺肿大、血清内甲状腺特异性自身抗体水平上升及甲状腺内淋巴细胞浸润是其显著特征。涵盖桥本甲状腺炎、甲状腺功能正常型甲状腺炎、萎缩性甲状腺炎、无痛性甲状腺炎及桥本甲亢五种病型，尤以桥本甲状腺炎最为常见。

桥本甲状腺炎属于自身免疫性甲状腺炎，以抗甲状腺过氧化物酶抗体和抗甲状腺球蛋白抗体升高为主要特征。此疾患发作隐匿，延续周期长，典型临床表现以甲状腺体积膨胀为主，常伴随甲状腺组织呈现弥漫性结节状变异，触感坚硬，通常缺乏其他显著征兆，或出现轻微痛感及压痛反应。在病情进展中，若甲状腺结节生长迅速、甲状腺抗体滴度明显升高者，常伴有咽部不适、颈部压迫感、吞咽困难等临床症状，虽然通常三碘甲状腺原氨酸、四碘甲状腺原氨酸及促甲状腺激素水平无明显变化，但如未经及时治疗，可能会导致甲状腺萎缩、黏液性水肿、心率缓慢，出现无精打采、情绪低落、脱发、怕冷、皮肤粗厚等症状。在我国，自身免疫性甲状腺炎的患病率逐年攀升，最新流行病学调查显示，我国女性桥本甲状腺炎的发病率为男性发病率的 15～20 倍，尤其常见于 30～50 岁的女性群体。但具体发病机制有待进一步明确，可能与遗传倾向、细胞死亡、免疫失衡、碘摄入量等多种因素存在潜在关联。现代医学普遍采取保守的免疫干预手段，诸如补充硒元素、激素类药物等疗法来治疗自身免疫性甲状腺炎。而传统中医在缓解其症状、调节免疫系统等方面展现出独特的治疗优势。

中医学体系中，对于自身免疫性甲状腺炎的病证并未见明确命名的记载。依据其甲状腺广泛性增大且质地坚硬的特性，可将气郁、痰结、血瘀三者视为病理根基，根据临床表现可归属于中医“瘿病”“瘿瘤”等范畴，病机与肝、脾、肾密切相关，或因先天禀赋不足，或因后天脾胃运化功能失调，痰湿内生，日久聚而成有形之物，或因情志内伤，肝气郁结，肝病横逆犯脾，导致肝脾不和，脾虚运化不利，气郁痰阻结于颈前而发病。历代医家对其病因、病机及治则、治法理解不尽相同。

瘿病初发，多因气郁痰阻，病势迁延，渐耗津液，致气阴失衡，终致痰瘀交阻。瘿病的发生与肝脾二脏存在密切关系。肝主疏泄，脾主运化，肝气的疏泄功能与脾的运化功能相互影响。肝气郁结会导致脾失健运，进而影响水湿运化，形成痰湿，而痰湿内生是瘿病形成的重要因素。在瘿病的病机中，肝郁气滞是主要的病理变化之一。长期情志不舒、忧思郁虑会导致气机郁滞，进而影响津液的正常运行，凝聚成痰。痰气交阻，血行不畅，最终导致气、血、痰壅结于颈前。此外，脾虚导致运化功能减弱，痰湿内生，困于脾影响脾之健运，贮于肺影响肺之布津，更与气、瘀相结，无形之痰得以赋形，留滞颈部，形成瘿病。中医常采用疏肝解郁、健脾化痰的方法，通过调理肝脾，促进气机的正常运行，减少痰湿的生成，从而缓解瘿病的症状。同时，调摄情志，避免过度的忧虑和愤怒，减少对肝脾的损伤。因此，瘿病与肝脾的关系主要体现在肝的疏泄和脾的运化功能上。肝气郁结和脾虚生痰是瘿病形成的关键因素，治疗时需重视疏肝解郁和健脾化痰，以恢复正常的气机运行和津液代谢。

沈红权认为，桥本甲状腺炎的根本病机为本虚标实，气阴亏虚为本，痰瘀互结为标，脾气亏虚和肝阴不足贯彻疾患始终。他在治疗过程中特别强调健脾益气与养阴调肝两大治则，同时辅以活血化瘀、化痰散结，消有形之物。通过补益正气、调理脾胃、化痰散结、活血化瘀等手段，以达到益气消瘿的目的。

患者素体脾胃亏虚，或饮食所伤，或过食肥甘厚腻之品损伤脾胃，脾胃运化失常，水谷津液输布障碍，津液不布即生内湿，聚而生痰，日久化瘀，痰瘀互结于颈前即为瘿瘤；或情志不舒，肝主调畅全身气机，若功能失调，气血运行受阻，气运行不畅则聚湿成痰，血液运行不畅则瘀血内生，日久痰、瘀等病理产物聚为有形之物结于颈部，即“瘿瘤”。同时，各种有形病理产物又会对气血运行造成不利影响，加速更多病理产物的生成及病理现象的产生，进而诱发恶性循环。中医基础理论亦认为“脾为生痰之源”，痰湿内生责之于脾气亏虚，水谷津液输布失常，聚湿成痰，可留于脏腑，可留于经络，亦可留于肌肤腠理之间而引发多种疾病。肝脏以血为本，体阴而用阳，肝脏阴血充足，主调畅全身气机功能正常，则气血运行有序，无瘀无滞；若肝血不足，形不充则功无以用，肝气失于调而致气滞血阻。由此可见，脾气亏虚、肝阴不足是疾病发生之根本，进而导致脏腑功能失调，痰瘀内生，形成有形和无形的病理产物阻于脉络，留于肌肤之间。《济生方·瘿瘤论治》提到“夫瘿瘤者，多由喜怒不节，忧思过度，而成斯疾焉”，也强调瘿瘤的发生要注重调理肝脾，与沈红权的观点有异曲同工之处。

《读医随笔》所云：“脾主中央……湿土必借木气以疏之……故脾之用主于动，是木气也。”可以看出，肝脾二脏生理功能相互关联，病理变化相互影响，脾气不足会导致清阳之气不能升发，此时肝主调畅全身气机功能正常可有助于脾气将清阳之气输布全身；反之，肝气郁结，则脾气散发的清阳之气阻碍肝气舒畅调达。

沈红权所采用的养阴调肝方中常用玄参、生白芍、五味子养阴清热，凉血散结。玄参性微寒，为甘、苦、咸之品，具有养阴清热，解毒散结的功效。《本草正义》中讲道：“玄参，禀至阴之性，味苦则泄降下行，味又辛而微咸，故直走血分而通血瘀。”其兼具养阴、散结化瘀之功效，是治疗桥本甲状腺炎的要药。生白芍入肝、脾经，具有养血柔肝，散郁祛瘀的功效，能够养肝血、柔肝阴，阴血充足，肝主疏泄功能正常，痰瘀得气而散。

中医认为“正气存内，邪不可干”，瘿病的发生与正气不足有关。通过补益正气，消除气滞，增强机体的抵抗力，从而帮助消除病理产物，如痰湿、瘀血等。这种方法不仅针对瘿病的局部症状，更注重整体调理，提高机体的自我修复能力。因此，沈红权所用方中常重用黄芪、白术、山药、陈皮等健脾益气之品。黄芪具有补气固表、利尿托毒、排脓敛疮生肌的功效，在治疗瘿病方面，能够补充脾气，增强机体的抵抗力，对于瘿病中出现的气虚症状，如疲乏无力、食欲不振等有改善作用。现代药理学亦表明，黄芪的重要活性成分黄芪甲苷可能通过下调 RhoA/

ROCK2 通路表达使桥本甲状腺炎大鼠甲状腺炎症损伤减轻、细胞凋亡受抑制，进而改善临床症状，常春藤皂苷元、熊竹素及槲皮素等黄芪核心成分同样发挥作用。因此，沈红权应用黄芪治疗甲状腺疾病在中医理论阐明的病机与现代药理学研究理念一致。黄芪还能养血生津，对于瘿病伴有的阴虚症状，如眼干、目眩等有辅助治疗作用。黄芪的利水作用可以帮助减轻甲状腺肿大引起的局部压迫症状，如颈部肿块等。再配合其他化痰散结药物，如夏枯草、玄参、牡蛎等，可以增强化痰软坚散结的效果，有助于缩小甲状腺结节及肿块。

沈红权喜用化痰散结药物，如夏枯草，其含有的成分能够促使细胞分化，提高吸收碘的能力，对于甲状腺肿大有消散作用。现代药理学研究表明，夏枯草中含有机酸、多糖等有效成分，其在抑制免疫反应和改善炎症反应方面的作用已得到多项研究证实。它还能抑制甲状腺癌细胞的增殖，促进细胞凋亡，从而对抗肿瘤；其所具有的抗炎效果，能够刺激肾上腺中糖皮质激素的生成和分泌，从而抑制炎症反应，对于亚急性甲状腺炎等炎症性疾病有良好的控制作用。夏枯草能够提高外周血淋巴细胞亚群值，增强机体的免疫功能，对于自身免疫性疾病如桥本甲状腺炎有一定的疗效。

瘿病日久，容易导致血行瘀滞，形成瘀血，通过使用活血化瘀药物如丹参、川芎等，来改善局部血液循环，消除瘀血，从而减轻瘿病的硬度和大小。川芎中的有效成分能够改善血液流变性，降低血液黏稠度，减少血小板聚集，改善微循环，从而消散瘿病的肿块并改善其硬度。川芎还具有扩张血管的作用，能够增加血流量，改善局部营养供应，也能促进肿块的消散，减轻瘿病的硬度和大小。在实际应用中，川芎常与其他药物配伍使用，与海藻、昆布、海带等化痰软坚的药物配合，增强消瘿散结的效果；与当归、桃仁等养血活血药物配合，可以增强活血化瘀的作用，共同改善瘿病的硬度和大小。此外，辅以猫爪草、三棱、莪术等活血化瘀之品。现代药理研究表明，猫爪草具有调节免疫、改善氧化应激等作用，对肝气郁结所致疾病及结节类疾病具有较好改善作用，可起到软坚散结之功效。三棱、莪术重在破血消积，配合上述理气之品增强全方散瘀之功效。现代研究表明，莪术挥发油制剂对多种癌细胞有直接破坏作用，能通过免疫系统使特异性免疫增强而获得明显的免疫保护效应，对多种自身免疫性疾病具有调节作用。全方通过健脾养肝、化痰消积等多药配伍，充分体现了补虚中有泻实，升清中有降浊，寒温并用，辛甘并举的诊疗思路，共奏益气养阴、化痰散瘀之功效。

综上所述，沈红权通过补益正气、调理脾胃、化痰散结、活血化瘀等多重作用，综合调理机体，以达到治疗瘿病的目的；注重整体与局部的结合，既有针对性地治疗瘿病的局部症状，又兼顾整体的调理；通过健脾养肝、化痰消积等多药配伍，充分体现了补虚中有泻实，升清中有降浊，寒温并用，辛甘并举的诊疗思路，共奏益气养阴、化痰散瘀之功效，体现了中医治疗瘿病的独特优势。

病案举例

李某，女，43 岁。

初诊：2022 年 9 月 20 日。

【主诉】颈部胀满不适 5 年，加重 1 个月。

【现病史】患者 5 年前无明显诱因下自觉颈部胀满不适，确诊桥本甲状腺炎伴有甲状腺结节。近 1 个月患者情绪波动较大，晨起出现颈部胀满不适加重，时有吞咽哽咽不顺，无发热、疼痛、咳嗽、乏力、浮肿等症状，故来我院就诊。刻下胃纳可、夜寐安，二便无殊。舌质紫暗，苔薄白腻，脉沉。

【辅助检查】2022 年 9 月本院 B 超示，甲状腺右叶中部可见数个低回声区，最大 19 mm × 11 mm，纵横比＜1；左叶见数个低回声区，最大边界欠清，12 mm×6 mm，纵横比＜1，甲状腺弥漫性病变声像图（Ti - rads 分级 2）。甲状腺激素及自身抗体水平：TGAb（抗甲状腺球蛋白抗体）739 IU/mL，TPOAb（抗甲状腺过氧化物酶抗体）274 IU/mL，余正常。

【西医诊断】桥本甲状腺炎，甲状腺结节。

【中医诊断】瘿病（气郁痰阻证）。

【治法】疏肝理气，化痰消瘿。

【方药】党参 12 g，玫瑰花 10 g，制半夏 10 g，黄芩 15 g，炒芥子 10 g，制黄精 15 g，灵芝 15 g，柴胡 6 g，生瓦楞子 15 g，蜜麸炒枳壳 6 g，蒲公英 20 g，藤梨根 10 g，浙贝母 10 g，牡蛎 15 g，广郁金 10 g，玄参 15 g，夏枯草 20 g。7 剂，水煎服，每日 2 次，口服。

二诊：2022 年 9 月 27 日。

患者颈部胀满不适感减轻，吞咽哽咽较前顺畅，但疲劳后出现胸闷不适，气短，大便干少，无力排出。舌薄白，脉沉而微弦。原方加用黄芪 15 g，仙鹤草 30 g。21 剂，水煎服，每日 2 次，口服。

三诊：2022 年 10 月 18 日。

患者颈部胀满不适感几乎消失，吞咽自如，精神较前好转，无明显胸闷气短，大便正常,但睡眠差,易醒多梦,醒后难以入睡。舌暗,苔薄白,脉沉细。上方基础上加用茯神 20 g,合欢米 10 g,酸枣仁 15 g。14 剂,水煎服,每日 2 次,口服。

四诊：2022 年 10 月 29 日。

患者服用上方后,睡眠有所改善,偶有失眠,大便正常。近日因情绪波动,出现咽喉肿痛、日间烦热,舌质红,苔薄黄,脉沉细,略带弦数。上方加焦栀子 10 g,连翘 10 g,虎杖 10 g,白花蛇舌草 15 g。21 剂,水煎服,每日 2 次,口服。

上方治疗 3 周后,患者症状基本消失,无颈部及吞咽不适,夜寐可,二便调。2022 年复查 B 超示：甲状腺右叶中部可见数个低回声区,最大 15 mm×9 mm,纵横比＜1;左叶见数个低回声区,最大边界欠清,10 mm×5 mm,纵横比＜1,甲状腺弥漫性病变声像图(Ti - rads 分级 2)。复查甲状腺激素及自身抗体水平：TGAb 425 IU/mL,TPOAb 98 IU/mL,余正常。

按语

本案患者长期情绪不畅,使肝失调达,日久肝气郁结,气血津液运行受阻,易化湿生痰,而致气郁痰阻。肝郁日久,横逆犯脾,脾虚生湿,阻滞脉络,又因脾虚气血生化不足,脏腑组织失于濡养,故易生疲劳感,活动后症状较甚。沈红权分析患者疾患成因,治疗当以益气养阴,理气舒郁,化痰消瘿为治则组方。方中以黄芪、党参配合玄参益气养阴;玫瑰花、制半夏联合柴胡加强疏肝理气,调畅全身之气;配合白芥子、浙贝母、夏枯草入心、肝、肺经,起到心肝同调、化痰散结之功效,佐以黄精、灵芝兼顾滋阴健脾、补养气血,祛邪同时兼顾扶正,充分体现邪之所凑、其气必虚的治疗指导思想。本案患者结合兼杂证候连续治疗 9 周后,精神明显好转,临床症状基本痊愈。

(黄　蓓、张志丹)

从气、痰、瘀论治瘿病

一、病名释义

瘿病是以颈部前方、喉结两侧出现肿块增大为典型症状的病状。《外台秘要·瘿病方》有载："瘿病者始作与樱核相似，其瘿病喜当颈下，当中央不偏两旁也。"不少古籍医书详细描述了古代医家对瘿病的认识、治疗经验和方法，为瘿病的辨证论治提供了丰富的理论和实践基础。

早在公元前3世纪，我国文献中便已记载了"瘿病"的相关症状。《吕氏春秋·季春纪》所载"轻水所，多秃与瘿人"，不仅揭示了"瘿病"的历史渊源，更洞悉其发病与地域环境的紧密关联。而秦汉时期，《说文解字》和《释名·释疾病》明确指出"瘿"字同"婴"字，古代"婴"字有围绕之意，表示"瘿病"是在颈部绕着喉咙的病证。《诸病源候论·瘿候》中首次出现"瘿病"的病名。

从古籍的相关记载中可以看出，水土条件和居住环境是导致"瘿病"发生的重要因素。据《吕氏春秋·尽数》记载，在盐矿较少的地区会有"瘿人"，即瘿病患者。《诸病源候论·瘿候》与《圣济总录·瘿瘤门》均载明："诸山水黑土中，出泉流者，不可久居，常食令人作瘿病，动气增患。"普遍观念认为，"瘿疾"的根源主要源自地理环境中的水土条件。此外，情志因素也是瘿病的重要病因。《医学入门·瘿病篇》认为瘿病是由于情志内伤、房劳过度，又复感外邪所致。《古今图书集成·外科瘿瘤疣痣门》提出忧思易怒、耗损心肺，邪气乘虚而入，侵入颈喉，发为瘿病。女子特殊的生理特征有赖于气血和肝经的调节，因而瘿病的发生在女子中更为多见。

古代医学文献通常依据瘿病的致病因素及其临床表现进行类别划分。《圣济总录·瘿瘤门》着重从病源层面划分瘿疾类型，提出五类瘿症划分法，包括因高原饮食（地处崇山峻岭，水土不宜，日常饮食碘含量匮乏）导致的石瘿、泥瘿，以及由情绪创伤引发的忧瘿、劳瘿、气瘿。在宋代，陈无择所著的《三因极一病证方论》中"瘿瘤论治"篇，以及《古今医统大全》一书，依据瘿病在局部表现出的不同症状，提出了该病的一种全新分类方式："坚硬不可移者，名曰石瘿；皮色不变，即名肉瘿；筋脉露结者，名筋瘿；赤脉交络者，名血瘿；随忧愁消长者，名气瘿"；并谓"五瘿皆不可妄决破，决破则脓血崩溃，多致夭枉"。该方法在划分瘿症类型时，更契合临床的具体情况，治疗手段主要依赖口服药剂，切不可贸然采用外科手术干预。

古代医家常使用含碘丰富的中药治疗本病，与现代医学治疗单纯性甲状腺肿的方法近似。《千金要方》与《外台秘要》两部古籍中，详录了数十种针对此疾的药方，常用药材包括昆布、海藻、鹿靥、羊靥等，这反映出当时医家对碘类药物及甲状腺器官疗法的运用已具备一定程度的了解。《肘后备急方》首次记录了采用海藻与昆布来疗愈瘿病的独特疗法。《儒门事亲·瘿》中也有相似的叙述。书中认为常食海藻、昆布是防治瘿病的一种方法。孙思邈是最早使用动物甲状腺治疗瘿病的古代医家，如羊靥（为牛科山羊属动物山羊或绵羊属动物绵羊的甲状腺腺体）、鹿靥（为鹿科动物梅花鹿或马鹿的甲状腺腺体）。据《本草纲目》所述，黄药子乃疗瘿之良药，具清热凉血，消瘿解毒之功效。书中提及，以黄药子治此疾时，可“以线逐日度之，乃知其效也”。为防药物过量，宜“常把镜自照，觉消即停饮”。

随着对瘿病病因、病机以及受累脏腑理解的不断深化，古代医家愈发重视脏腑辨证、六经辨证和气血辨证等辨证之法在瘿病治疗中的运用，用药更加准确且灵活。《外科正宗·瘿瘤论》中阐述了瘿病治疗的核心策略，主要包括疏导气血、化痰理气、化瘀软坚。书中记载的海藻玉壶汤等方剂，在临床实践中已被广泛采纳并证实有效。《医宗金鉴》则将五瘿与五脏病变相对应。

外治法在瘿病的治疗中也发挥了不可或缺的作用。《三国志·魏书》中记载了早期采用手术治疗瘿病的案例，而《华佗神方》亦有相似记载，指出瘿病初期可以先用刀切，再用生肌散治疗。同时，针灸也是治疗瘿病的有效方法之一，最早记载可见于《针灸甲乙经》，被证实为治疗瘿病的有效手段，其通过刺激特定穴位以调节气血，达到治疗效果。

随着世代更迭，历代医家对瘿病的认识越发全面，并积累了相当丰富的理论知识和临床经验。其理论认识与治则治法、方药应用逐渐趋于完善，并日趋构建了较为系统的瘿病诊治框架体系。

二、辨证分型

瘿病的辨证分型历来无统一标准。沈红权认为其病位在甲状腺，病机为气、痰、瘀三者壅结于颈部而发病。瘿病之源在于气的失调，颈部肿大乃其表征，恰处肝脉循行之地。肝主疏泄，倘若情绪郁结，诸如忧虑、愤懑等负面情绪侵袭，致使肝气失调，气血因而瘀滞不畅。正因如此，患者中频现性情急躁、心情焦虑、怒气冲冲、悲伤不已、情绪低落等典型症状。肝郁为根本，肝郁则土壅，脾失健运，聚湿生痰，气机升降失常，气滞痰凝，血行不畅，停而为瘀。痰瘀作为甲状腺疾患的根本致病要素，在疾病初始阶段，常源于七情所伤，肝木失调，导致气机不畅，进而使脾土虚弱，津液无法正常输布，终致湿邪凝聚成痰，集结于颈部。沈红权在治疗该疾患时，主张痰分为显性痰与隐性痰。甲状腺结节、甲状腺腺瘤等疾病，隐性痰较为普遍；而甲状腺癌则多见显性痰。至于甲状腺功能亢进与减退，则常表现为痰瘀交错的病理状态。治疗瘿病时，须兼顾治本与治标，根本在于益气养阴，辅助以活血化瘀、化痰散结。瘿病从气、痰、瘀三者论治的具体治法可以从以下几方面着手。

1. 活血化瘀化痰

用于痰瘀互结型瘿病。证候特点为颈前肿大，常伴胸闷，纳差，肢体刺痛，肌肤甲错，面色青紫，女性痛经有血块，舌暗淡白或腻，脉细或涩。治法上宜活血化瘀、化痰，方以海藻玉壶汤化裁。喜用玄参、夏枯草、半夏、浙贝母等。

2. 疏肝理气

用于肝郁气滞型瘿病。病征表现为颈部前方肿胀，触感柔软且无痛感，颈部有胀满感，胸部闷堵常伴随深呼吸，或伴有胸胁部游走性疼痛。患者症状的波动往往与其情绪状态紧密相连。舌淡苔薄，脉弦。治法上宜疏肝理气，不宜破气，行气而不滞气，加用疏肝解郁之品，方以柴胡疏肝散化裁。喜用黄芩、党参、浙贝母、半夏、合欢花、川芎、香附、郁金等。

3. 健脾益肾

用于脾肾阳虚型瘿病。病证表现为颈部下方肿物，面容苍白无华，畏寒且四肢冰凉，腰腿乏力，头部昏沉，男性出现性功能障碍，女性则月经停闭，食欲不振且言语懒散，面部及四肢出现浮肿，舌色淡且舌苔白腻，脉象沉细无力。治法上宜健脾益肾，温脾肾阳，方以金匮肾气丸＋附子理中汤化裁。温阳喜用附子、生姜、桂枝等。

4. 益气养阴

适用于气阴两虚型瘿病。病证表现为颈部肿块明显，精神萎靡不振，咳嗽且痰量稀少，盗汗，五心烦热，头晕目眩，耳鸣，午后潮热，尿液减少且大便干结，舌色鲜红舌苔缺失，脉象沉细无力。在治疗策略上，应注重益气养阴，避免单纯滋阴，并辅以软坚散结的药物。方以补中益气汤＋生脉散化裁。益气养阴喜用党参、麦冬、生地、玄参等。

三、常用药物

沈红权临证时常常运用以下几味药物，结合不同类型瘿病患者的症状体征，择其相关性味归经及功效临证用药。

1. 海藻、昆布

《神农本草经疏》曰“瘿坚如石者，非此不除，正咸软坚之功也”，可起到消痰软坚散结、利水消肿的作用。现代药理研究认为这两种药能促进血液循环，改善缺碘引起的地方性甲状腺肿和其他甲状腺肿。

2. 夏枯草

有一定的抗肿瘤作用，具有清热泻火，散结消肿的功效。现代研究认为其在退热、减轻压痛、改善甲状腺肿等方面均有明显优势。常配伍昆布、玄参一起使用。

3. 五味子

对良性甲状腺结节具有治疗效果，能够有效抑制甲状腺癌细胞的生成，显著降低结节恶化的风险，具有敛肺、滋肾、生津、收汗、涩精之效。当代研究表明，该物质具有增强细胞免疫功能、提升抗氧化能力、抑制甲状腺癌细胞基因表达以及抑制肿瘤细胞增殖的多重功效。

4. 山慈菇

用于治疗甲状腺结节效果颇佳，具有清热解毒、消肿散结的作用。现代药理研究发现其具有抗组织增生的作用。

四、专利方剂——益气消瘿方

在沈红权的专利方——益气消瘿方中，黄芪与玄参同为君药。黄芪归脾、肺二经，具有补气固表、利水消肿、升阳举陷等功效；玄参有清热凉血、滋阴降火、解毒散结的作用。二者配伍，可发挥补气养阴、消肿利水、解毒清热的协同作用。半夏、黄芩、夏枯草、蒲公英、浙贝母共为臣药。半夏具化痰祛湿、消散痞结之效；黄芩具清热解毒之效，且能泻火燥湿。蒲公英亦具清热解毒之效，且能散结消肿。夏枯草清肝明目、散结消肿。浙贝母具有清热化痰、消散结块的功效。君臣相辅，携手演绎补气养阴、软坚散结、凉血消瘿之妙效。川芎、郁金、三棱三者并列为佐药。川芎与郁金协同，行气解郁，兼能活血化瘀。三棱破血行气、消积止痛。甘草担当调和诸药之职。多药协同，齐奏益气养阴、活血化瘀、疏肝理气、化痰散结之效。现代药物学研究表明，黄芪具有提升人体免疫功能、抵御病毒侵袭以及促进水分代谢的药效特性。蒲公英具有抗病毒、消炎、抗肿瘤等多重功效，常被应用于治疗目赤肿痛、咽喉不适、乳痈肿结以及疔疮毒肿等病证。浙贝母具化痰、扩张支气管、改善甲亢以及缓解甲状腺相关并发症的多重功效。三棱具有抗血小板聚集、抑制血栓形成、优化局部血液流变特性、消炎及抗癌等多重功效。川芎具扩张血管、抑制血栓形成、消炎、抗癌、缓解疼痛等多重功效。

治疗之际，既兼顾治标，亦不忘固本，以益气养阴为基础，辅以活血化瘀、消瘿散结，为临床治疗瘿病提供了思路。

五、病案举例

潘某，女，51岁。

初诊：2023年3月3日。

【主诉】颈部肿大6年。

【现病史】患者6年前无明显诱因下自觉颈部肿大，自觉无疼痛，恶心，短时期消瘦，盗汗，手足心热，偶有偏头痛。刻下纳可，寐差，大便时干时稀。舌色偏暗，舌苔白腻，舌下脉络严重瘀阻，脉滑数。

【西医诊断】甲状腺结节。

【中医诊断】瘿病(痰瘀互结，气阴两虚证)。

【治法】祛痰化瘀，益气养阴。

【方药】浙贝母30 g，牡蛎30 g，玄参30 g，海藻30 g，昆布30 g，夏枯草30 g，连翘10 g，半夏30 g，胆南星10 g，炒芥子15 g，川芎9 g，鳖甲30 g，丹参30 g，熟大黄15 g，桔梗10 g，厚朴15 g，茯苓15 g，郁金15 g，甘草9 g。

以此方服1个月余后症状有所改善，继以祛痰化瘀，益气养阴善后。二诊、三诊随证加减，症状明显改善，无消瘦、盗汗，大便正常，寐安。

按语

针对本病患者，采用益气化痰方(专利方)进行治疗。沈红权在治疗瘿病时，重点关注肝、脾二脏，认为情志内伤、饮食不当及体质因素干扰了两脏的正常生理功能，进而引发气滞、痰凝、血瘀等病理现象。在益气消瘿方剂中，玄参作为君药，具凉血滋阴、清热解毒之效。而半夏、夏枯草与浙贝母则协同为臣药，其中半夏能化痰除湿、散结消痞；夏枯草清肝明目、散结消肿；浙贝母具清热化痰、消散结节及溃痈的功效。君臣协同，齐奏益气养阴、软坚散结、活血化瘀之效。川芎与郁金同作佐剂，二者兼具疏肝解郁、活血化瘀之效。甘草协调众药。多方协同施展益气养阴、活血化瘀、消瘿散结之效。

(黄　蓓)

第四节 妇科疾病

运用“行气解郁、养心安神”法治疗妇女脏躁症

脏躁一词始见于《金匮要略·妇人杂病》篇，原文曰：“妇人脏躁，喜悲欲哭，象如神灵所作，数欠伸，甘麦大枣汤主之。”本病多见于绝经期前后的妇女。该病多数有精神受刺激的病史，突然出现精神忧郁、烦躁不宁、哭笑不定、喜怒无常等不被自身控制的精神相关的一系列临床表现，中医称为“脏躁症”。沈红权主张“行气解郁、养心安神”法治疗妇女脏躁症。治疗以安养心神为基本原则，但不局限于治疗心，而是强调心肝同治，疏肝气，解肝郁，以安脏躁。

《灵枢·大惑论》曰：“心者，神之舍也。”《素问·宣明五气》指出：“心藏神。”心藏神，为人一身君主，主宰脏腑诸骸的生理活动与人体的心理活动。心神正常，人体各部分功能协调，互帮互用，全身安然。如心神不安，人体各部分得不到统治与协调，疾病则生。《孟子·告子上》曰“心之官则思”，而《素问·宣明五气》曰“心藏神，肺藏魄，肝藏魂，脾藏意，肾藏志”。在人的精神思维活动中，心虽起着主宰的作用，但是由五脏共同协作完成。若情志异常，亦反馈在各脏器及机体上。如张介宾在《类经》中指出：“心为五脏六腑之大主，而总统魂魄，兼赅意志，故忧动于心则肺应，思动于心则脾应，怒动于心则肝应，恐动于心则肾应，此所以五志唯心所使也。”《黄帝内经·五常政大论》指出肝主疏泄，其文曰：“发生之纪，是谓启陈，土疏泄，苍气达，阳和布化，阴气乃随，生气淳化，万物以荣。其化生，其气美，其政散，其令条舒，其动掉眩巅疾。”沈红权认为，心主神志，主宰意识，肝主疏泄主谋虑，两者的正常生理功能是机体保持气血调和、心情舒畅的重要条件。正常的情志活动，除了依赖心神的调养，也与肝的疏泄息息相关。情志异常会干扰气血的正常运行，气血运行不畅也会干扰正常的情志活动。

沈红权认为，脏躁症多因心血虚、肝气郁所致。阴血不足无以濡养五脏，烦

自心生，患者出现精神抑郁焦躁，情绪不宁，哭笑无常。内火扰乱，则魂不归，或心肝火旺，或肝阴受损；或虚火上扰心神，或上灼于肺；或思虑劳倦，脾失健运。若机体素有痰，易造成痰火互结或痰气交阻的症状。总的来说，虚证多见，以心血不足、肝气郁结为多，因此沈红权重视行气解郁、养心安神的治疗。

在中医诊疗过程中，沈红权依据辨证分析与丰富的临床经验，运用多种调和阴阳之法。诸如疏肝理气、清肝泻火、化痰理气、养心安神、健脾养心等皆为常用之策，同时会甄选适宜的药物或药对。于疏肝理气方面，常以柴胡、佛手、香附、枳壳为用，此类药物可有效调畅气机，使肝郁得解，气血畅行。清肝泻火时，则取焦栀子、牡丹皮、龙胆草、黄芩，其性寒味苦，能清泻肝经之火热，使内火得消。针对安神之法，取龙齿、珍珠母、磁石、龙骨、牡蛎可重镇安神，以定惊悸；淮小麦、酸枣仁、远志、茯神、百合、党参等品，能益气清心敛汗，安养心神；郁金、合欢花可开郁安神，解情志之郁。玄参、麦冬、当归滋阴养血，以补阴液之不足。沈红权强调，用药之时，需遵循适度原则，不可过猛。理气之药，应避免耗气；化痰之品，不可伤及正气；活血药物，不能破血伤络；清热之剂，不可损伤胃气。运用补益类药物时，尤当谨慎，防止其过于温燥或滋腻，从而损伤脾胃之运化与吸收功能，以保机体气血生化有源，脏腑功能协调。正如《临证指南医案》所述：“不重在攻补，而在乎用苦泄热而不损胃，用辛理气而不破气，用滑润濡燥而不滋腻气机，用宣通而不揠苗助长。”

病案举例

文某，女，41 岁。

初诊：2023 年 5 月 10 日。

【主诉】焦虑、抑郁、善叹息、哭笑无常 1 月余。

【现病史】1 个多月前患者精神压力过大后出现焦虑、抑郁、善叹息、哭笑无常，脱发，乏力，无明显颈部不适，无手抖眼突。刻下便秘，纳可，寐差。舌红，苔黄腻，有齿痕，脉弦滑。

【既往史】否认高血压、糖尿病等慢性病史。

【辅助检查】甲状腺功能中 TGAb 偏高。甲状腺 B 超示：甲状腺弥漫性病变，两侧颈部周围未见明显肿大淋巴结。

【西医诊断】桥本甲状腺炎。

【中医诊断】脏躁症（肝气郁结、痰气交阻、心神失养）。

【治法】疏肝理气，化痰散结，安心养神。

【方药】柴胡 6 g，川芎 15 g，郁金 6 g，香附 10 g，蒲公英 30 g，黄芪 15 g，黄精 15 g，灵芝 15 g，玫瑰花 10 g，茯神 15 g，酸枣仁 10 g，远志 6 g，合欢米 10 g，龙齿 15 g，墨旱莲 30 g，女贞子 15 g，侧柏叶 30 g，菟丝子 15 g，枳实 10 g，火麻仁 15 g，淮小麦 30 g，甘草 9 g。14 剂。

二诊：2023 年 5 月 24 日。

患者仍觉焦虑，善叹息，脱发，月经推迟 10 日，乏力。舌红苔黄腻，脉细。

【方药】上方基础上加焦栀子 10 g、豆豉 10 g、当归 10 g、赤芍 10 g、牡丹皮 10 g。14 剂。

三诊：2023 年 6 月 7 日。

患者诉服用药物后心情明显好转，乏力缓解，月经恢复正常，偶有双下肢麻木，发热。舌红苔黄腻，脉细。

【方药】5 月 24 日方基础上加络石藤 10 g、伸筋草 10 g、木瓜 10 g、豨莶草 10 g。14 剂。

四诊：2023 年 6 月 21 日。

患者近期心情舒畅，无哭笑不定，精神状态良好，月经正常，双下肢麻木时作，但局部无发热感觉。

【方药】6 月 7 日方再续服 14 剂，以巩固疗效。

按语

沈红权认为，心主神志，肝主疏泄，在治疗妇人脏躁症时应心肝同治。《丹溪心法·六郁》提出“人身诸病，多生于郁”的六郁之说。沈红权遵循五郁为病，先起于肝气郁结之意，注重理气开郁安神。本案例中患者由于长期精神压力过大，造成忧思郁虑，使气机郁滞、肝气失于条达，出现焦虑、抑郁、哭笑无常、乏力，失眠、便秘等一系列症状。津液的正常循行及输布均有赖于气的统帅。气机郁滞，则津液易于凝聚成痰，故而影响月经的正常来临。气滞痰凝，壅结颈前，则形成瘿病，故 B 超显示甲状腺弥漫性病变，其消长常与情志有关。结合舌脉等辨证为肝气郁结，兼痰气交阻。沈红权临证主张从肝论治，其方以柴胡疏肝散、甘麦大枣汤加减化裁。柴胡疏肝散功善疏肝行气活血，方中柴胡、香附、郁金共为君药，此三味药皆入肝经，柴胡轻清升散、善疏肝解郁，香附为气病之总司，郁金凉血清心、行气解郁，三者合用，疏肝理气之力尤彰。当归、川芎相伍，养血活血调经，使血行通畅而无瘀滞之患。赤芍、丹皮清热泻火、凉血化瘀，与前药相协，共奏理气活血、化痰消瘿之功。玫瑰花、焦栀子、豆豉为佐，宽胸理气平肝，解肝经之郁热，畅达气机。黄芪、黄精、灵芝三者乃沈红权治疗桥本甲状腺炎之经典配伍，黄芪补气升阳，益卫固表；黄精补脾益气，滋肾润肺；灵芝滋补强壮，扶正固本，三药合用，培补正气，增强机体御病之力。患者伴有焦虑抑郁失眠之症，此乃心肝血虚，虚热内扰所致。甘麦大枣汤主养心安神、甘缓和中。其中，淮小麦味甘微寒，能和肝阴之客热，滋养心阴，且具消烦利溲止汗之效，为养心之要药。甘草泻心火而和胃，使中焦健运，气血生化有源。茯神、酸枣仁、远志、合欢米、龙齿诸药配伍，调养心神，以安魂魄。若脱发明显，加墨旱莲、女贞子、侧柏叶，此三味药皆入肝肾经，能滋补肝肾，养血固发。大便不畅者，用火麻仁润肠通便，枳实破气消积、化痰除痞，使腑气通畅。下肢麻木感觉异常，则加入络石藤、伸筋草、木瓜、豨莶草，舒筋通络、祛风湿、通利关节。综合上述方药，患者连续服用月余，可达疏肝理气、化痰散结、安心养神之效，使气血通畅、阴阳调和、脏躁之症得息，诸症渐缓。

（张晓蒙）

基于“肝郁脾虚、气血失调”探讨乳腺增生疾病的临床治疗

一、现代医学对乳腺增生的认识

乳腺增生是指发生在乳腺上皮和纤维结缔组织的增生性病变，好发于 25～45 岁青中年女性，是女性最常见的乳房疾病，尤其在现代社会，生活和工作压力比以前明显增加，因此该病的发病率也较前明显升高。乳腺增生以乳腺肿块、乳腺疼痛为临床基本表现，具体表现为双侧或单侧乳房胀痛、刺痛、窜痛、隐痛等。疼痛时间与月经周期密切相关，且与情绪等外在环境影响密切相关，表现为经前期加重、经后疼痛症状缓解，严重者影响患者生活质量。乳房可触及大小不等、质地不均匀的肿块，肿块一般没有明确的边界，触之有颗粒感。除了有乳房胀痛表现外，有些女性还会出现乳头、乳晕区皮肤瘙痒，乳头溢液，或者伴发胸闷、胁

胁部胀满、口苦、纳差、月经不调等症状。

现代医学研究发现其发病原因主要是内分泌激素失调，病理表现为乳腺小叶和乳腺导管的结构发生退行性病理改变、结缔组织进行性生长。目前临床常用的检查措施有乳腺超声、乳腺钼靶、乳腺 MRI 等。其中乳腺超声具有无创、安全、实时动态等优点，是乳腺增生筛选的首选措施，当怀疑有恶性病变存在时可以结合乳腺钼靶或者 MRI 检查。现代医学对乳腺增生治疗尚无特异性有效的治疗方法，当临床症状较重时可以口服雌激素抑制剂三苯氧氨，该药具有快速缓解疼痛的特点，但是长期服用会出现子宫内膜增厚、月经失调等不良反应，且停用后容易反复，因此也不作为常规推荐。另外有一种多巴胺受体激动剂溴隐亭可以抑制垂体对催乳素的分泌，调节孕激素和雌激素平衡，对缓解乳腺增生或者乳腺囊肿引起的疼痛有一定作用，尤其是伴乳头溢液的患者。但由高泌乳素血症或导管内乳头状瘤等非单纯乳腺增生导致的乳头溢液的患者要慎用。

二、中医对乳腺增生的认识

本病隶属于中医病名“乳癖”，早在清代高秉钧所著《疡科心得集》中便有相关描述：“有乳中结核，形如丸卵……其核随喜怒消长，此名乳癖。”中医学认为其发病与情绪、饮食、冲任失调密切相关。乳房为足厥阴肝经循行部位，过度忧思、悲喜均可导致情志不畅、使肝主全身气机运行失于调达，气为血之母，气行则血行，气郁则血瘀，气郁血瘀阻滞于乳房脉络，便会引起不通则痛。若以气郁为主，可表现为质软胀痛，痛势较缓；若以血瘀为主，可表现为质硬刺痛，痛势较甚或夜间刺痛为主。肝为木，脾为土，木旺则土衰，肝病易传脾，脾为气血生化之源，主运化水湿，脾虚则水液输布失调，内聚即为痰湿，痰湿凝结于乳房则为癖块。或因冲任失调引起。冲任二脉与肝、脾、肾三脏相互联系，在功能方面与乳房的生理病理密切相关。其中，冲脉又名“十二经脉之海”，调节全身气血运行，冲脉的调节功能是否正常对于乳房的气血充盈至关重要。任脉又名“阴脉之海”，主司阴经气血的运行。乳房位于胸部，属于任脉循行所至，任脉气血的盛衰直接影响乳房的健康。

三、沈红权的诊治经验

沈红权认为该病的发病主要是肝郁脾虚，气血失调引起的，其基本病机是气机失调，进而导致气滞、痰凝、血瘀等综合性的病理产物。他在长期的临床实践过程中总结了丰富的治疗经验，认为该病治疗要以疏肝健脾、调和气血、调理冲任为基础，并根据个体化差异，配合疏肝、理脾、补肝肾、化痰、活血、调摄冲任等药物，使气机顺畅、痰消气顺、冲任调和。在临床治疗中，沈红权还强调要注意情志疏导，保持愉悦的心情，促进肝气的调达。

1. 疏肝和肝为主

调肝血、疏肝气是中医药治疗乳房疾病的特色体现，其与乳房健康的相关性主要体现在以下几方面。① 肝主疏泄，调畅气机：肝主调节全身气机的运行，乳房所在之处亦为肝经循行所达之处，故肝气舒畅，乳房气血运行正常；若肝郁气滞，轻则导致乳房胀痛、结节或肿块，重则导致气滞血瘀凝滞于乳房脉络，促发乳岩。② 肝藏血，滋润濡养乳房：肝主调节全身血液的贮藏和分配，肝血充足，则乳房得到阴血充分濡养；若肝血不足，可能导致乳房干瘪或乳汁分泌不足等。③ 肝经循行与乳房所在之处密切相关：足厥阴肝经循行路线经过乳房区域，尤其是乳头部位，且乳头属肝，乳头的外观、感觉及分泌功能与肝经的气血运行息息相关。因此，临床表现为疼痛随情绪波动而变化，生气烦闷时加重，且易烦躁，胸闷胁胀、失眠、叹息后自觉舒适，舌苔薄白或黄，脉弦滑。治则为疏肝解郁，理气散结。以柴胡疏肝散加化痰散结之药，药用陈皮、柴胡、川芎、香附、枳壳、芍药、郁金疏肝理气，浙贝母、全瓜蒌、夏枯草、牡蛎、橘核软坚化痰散结等，兼瘀血阻滞者，加赤芍、丹皮、桃仁、玫瑰花化瘀。

2. 化湿醒脾为要

乳腺疾患多伴有结节或肿块，此有形之物为气滞、痰凝、血瘀共同作用的病理产物。因此，沈红权认为基于《金匮要略》所言“见肝之病，知肝传脾”理论，治疗时除需疏肝和肝外，还要兼顾化湿醒脾。临床常见多为肥胖之人，可以伴有便溏、纳呆、口中黏腻、吐痰涎，舌淡苔白或舌胖有齿痕。治疗当化湿醒脾理气，药用陈皮、茯苓、白术理气健脾，黄芩、半夏、泽泻、瓜蒌、莱菔子、浙贝母等祛湿化痰。

3. 调理冲任是根本

冲任之脉为奇经八脉，冲任之气血，上行为乳，下行为月水。由此可见，冲任二脉维系着乳房、子宫的正常生理功能。乳房疾病患者多表现为一侧或两侧乳腺出现肿块和疼痛，常伴有月经不调、前后不定期、经量减少，伴有腰膝酸软，神疲乏力，耳鸣，舌质淡胖，苔薄白，脉濡细等临床症状。沈红权认为该病多属肾气不足，治疗当以补肝肾、调冲任为主，多选取二仙汤合四物汤加减。

4. 加强预防是关键

“上工不治已病治未病”，因此疾病预防对于疾病的全程管理至关重要，沈红权认为乳腺疾病预防也具有不可忽视的重要意义。① 调畅情志：情志是否调畅与乳房疾病及机体激素水平密切相关，情志舒畅则肝主调畅全身气机功能正常，气行血亦行，不易产生痰浊瘀血内阻之象；反之，肝郁气滞则全身气机运行受阻，气滞、血瘀、痰凝等多种病理产物应运而生，阻于乳房脉络则产生结节，阻于肺络可产生肺结节，阻于甲状腺可产生甲状腺结节。因此，情志是否舒畅对于结节类疾患发作具有重要意义。② 作息规律：《黄帝内经》中指出“人卧血归于肝”，凌晨的 1 点到 3 点是经络之气正好运行到足厥阴肝经的时辰，因此是养肝的最佳时刻。此时若能有高质量的深度睡眠，经络之气灌输于肝脏，补肝体、养肝用，肝脏便可得到充足的养分和能量，有助于维持肝脏正常发挥其生理功能。因此，应尽量做到每天夜晚 11 点之前入睡，保证充足睡眠。③ 均衡饮食结构且有节制：可多食用富含维生素和矿物质的食物；增加膳食纤维摄入，可选用具有散结作用的中药作为代茶饮，例如蒲公英、猫爪草等；适量摄入豆制品，尽量少食高脂肪食物和辛辣刺激性食物，限制咖啡因和糖分摄入，因为高糖食物存在增加体重的潜在风险，而肥胖是各类乳腺疾病共同的风险因素。④ 良好的生活习惯：同房前做好避孕措施，尽量避免或降低人流可能。适时婚育，产后进行母乳喂养也有利于降低乳房小叶增生的发病率。⑤ 其他：提高自我保健意识，定期进行乳腺检查，如果发现有乳房结节或肿块，需定期复查监测结节变化情况，若短期内出现乳房胀痛明显、自行可触及的结节或乳头溢液、溢血，要及时就诊，以免延误病情。

（王　杰）

从阴证、阳证辨治非哺乳期乳腺炎

近年来随着生活节奏的加快和生活方式的改变，临床工作中经常有非哺乳期女性发生乳腺炎来就诊，并且发病率逐渐增加。该病存在病因不明、易漏诊、误诊或延迟诊断、没有统一的手术方式及特异性的药物等特点，且部分患者病情反复,多次手术后出现乳房畸形,属于乳腺疑难杂症,严重影响患者的生活质量和心理健康。如何预防非哺乳期乳腺炎成为医疗工作者和患者需要共同关注的问题。沈红权在治疗非哺乳期乳腺炎方面积累了丰富的经验。

一、现代医学对非哺乳期乳腺炎的认识

1. 非哺乳期乳腺炎(non-puerperal mastitis, NPM)分类

NPM是指非哺乳期女性出现乳腺炎症性疾病的统称。其好发于30多岁的年轻女性,属乳腺良性疾病范畴,发病率占同期乳腺疾病的1.0%～5.4%,近年来有上升趋势。NPM多表现为单侧乳房病变,但是由于病变范围不同,患者的临床表现也不尽相同。根据其病变范围主要分为以下几种类型。① 乳腺导管扩张型:该类患者的病变多在乳腺大导管,伴有导管周围的慢性炎症和纤维化,最常见乳房疼痛、压痛、乳头溢液,无明显结节。② 导管周围乳腺炎型:指乳晕下导管的一种炎症状态,在乳晕周围可以看到局部皮肤红肿和乳头畸形内陷,同时可能有脓肿形成或者皮肤溃疡、瘘管形成,长者可达半年至数年,严重影响患者生活质量。③ 肉芽肿性小叶乳腺炎:病理检测可见非干酪样肉芽肿,且病变沿乳腺小叶分布,可表现为乳房肿块和疼痛,也可有局部皮肤红肿、瘘管形成和乳头内陷等。

2. 非哺乳期乳腺炎发病的原因

目前,引起非哺乳期乳腺炎的确切因素仍不明确。现代统计显示乳腺导管阻塞、乳头畸形、外伤、细菌感染、口服避孕药物与NPM发病有一定相关性。另外自身免疫功能失调也是NPM发病的重要机制,如固有免疫系统中的白细胞、淋巴细胞和树突状细胞等在NPM患者局部病变组织中会明显升高。研究发现激素水平紊乱也是NPM的诱发因素,如催乳素过表达可以促进炎症介质IL-6(白介素-6)、TNF-α(肿瘤坏死因子α)释放,雌激素过表达也会引起慢性乳腺炎症,进而诱发NPM。

3. NPM的诊断方法

对疑诊为NPM的患者,乳腺超声是首选的检查方法,可以帮助判断肿块大小、边界、血流情况。对于乳腺局部皮肤破溃或者疼痛异常的患者,采用X线或者MRI检查可以看到病变范围。对怀疑NPM的患者,应积极穿刺活检,将穿刺标本进行组织学检查,明确炎症类型,也可以进行细菌培养明确病原菌,为诊断和治疗提供证据。对于炎症急性期的患者,还应该进行血生化检测,明确炎症程度、是否伴有全身性感染。

二、中医对非哺乳期乳腺炎的认识及沈红权的诊治经验

1. 中医对非哺乳期乳腺炎的认识

古代中医对非哺乳期腺炎的认识有着悠久的历史，虽然没有相关病名的记载，但是相关的症治散见于各代医书的记载中。如隋代巢元方在《诸病源候论》"乳肿"中所言"热食汗出，露乳伤风，喜发乳肿"；明代医家申斗垣在《外科启玄》中记载乳漏时描述"久之一年半载，破而脓水淋漓，日久不愈，名曰乳漏"。这些记载描述了非哺乳期乳腺炎具有形成乳房肿块、破溃流脓及迁延难愈的临床特点。对于非哺乳期乳腺炎的发病，中医认为与肝、胃两经有密切联系。由于情志不舒畅、饮食不节制，导致肝、胃的湿热毒邪侵入乳腺，气血循环不畅，局部瘀滞，从而引发乳房肿胀、红肿和疼痛等症状。在《外科心法要诀・卷六》中就有记载："此肝、胃湿热凝结而成乳毒也。"现代中医也认为该病与乳头畸形、发育不良致使乳络不通、气血阻滞有关。

2. 沈红权教授诊治经验

(1) 发病机制：沈红权认为该病与肝胃郁热、痰瘀互结有关。《脉因证治》中记载："乳房为阳明所经，乳头为厥阴所属"；"冲任隶属于阳明，附于肝"。该病的形成与肝胃功能失调密切相关。乳痈之成，多因肝失条达致气机逆乱，阳明热毒壅遏，酿生浊瘀阻于乳络，致经隧壅塞，败浊蓄积化火，火毒燔灼则腐肉为痈。本病虽形现乳房，实系厥阴、阳明二经气化失司，故临证多见情志抑郁、善太息之象。初发阳证阶段多现木郁土壅、毒瘀互结之候，迨至病势深伏，则显营卫两虚、脾肾阳微之阴证，病程迁延易成伏邪，胶着难解。治当分阴阳而施：阳证期宜清泻肝火、透脓托毒；阴证期须培土生金、温煦脾肾，佐以通调冲任、疏瀹乳络之法，使毒有出路、气血得复。

(2) 辨证治疗：沈红权治疗非哺乳期乳腺炎有丰富的经验，他认为该病辨证与辨病治疗相结合，辨病种在治疗中也有关键作用。根据浆细胞性乳腺炎病变部位的不同采用不同疗法，如病变位于乳房近乳晕部位，与肝、脾、肾和冲任二脉密切相关，乳痈论治当首辨阴阳，如若表现为肿块红肿、皮温升高、脓肿凸起或者脓液稠厚者为阳证；若见焮红肿痛、灼热拒按之阳证，法当清解热毒、消痈散结；倘现漫肿色黯、痛势缠绵之阴证，则需温煦少阴、化痰消癖，尤当通利乳络以复冲任周流。若肉芽肿性乳痈，其病势多循足少阳经蔓延，常伴环状红斑、皮损游走，此乃痰浊瘀阻、离经之血与湿热相搏，外应于肌腠关节。治此痼疾，除循浆乳常

法，更须蠲除三焦痰湿、疏瀹络脉瘀滞，佐以清营凉血、燮理三阴，方能截断伏邪流注之势。另外，沈红权认为非哺乳期乳腺炎也要根据病情进展采用不同的治疗方法，如早期患者病变部位皮肤红肿不明显、皮肤颜色紫黯，没有明显皮温升高，或者肿块溃疡形成但疮面漫肿、塌陷，该类病症多属阴证，因此治疗中要慎用寒凉类药物，因为寒凉类药物会使阴寒凝聚，使病程迁延不愈。在治疗中沈红权善用温热类药物，如附子、干姜、肉桂合用二仙汤以达到温阳散寒之功，配合鹿角胶、当归等血肉有情之品达到良好的临床疗效。对于毒盛正未衰的脓肿期患者，则遵循透托法原则，以皂角刺、川芎、黄芪等可透脓之品促进脓毒排出，肿痛消减，避免脓毒旁窜。对于脓肿破溃后的后期疮面长期不能收口者，多采用生黄芪、白术、茯苓、当归等补气生血之品，促进疮面愈合。

（3）未病先防：治未病是中医的重要组成部分，早在《黄帝内经》中就有记载："上工治未病，不治已病，此之谓也。"治未病主要包含以下几个方面：一是未病先防，注重增加自身抵抗力，正所谓正气足，邪不可犯；二是既病防变，在疾病早期，病情较轻、病位较浅之时及时治疗，防止疾病加重和向其他病位传变；三是愈后加强调摄，防止疾病的复发和因疾病带来的其他后遗症。沈红权非常注重治未病，认为疾病的预防非常关键，通过科普宣传等方法向相关女性宣传非哺乳期乳腺炎的相关知识。① 保持乳房清洁：保持乳房清洁是预防非哺乳期乳腺炎的重要方法，定期清洗乳房和乳头，可以避免细菌滋生。② 不要使乳房受伤：当乳房受到挤压或者其他外伤的情况下，会使乳管发生阻塞，因此平时要尽量避免。③ 合理饮食：保持均衡的饮食，增加免疫力，预防感染。④ 内衣舒适：选择舒适的纯棉内衣，避免穿紧身的内衣，减缓对乳房的压迫。

（王　杰）

从"培补脾肾、疏肝养肝"论治经前综合征

一、什么是经前综合征（premenstrual syndrome，PMS）

PMS 指月经周期前 2 周至月经开始前的 3～5 日出现的一系列身体和情绪

的不适症状，这些症状通常随着月经周期性出现，随着周期结束而消失。可以表现为全身症状，如腹部胀痛、乳房胀痛、头痛、肌肉酸痛、背痛、疲劳感等；也可以表现为情绪和行为症状，如焦虑、烦躁、易怒、抑郁、情绪波动、失眠、食欲改变、集中力下降等；或有其他症状，如水肿、皮肤问题、消化问题、嗜睡、性欲改变、不孕症等。

该病好发于20～45岁的青壮年女性，近年来认为PMS可能是由两组以上神经精神症状以及多种多样的器质性或功能性症状为表现，这些症状虽然不相同，但是却存在着密切的联系，因此称之为经前综合征。

二、PMS的发病原因

现代医学对PMS的发病机制尚无统一结论，但可能与以下因素相关。

激素水平变化：女性月经周期中激素会随之变化，通常情况下雌激素会升高，而孕激素会降低，使雌孕激素比例失调。

神经递质的影响：在PMS期间，某些神经递质出现变化会影响神经内分泌轴，这可能与情绪和行为症状的发生有关。

营养因素：一些研究表明，营养不良，特别是钙、镁和维生素 B_6 等营养素的摄入不足可能与PMS有关。然而，目前对于饮食和PMS之间的确切关系还需要进一步研究。

心理压力和情绪因素：心理压力、焦虑、抑郁等情绪因素可能引起PMS的发生和症状的加重。然而，这些因素并不能完全解释PMS的发生。

三、沈红权对PMS的诊治经验

沈红权在治疗PMS方面有自己的经验见解，他认为经前综合征属于中医“经行乳房胀痛”“经行头痛”“经行泄泻”“经行浮肿”“经行吐衄”“经行情志异常”等范畴。在中医古籍中各代医家对经前综合征多有记载，如宋代《陈素庵妇科补解·调经门》云：“经正行，忽然口燥、咽干，手足壮热，此客邪乘虚所伤”；《张氏医通》记载经行头痛“每遇经行辄头痛，气满，心下怔忡，饮食减少，肌肤不泽”。清代医家傅青主在《傅青主女科》记载：“经未行之前一二日，忽然腹痛而吐血，人以为火热之极也，谁知是肝气之逆乎。”宋代陈自明《妇人大全良方》记载“若遇经行，最宜谨慎”及“怒气伤肝，则头晕胁痛呕血”。

1. 病因病机

沈红权认为该病虽然临床表现各异，但是因为妇女具有经、孕、产、乳等共同生理特点，其基本病因病机有共同特点。该病证最常见于肝、脾、肾、心功能失常，其中以肝为主。

阴血不足是根本：妇女以血为用，因为月经的产生和排出，女性常常会出现阴血不足、阳气偏盛的状态。《黄帝内经》曰："妇人之生，有余于气，不足于血。"在女性月经周期中，气血运行规律性向胞宫汇聚，导致周身气血濡养相对匮乏。若个体先天存在阴阳失衡倾向（如阴虚或阳虚体质），迭加经期冲任气血的剧烈波动，可引发脏腑气机与精血输布的阶段性紊乱，从而形成经前及行经期间各类症候群。

肝气不舒是诱因：女性平时易多愁善感，或思虑过度，易致肝气郁滞，肝失疏泄，出现胸痛、胁痛、情志异常。日久伤肝，肝属木，脾属土，肝气过旺就会克伐脾土，影响脾脏的运化功能，出现腹胀腹泻、纳呆。另外肝藏血，肾藏精，精血同源，可相互资生。肝气的疏泄作用可使肾气闭藏而开合有度。肾气闭藏又可制约肝气过于疏泄或疏泄不足。这种关系主要表现在共同调节女子月经来潮、排卵和男子泄精功能。

冲任失调是关键：冲脉贯穿全身，与任脉有关，被称为"十二经之海"，具有储存十二经气血的作用，与女性的月经有着密切的联系。任脉位于人体腹部正中线上，称为"阴脉之海"，具有调节阴经经气的作用。冲任失调会伴随着气血紊乱，可能表现为耳鸣、眩晕、乳房胀痛、痛经、月经周期紊乱、不孕不育、性功能低下等症状。

2. 诊治经验

沈红权在临床诊治经前综合征方面积累了丰富的临床经验，他认为首先应明确诊断为经前综合征，在排除器质性病变的基础上应辨证论治。

培补脾肾：肾脏乃禀赋之源，元阳元阴之本，司封藏精微之职。其气机盈亏变化直接调控着自髫龄至壮盛的生理演变，并主司生殖之机的成熟与维系。脾胃为后天之本，乃气血生化之源，而冲任又隶属于阳明，脾胃不足则气血生化乏源，不足以充养先天。纵观临床上经前综合征患者大多有先天禀赋不足的表现，主要表现为体弱、初次月经年龄较晚、月经量少、月经周期延长等。治疗上应当补肾精以养先天，补脾土以资后天，根据病情不同辨证治疗。如有些患者表现为肾精亏虚，症见经行量涩少、滞下，兼见腰膂酸楚、头晕目眩、怔忡耳鸣、健忘失聪，更现神志不宁、如坐空室、寤寐失度，或见郁火冲逆之无故嗔恚，或现金寒水冷之悲泣欲绝，甚则神思涣散、难理庶务，遍身骨节掣痛不休。舌质淡白少苔，脉来弦细乏力。证属髓海失充，肾精匮乏，治当乙癸同调，峻补精血。择熟地滋阴填精，巴戟天温煦下元，肉苁蓉补髓益脑，女贞子滋水涵木，续断通利血脉，桑寄生壮骨强筋，更以枸杞子平补肝肾，共成填精补髓之功。间有久病痼疾缠绵，中焦受戕，谷气衰微，致仓廪失司，水谷精微输布失常，乃成后天失养之候。症见经期或经后头痛，心悸气短，神疲体倦，月经量少，色淡质稀，面色苍白，舌淡，苔薄，脉细弱者多用益气健脾之剂，多以八珍汤加减。

疏肝养肝：叶天士在《临证指南医案》中说“女子以肝为先天”；《笔花医镜》言：“妇女之症……主治之法，审无外感内伤别症，唯有养血疏肝四字”。如针对经前期乳房胀痛表现为乳房胀痛或乳头痒痛，痛甚不可触衣，疼痛拒按，经行小腹胀痛，胸胁胀满，烦躁易怒者，多采用疏肝理气药物，以柴胡疏肝散、逍遥散加减配合四物汤。方中柴胡疏肝解郁调经；枳壳、香附、陈皮理气行滞消胀；熟地、当归滋阴养血；白芍、甘草缓急止痛；川芎行血中之气，如若疼痛较重，可以加川楝子疏肝行气止痛。诸药合用，能疏肝之郁，又能养肝柔肝、通乳之络，故乳房胀痛可消。针对经前期情志异常出现烦躁易怒，或抑郁不乐，头晕目眩，口苦咽干，胸胁胀满，不思饮食者，可以采用丹栀逍遥散加减，以清肝泄热，解郁安神。针对经前期头痛表现为巅顶痛，头晕目眩，口苦咽干，烦躁易怒，腰酸腿软，手足心热者属于阴虚阳亢之证者，可以用杞菊地黄丸滋阴潜阳，头痛较重者可以合用蔓荆子清利头目、川芎行气活血。

3. 注重调护

由于精神情绪因素与经期乳房胀痛密切相关，患者在精神方面表现突出，情绪波动、精神紧张等都可能加剧这些症状。因此，加强预防和调护非常关键。首先要调畅情志，消除紧张焦虑，保持心情舒畅，适当参与娱乐活动，以放松身心。其次要加强经期调护，注意保暖，穿着宽松舒适内衣，可以用毛巾热敷乳房，促进气血运行，忌用冷水洗澡、洗头，减少冷饮摄入。另外要膳食均衡，选择全谷类食物（如糙米、全麦面包、燕麦等），多摄入含纤维的蔬果，减少高盐食物的摄入，适量增加镁的摄入（例如杏仁、腰果），增加摄入富含 Omega－3 脂肪酸的食物，同时减少咖啡因和酒精的摄入量。此外，还可以饮用具有疏肝解郁作用的花茶，如山楂、玫瑰花、茉莉花和大枣等。

（王　杰）

从虚证、实证辨治痛经

一、现代医学对痛经的认识

1. 发病原因和临床表现

痛经是指女性在月经期间或月经前后出现的下腹部疼痛，又称月经痛或经期痛。临床表现为下腹部痉挛性或持续性疼痛，可放射到大腿或背部；部分患者可以伴发恶心和呕吐、腹泻或便秘等消化道症状；有些患者还可以伴发头痛、疲劳、焦虑、抑郁、情绪波动等多种症状。随着社会节奏加快，工作和生活压力增加，女性人群的心理和生理负担较前明显增加，再加上部分女性喜食用生冷、饮食失节，发生痛经的患者居高不下，成为困扰女性健康的常见问题之一。痛经可以分为两类：一类是原发性痛经，这种类型的痛经通常从青春期开始，通常不伴有盆腔器官的病变，而与激素水平变化有关，特别是与子宫内膜合成和释放前列腺素有关。前列腺素会导致子宫肌肉收缩，帮助排出月经血，但过量的前列腺素会导致子宫过度收缩，引起疼痛。另一类是继发性痛经：这种类型的痛经是由盆腔器官的病变引起的，如子宫内膜异位症、子宫腺肌症、子宫肌瘤、盆腔炎症、宫颈狭窄等。这些病变导致月经血排出受阻或炎症反应，从而引起疼痛。

2. 诊断及治疗

痛经的诊断一般可以通过病史、月经史、月经周期等情况来判断，同时根据疼痛开始的时间、类型及特征，以区分原发性和继发性痛经。原发性痛经的诊断依据是原发性痛经多在初潮后的 1～2 年内出现，疼痛通常在月经来临前几小时或月经开始时发作，持续时间一般不超过 48～72 小时，疼痛表现为痉挛性或类似分娩时的阵痛。相比之下，继发性痛经患者往往有反复盆腔炎发作、月经不规律、月经过多、宫内节育器使用或不孕等病史。对于继发性痛经，妇科超声检查可作为重要的辅助诊断手段，可以判断是否有子宫畸形、子宫肌瘤、卵巢肿瘤、盆腔炎块等原发病。

对于痛经的治疗，现代医学多根据疼痛程度采用不同的治疗措施，如果痛经引起的疼痛轻微不影响日常活动，可能不需要特别的治疗，可以通过休息、热敷、轻度运动等自我管理方法来缓解症状。如果痛经导致无法正常工作、学习或进行日常活动，或者严重影响情绪和心理健康，则应寻求治疗，可以口服非甾体类药物或者口服避孕药以减少排卵引起的痛经。如果痛经伴有其他症状，如剧烈的疼痛、发热、异常出血等，这可能是其他妇科疾病的信号，需要及时就医，采取对应的治疗措施。

二、中医对痛经的认识

痛经在中医中属于“经行腹痛”范畴，各代医家对痛经多有记载。在《金匮要略·妇人杂病脉证并治》就有痛经的记载：“带下，经水不利，少腹满痛，经一月再见者，土瓜根散主之。”这表明在汉代，中医已经开始对痛经的症状和治疗进行了描述和总结。《诸病源候论》认为“妇人月水来腹痛者，由劳伤血气，以致体虚，受风冷之气，客于胞络，损伤冲任之脉”，为痛经的病因病机奠定了理论基础。元代朱丹溪的《丹溪心法·妇人》云“经水将来作痛者，血实也，一云气滞”，认为此病的病因病机为气滞血实。《景岳全书》对痛经的成因进行了更详细的阐述：“经行腹痛，证有虚实。实者或因寒滞，或因血滞，或因气滞，或因热滞；虚者有因血虚，有因气虚。”

痛经的机制可以概况为虚实两端，一是邪气内伏导致胞宫的气血运行不畅，“不通则痛”；二是胞宫失于濡养，“不荣则痛”。实者多与情志不舒密切相关，因女性生性多愁善感，情绪不畅会导致肝气郁结、气机不畅，进而阻碍血液运行，使经血在子宫内停滞，引发腹痛；或者因分娩后余血未尽，积聚成瘀，瘀阻胞宫，导致痛经。此外，外感风寒、长期处于寒冷环境或喜食寒凉食物，会使寒邪凝滞于子宫，导致血瘀寒凝。长期处于潮湿环境、经期淋雨或产后感受湿邪，会使寒湿之气侵入胞宫，寒湿凝滞，经期时气血运行受阻，不通则痛。另有经期或产后湿热外邪侵袭，或体内湿热与经血互结，形成胞宫湿热瘀阻，此类实邪阻滞必致经行作痛。至于虚证痛经，多因素体虚弱、频繁生育或房事过度、久病耗损等因素损伤肝肾，气血生化不足，胞脉失于濡养，虚损不荣故而隐痛不休。

三、沈红权对痛经的诊治经验

1. 从瘀论治

所谓“瘀”是指因血液运行不畅或者停滞于经络、脏腑瘀血作为一种病理产物，其形成后会成为某些疾病的病因。沈红权指出瘀血作为继发性病因具有双重属性。无论是情志不畅导致肝气郁结进而引发气血瘀滞，抑或外感寒邪、长期处于阴冷环境或过食生冷之物，致使寒邪客居胞宫而致寒凝血瘀，甚或湿热瘀积体内，或产褥期遭受湿热侵袭，邪气与血相搏滞留冲任二脉及胞宫，最终形成气血运行障碍，这些病机演变均会形成互为因果的恶性循环。这些因素造成的痛经均与瘀有密切关系。因此，在治疗过程中要在瘀的基础上进一步辨证治疗。例如气滞血瘀患者在痛经的基础上多伴因情绪波动引起的胸胁、乳房胀痛，经行不畅，经色紫黯有块，脉弦等特点。治疗时多采用行气活血，祛瘀止痛，常用的方药是膈下逐瘀汤加减。对于寒凝血瘀者，经痛多伴有小腹冷痛拒按，疼痛得热则减，经血量少，色黯有块，畏寒肢冷，面色青白，脉沉紧等特点。治疗多采用温经散寒，祛瘀止痛药，如温经汤加减。对于湿热蕴结者，痛经多伴有经量多、经期长、色红、质稠；或伴低热、平素带下量多、质稠色黄、小便黄、舌红苔黄、脉滑等特点。治疗时多采用清热除湿，化瘀止痛药，常用方为清热调血汤加减。

2. 注重疏肝

沈红权认为现代女性以实证、虚实夹杂者为主，而纯虚证者较少。究其原因是现代女性生活和工作压力较大，容易导致情志不畅，进而引起肝气疏泄失职，气机郁滞。中医理论中肝的疏泄是指疏通、舒畅、条达以保持全身气机疏通畅达，人体脏腑经络、气血津液、营卫阴阳，无不赖气机升降出入，妇女的经、带、胎、产等特色的生理活动与肝的关系尤为密切，古人有云："女子以肝为先天。"女性的正常月经周期也有赖于肝的疏泄，维持其正常的生理功能，如果肝郁气滞，日久则气不能行血，日久成瘀，瘀阻胞宫冲任，不通则痛。另外肝还主藏血，肝郁日久化火伤阴，致使阴血不足，胞宫失于濡养，形成虚实夹杂之证。因此，治疗时沈红权非常注重疏肝理气药物的应用，临床常用柴胡、郁金、川芎、香附、陈皮、枳壳、佛手等疏肝理气，白芍、百合养阴柔肝，再辅以桃仁、红花、当归、赤芍等活血化瘀。

3. 注重调养

沈红权认为原发性痛经的调养也非常重要，包括在饮食起居、自我保健、身心调整等方面进行自我调护，能够减少痛经的发生或者减缓痛经症状。① 饮食调摄：保持饮食均衡，摄入足够的营养，尤其是经期避免摄入过多咖啡因、酒精和辛辣食物，以免加重痛经症状。增加富含镁、钙、维生素 E 等营养素的食物摄入，如坚果、绿叶蔬菜、全谷类等。② 自我保健：对于寒凝血瘀或者虚寒类患者，可以使用热水袋或暖贴对腹部进行热敷，促进血液循环，缓解肌肉紧张。也可以用手掌轻轻按摩腹部，疏通经络，缓解疼痛。③ 适当运动：选择一些较为温和的运动形式，如散步、瑜伽等，以达到血液循环流通，缓解肌肉紧张的目的。避免剧烈运动和过度劳累，以免加重痛经症状。④ 心理调适：保持开朗豁达的心情，减少不必要的焦虑与紧张情绪。通过听音乐、看电影等方式放松心情，缓解压力，也可尝试心理调适技巧，如深呼吸、冥想等，缓解痛经带来的不适感。⑤ 中医保健：经期可以轻揉关元、三阴交、血海等穴位，有助于缓解痛经；也可以采用中药足浴，常用的有当归、红花、艾叶、益母草、干姜等煎汤泡脚。

（王　杰）

月经失调的十种基本证型辨治

月经失调是妇科常见的疾病，快节奏的城市生活以及生活上的压力经常导致妇女患有月经失调。月经失调多表现为月经周期的改变和出血量的异常，也可随着月经周期出现小腹痛，甚至全身症状。沈红权运用中医藏象、五行等基础理论，辨证施治，对于月经失调，尤其是难治性月经失调有着独特的见解。在传统中医理论中，女性的经期健康状况与气血平衡、经络运行状态及脏腑功能密不可分，尤其是肾脏。肾部贮藏精元，可进一步转化成血液，确保精与血的相互滋养，这是经期顺利进行的基础。经期的始与终主要取决于肾气的盛衰及生育能量，即天癸的循环畅通。在《黄帝内经・素问》的“上古天真论”一章中阐述了这个概念：“女子七岁，肾气盛，齿更发长。二七而天癸至，任脉通，太冲脉盛，月事以时下，故有子……七七，任脉虚，太冲脉衰少，天癸竭，地道不通，故形坏而无子也。”明清时期的沈金鳌在其所著《妇科玉尺》中提出，月经的规律性至关重要，无论是月经提前、推迟、量多、量少，还是数月一次或几个月仅一次，均属于身体功能紊乱的表现。沈红权认为，导致月经紊乱的原因通常在冲任两脉和子宫的问题上，其根本或是先天的不足，或是后天的调节失当，如肾气不足或冲任二脉供血不足可能引起胞宫的气血循环障碍，导致月经不调。日常生活中的过劳、情绪波动，乃至外界的六淫入侵，均有可能成为诱发月经不调。在脏腑病位上，沈红权认为，肾、肝、脾的健康状况对月经周期有显著的影响。知往鉴今，中医名家对后天失调的月经已经有过许多病机分析。《景岳全书》中论述："若脉证无火，而经早不及期者，乃其心脾血虚，不能固摄而然。"《妇人大全良方》中提及，若阳气过旺，可能导致经期提前。在《丹溪心法》中所记载："经水不及期而来者，血热也。"《傅青主女科》中记载，经血提前且流量增加，象征阳热盛而阴液充足；若经血提前流量减少，则反映出阳热旺盛而阴液不足。

在深入探究传统中医典籍并累积实践经验的基础上，沈红权归纳出月经失调在临床上的十种基本证型，分别是：肾气虚证、脾气虚证、阴虚火旺、血虚证、肝气郁结、血瘀证、寒凝胞脉、血热证、湿热内蕴和痰湿阻滞。以肾气虚为例，症状可表现为月经不定期，月经量少色浅，血液黏稠度降低，伴有下背部和腿部的酸软感，头晕和耳鸣，以及尿频，患者面色偏淡而晦暗，舌色淡，苔薄白，脉细而沉。治法采用补气养肾，调经养血，选方大补元煎，方药为党参 15 g、炒山药 9 g、熟地 6 g、杜仲 6 g、当归 6 g（如果患者出现腹泻或者痢疾则不用）、山茱萸 3 g、枸杞子 9 g、炙甘草 3 g。若患者腰痛剧烈，宜加用续断 9 g，旨在滋养肝肾，增强腰膝；若患者阴道分泌物异常增多，宜搭配金樱子 6 g、鹿角霜 9 g、芡实 10 g，有助于温补肾气，收敛带下；若患者夜间排尿次数较多，另加益智仁 12 g 和桑螵蛸 10 g，温肾缩尿。

因脾气虚引起的月经紊乱，可表现为经期失常、非经期出血、月经量增多，颜色淡、质地稀，以及少气乏力，常感下腹坠空，胃纳欠佳，便溏，舌色偏淡、薄白苔，脉缓弱。调理此证宜补气养脾，固冲调经，选方补中益气汤，组成为黄芪 12 g、茯苓 15 g、陈皮 9 g、党参 15 g、柴胡 12 g、升麻 6 g、熟地 15 g、当归 12 g、生姜 9 g、红枣 6 g。若患者月经偏多，应去除有助于血行的当归，相应增加党参和黄芪的用量来益气升提止血，同时添加艾草 6 g、棕榈炭 9 g 和煅牡蛎壳 15 g，加强止血和收敛作用；对于经常出现便溏的患者，另加茯苓 12 g、山药 9 g 和白扁豆 9 g，旨在补脾养胃。

阴虚火旺导致的月经紊乱，常表现为月经提前或在月经间期有出血现象，血量较少，血色亮红且黏稠，患者也有阴虚症状如潮热盗汗、手足心热、咽干口渴，其舌色偏红而苔薄，脉象细数，此证宜养阴清热，凉血调经。所选方两地汤，组成为酒生地 30 g、玄参 30 g、酒白芍 15 g、麦冬 15 g、地骨皮 9 g 和阿胶 6 g。若患者手足心热甚，加用龟板 15 g 与白薇 10 g 以滋养阴液、祛内热；倘若见经血量少，添何首乌 3 g、枸杞子 9 g、熟地 6 g 以滋补肾阴、促进精血生成。

血虚证患者多有经期延后、经血量减、色淡质稀，眼花头昏、心悸失眠等症状，肤色稍显暗或黄萎，舌色淡、苔薄，脉细弱。治以养血益气调经，选方人参养荣汤，组成为黄芪、当归、桂枝心和炙甘草各 15 g，陈皮、白术和党参各 12 g，芍药 30 g、熟地 9 g、五味子 3 g、茯苓 15 g、远志 6 g。若患者自觉心慌失眠，宜添加柏子仁、酸枣仁各 9 g，以安神定志；遇小腹隐痛，宜倍用白芍，并搭配香附 12 g、阿胶 9 g，以助理气补血，缓解疼痛；若血虚阴虚并见，宜加用女贞子 6 g、墨旱莲 10 及地骨皮 9 g，以助滋阴降火。

肝气郁结则月经不定期，经量不定，患者经血色较深，且往往含血块，常兼杂胸闷、嗳气食少、胁肋痛、胸腹及乳房胀痛，病情症状常随情绪波动，舌淡红，舌苔薄白或黄，脉弦，治疗着重疏肝理气，活血调经，使用逍遥散加减，方药为当归、茯苓与白术各 12 g、芍药 15 g、柴胡 9 g、甘草 15 g、生姜 6 g、薄荷 3 g。若患者腹痛较剧，加入延胡索和香附各 9 g，以疏气通滞缓解疼痛；若经下血块较多，须加益母草 12 g 与牡丹皮 6 g 助血行，消散瘀块；患者兼有热象，应另投牡丹皮 12 g、栀子 9 g；若肾虚明显，宜加用熟地 9 g 和菟丝子 12 g，旨在滋补肾精；若肝郁横逆犯脾，添加陈皮 12 g 与厚朴 12 g 以助气机、和胃健脾。

血瘀证患者除月经周期、经量异常外，往往表现为经血暗紫黏稠，夹有血块，下腹刺痛拒按，血块排出体外时，疼痛感会有所缓解，舌质紫黯，或有瘀点瘀斑，脉象涩而有力，治疗以化瘀止血并重，方选桃红四物汤合失笑散，组成为当归 12 g、生地 9 g、白芍 12 g、川芎 12 g、桃仁 5 g、红花 6 g，并辅以失笑散（五灵脂和蒲黄各 6 g）。若患者腹痛剧烈，并用延胡索、香附各 12 g 疏肝理气、活血止痛；体质偏寒者，加用肉桂与川楝子各 3 g；气郁不畅者，应添川乌 6 g；有内热者，加用丹皮 12 g，栀子与鸡血藤各 9 g。

寒凝胞脉所致月经不调多见经期延后，经量减少，小腹冷痛，畏寒肢冷，舌色偏暗，苔白滑，脉沉紧或迟，治宜温经散寒，活血调经，常用温经汤加减，方药为吴茱萸 9 g、麦冬 9 g，当归、白芍、川芎、党参、桂枝、丹皮、生姜、半夏各 6 g，甘草 3 g。若经血量多，加用炮姜 3 g、艾叶炭 6 g 温经止血；若经血偏少，宜添加丹参和益母草各 9 g 活血调经。

血热证通常表现为月经周期缩短，出血量增多，血色深紫质稠，伴心悸不安、胸闷、渴喜冷饮、大便干结、小便短赤等症状，舌红苔黄，脉象滑数，治疗上以清热解毒、凉血调经为主，常用清经散治疗，药方为牡丹皮 9 g、地骨皮 15 g、芍药 9 g、熟地 9 g、青蒿 6 g、茯苓 3 g、黄柏 3 g。若经量过多，去茯苓，添茜草、侧柏叶、地榆各 6 g 凉血止血。

湿热内蕴以经间期出血、血色深红质稠、白带黄而多为主要表现，临症常伴有心烦口渴、口苦咽干，舌红苔黄腻，脉滑数。治法以清热利湿、凉血止血为主，选用清肝止淋汤加减治疗，组成为白芍 12 g、当归 12 g、生地 6 g、牡丹皮 3 g、黄柏 3 g、牛膝 5 g、香附 3 g、黑豆 6 g、茯苓 6 g、地榆 6 g。若出血较多，则去活血药，加入茜草 10 g、芥穗炭 6 g、仙鹤草 6 g 以止血；若白带量多，加入土茯苓、椿皮各 15 g 利湿止带；大便黏腻者，去生地、当归、白芍，加厚朴 12 g、砂仁 6 g、白扁豆 9 g 益气健脾利湿。

痰湿阻滞证，以经血量少色淡、质地黏稠、头身困重、带下增多为特征表现，亦可见患者体胖、上腹胀满、恶心反胃，舌体胖，苔白腻，脉滑，治宜祛湿化痰、行血调经，方选苍附导痰丸，组方为苍术 15 g、香附 15 g、陈皮 12 g、胆南星 9 g、枳壳 9 g、半夏 9 g、川芎 9 g、茯苓 9 g、炒神曲 9 g。若患者乏力明显、胃纳不佳，添加白术 9 g、党参 12 g 以增强脾气；若上腹胀痛、恶心呕吐，应加砂仁 3 g、枳壳 6 g 醒脾和胃；带下过多者，另加车前子 9 g、薏苡仁 6 g 除湿止带。

沈红权在临床实践的过程中进一步学习了叶熙春治疗月经不调的思想，将调心脾、治阳明，养肝肾、理奇经，调厥阴、治寒邪等思想与自己的临床经验相结合，认为现在前来就诊的女患者普遍工作压力较大、饮食及作息不规律，导致肝肾有损、脾胃常虚，甚至心脾不足，此外仍有部分患者因过分保持身材导致冲任虚寒、月经不调，这与叶熙春的治疗思想亦有重合之处。经过长期的临床积累，沈红权得出了以“扶土理木、调经安神”为主的治疗理念，取得了不错的疗效。

病案举例

傅某，女，45 岁。

初诊：2023 年 3 月 7 日。

【主诉】月经经期提前 2 周，伴经间期出血。

【现病史】患者上次月经 2023 年 2 月 19 日，经期持续 8 日，量、色、质无异常。2 月末因担心家中孩子学业，常少寐多梦，晨起常感乏力。近半月来食欲下降，情绪急躁。5 日前出现少量经血，昨日突来月事，刻下神清，精神可，胃纳差，二便调，少寐多梦。舌偏红，苔薄黄，脉弦中带细数。

【诊断】月经失调(肝气郁结证)。

【治法】疏肝扶脾，调经安神。

【方药】当归 15 g,芍药 15 g,柴胡 15 g,黄芩 12 g,白术 12 g,甘草 6 g,干姜 6 g,薄荷 9 g,远志 12 g,柏子仁 12 g,酸枣仁 12 g,夜交藤 6 g,黄连心 3 g,茯苓 12 g,绿萼梅 6 g。21 剂。

二诊:2023 年 3 月 29 日。

患者服用上方后夜寐明显好转,胃纳变佳,提前到来的月经于 3 月 11 日结束,至今无经间期出血,无其他明显不适,故续原方 14 剂继观。

三诊:2023 年 4 月 13 日。

患者服药以来症状明显改善,末次月经于 4 月 10 日到来,周期基本正常。

按语

沈红权认为,40 岁以后的女性患者,多因工作压力与生活压力的双重压迫导致情绪不畅,睡眠不佳,这几乎是大多数月经失调患者在询问病史时谈及的第一件事,可见肝郁导致的月经失调十分常见。沈红权分析,肝最易横逆犯脾,情绪的失常又与心神密切相关,有肝肾同源、心肾相济的生理基础,在肝郁病机下心与肾也时常受损,因此对于肝郁导致月经失调的患者,应着重治疗脾和心肾。此案使用基本方逍遥散加减,旨在调和肝脾,并加用酸枣仁、柏子仁、夜交藤等安神药,用于治疗胃纳不佳、夜寐欠的肝郁月经失调可取得较满意的疗效。

(蒋元烨)

第五节　其他疾病

痰瘀互结辨治体系的构建与临证思维探析

随着人民生活水平的日益改善以及老龄化社会的形成,人们生活节奏发生改变与饮食的多样化,如“膏粱厚味”饮食的增加,以及生活压力的增加、体育锻炼的缺乏,这些改变均容易导致人体蕴热化火生痰,或肝郁气滞而瘀血内生。痰瘀互结是指人体内痰湿和瘀血相互作用,形成一种复杂的病理状态,这种状态容易导致多种疾病的发生，如心血管疾病、代谢综合征、某些类型的肿瘤等。因此，在这些因素的共同作用下，疾病中痰瘀互结证型的发病率近年来呈现出明显的增长趋势，临床医学界对痰瘀互结证型的重视程度也越来越高。

一、痰、瘀以及痰瘀互结的定义

中医界流传着“百病皆由痰作祟”和“顽病从瘀论治”的说法，这反映了痰瘀在许多疾病中的核心作用。

“痰”这一概念在中医学领域中拥有悠久的历史和深厚的文化底蕴。在古代的经典文献《说文解字》中，对“痰”的解释是“淡”，这揭示了它与体内水液的密切关系，并且通常伴随着声音微弱的症状。自东汉医学家张仲景的时代起，“痰饮”这一专业术语便被创造并逐渐形成。到了唐代，中医对“痰”的认识达到了新的高度，“痰”这一术语被广泛应用于医学实践中，成为一个专业术语。在中医理论体系中，“痰”被细致地划分为有形之痰和无形之痰两大类别。有形之痰指的是可以被肉眼观察到、用手触摸到的痰液，例如从肺部咳出或胃部呕出的胃内容物；而无形之痰则是指由于体内津液代谢失衡而积聚的病理产物，虽然无法直接观察到其形态，但其存在可以通过一系列相关症状来辨识。无形之痰的分类更为细致，可以根据病程的持续时间以及与外邪的结合情况进一步细分为新痰、宿痰、老痰、顽痰，以及寒痰、热痰、湿痰、燥痰、风痰等不同的类型。痰的形成是一个复杂的过程，与多种因素密切相关。这些因素包括外感风寒、内伤情志、饮食不节等，这些因素都可能影响肺、脾、肾、肝等器官的功能，导致水液代谢障碍，从而产生痰饮。痰的病理机制复杂多变，包括湿阻、食积、寒凝、气滞、气虚、阳虚等，它可以引起多系统的疾病单发或并发。“百病皆由痰作祟”由此而来，强调了痰在多种疾病发生、发展中的重要作用。

“瘀”一词描述的是血液流动受阻或血液在血管外滞留未能及时消散的病理状态。《说文解字》将“瘀”定义为“积血”，揭示了其与血液积聚的关联。早在秦汉时期，中医文献中便出现了对瘀的记载。尽管《黄帝内经》未直接提及“瘀血”一词，但通过“凝血”“恶血”等表述传达了这一概念。东汉末年，张仲景在《伤寒杂病论》中首次明确提出了“瘀血”这一病名，为瘀血在内科、外科、妇科等领域的治疗应用奠定了基础。随着时间的推移，中医对瘀血的研究日益深入，清代王清任更是提出了“久病必有瘀”的观点，强调了瘀血在慢性疾病中的关键作用。在中医理论中，瘀血既是疾病的后果，亦可能是致病因素。瘀血的形成与气血流通、痰饮、脏腑功能、外伤等多种因素紧密相关。瘀血的病理机制可能涉及外伤导致的血液溢出血管、气滞引起的血液循环障碍、气血虚弱导致的血液循环减缓、寒邪引起的血液凝固、热邪导致的血液过热等。瘀血可能引发心脑血管疾病、免疫代谢性类疾病、消化系统疾病、妇科疾病以及神经系统疾病等各种慢性病和疑难杂症，因此各大医家均有“顽病从瘀论治”的治疗原则。

“痰瘀”因同源相生而互结，亦能互为因果以相兼。痰与瘀血能够相互诱发：一方面，痰的产生可能导致血液循环受阻，从而形成瘀血；另一方面，瘀血的存在亦可促进痰的生成。这是一个双向互动的过程，痰与瘀血相互促进，构成了互为因果的循环。① 痰引发瘀血：通常情况下，我们了解气滞会导致痰的产生，但痰的存在同样会妨碍气的流通。正如《医碥 · 痰饮》所述，痰不仅能够阻碍气机，还能引起胀满。因此，痰阻气滞和气结生痰两者都至关重要，不可忽视。当气被痰所阻，其推动血液流动的能力便会受损，导致血液循环不畅，从而形成瘀血。此外，痰作为一种有形的病理产物，本身就能阻塞经络，进而形成瘀血。② 瘀血生痰：当血液循环受阻，脉络不畅时，会导致津液停滞，积聚成痰。由于津液与血液同源且可相互转化，这为瘀血转化为痰提供了物质基础。如外伤导致瘀血积聚，影响了气的流动，导致津液运行不畅而形成痰，或者瘀血长时间积聚后转化为痰，最终导致瘀血和痰浊相互结合，阻塞经络。简而言之，痰与瘀血之间存在着复杂的相互作用，它们可以相互转化，相互促进，形成一个恶性循环，影响人体的健康。

二、痰瘀互结的西医认识

西医对痰瘀互结这一概念的理解，主要涉及病理生理学方面的变化。在西医的理论体系中，所谓的“痰”通常指的是呼吸道分泌的黏液。在正常生理状态下，这种黏液具有保护呼吸道的作用，能够帮助清除异物和病原体，维持呼吸道的湿润和清洁。然而，在病理状态下，例如慢性阻塞性肺疾病（COPD）或肺部感染等情况下，痰的过量分泌和积聚可能会导致气道阻塞，进而引发呼吸困难，甚至加重感染。这种情况下的痰，已经不再是正常的生理现象，而是成为一种病理产物。

在西医学中，“瘀血”指的是一种血液循环受阻的状态。这种受阻可能是由于血管狭窄、血栓形成或血液流变学改变等原因造成的。瘀血的存在会导致组织缺血、缺氧，甚至可能导致组织的坏死。痰和瘀血在西医的病理生理学中都可能引起身体的炎症反应、微循环障碍和组织修复障碍。这两种病理状态在临床上常相互影响，形成一种复杂的病理机制。

在临床实践中，西医认为在冠状动脉粥样硬化性心脏病、心肌梗死等心血管疾病中，血液供应不足（即瘀血）和炎症反应（类似于中医中的痰湿）可能共同作用，导致病情的进一步加重。在呼吸系统疾病中，如COPD等疾病中，痰液的积聚和微循环障碍（即瘀血）共同影响肺功能，导致患者出现呼吸困难等症状。为了应对这些病理状态，西医通常会采用一系列治疗措施。例如，为了改善血液循环，减少瘀血，西医可能会使用抗凝药物、血管扩张剂等药物。这些药物能够帮助防止血栓的形成，改善血液循环，从而减轻瘀血状态。同时，为了促进痰液的排出，减少气道阻塞，西医还会使用祛痰药物和物理治疗手段，如雾化吸入、拍背排痰等方法，帮助患者清除呼吸道中的痰液，改善呼吸功能等。

通过这些综合性的治疗措施，西医希望能够有效地控制和缓解痰瘀互结所引起的病理状态，从而减轻患者的症状，改善其生活质量。

三、沈红权的经验

1. 中医病名

痰瘀互结证，是指痰浊与瘀血相互结聚，停留于人体某部所表现的复合证候。其常见部位为心、脑、肺、肝、胃、肠及关节等。沈红权认为痰瘀互结的临床应用相当广泛，尤其在慢性疾病的治疗领域，如冠状动脉粥样硬化性心脏病、甲状腺结节、慢性萎缩性胃炎、肠化生、慢性阻塞性肺疾病、失眠、乳腺结节等疾病。痰瘀互结证临床表现为：胸闷、乏力、皮下肿块、皮肤麻木等，常见舌脉为舌质紫黯、瘀斑、舌苔厚腻、脉涩。

2. 中医病因病机

沈红权认为痰瘀互结的发病原因与多种因素有关，包括现代人的生活方式、年龄增长、情绪压力、慢性病的长期存在等。具体来说，现代人营养丰富但锻炼减少，导致体质变化，使实证（如痰和瘀）在临床上较为常见。随着年龄的增长，特别是50岁以上的患者，由于体质变化和气血循环障碍，痰瘀互结的情况较为多见。此外，情绪、睡眠不佳、工作压力大等因素也可能导致气滞痰凝，进而形成痰瘀互结。慢性病的长期存在，如慢性萎缩性胃炎、肠化生等，也可能由于湿困脾胃导致痰湿内生，进而形成痰瘀互结。

痰瘀作为人体生命过程中产生的病理产物，指的是痰浊与瘀血相互纠结，它们既互为因果，又相互作用，从而影响疾病的进展。首先，痰的形成源自人体的津液。当脾胃功能虚弱，无法正常运化水湿时，就会聚湿生痰；或者由于脾胃虚弱，肝气郁结化火，导致水谷精微代谢异常，加上邪热损伤津液，津液被炼化成痰，痰浊内阻，导致气血运行不畅而形成血瘀，痰瘀互结。其次，肝气郁结，气机不畅，气滞血瘀，瘀血内阻，气机失和，津液输布失调，聚集成痰，形成痰瘀互结。瘀血的形成与痰浊紧密相关，体内痰浊凝聚导致气血运行受阻，进而形成瘀血。瘀血阻滞气机，影响气血运行，津液输布失常，又会引发痰浊，因此痰浊与瘀血相互影响，形成痰瘀互结。

3. 辨证要点

中华中医药学会对于痰瘀互结证有中医辨证的标准。

主要指标：舌质紫黯或有瘀斑、瘀点；面部、口唇、齿龈、眼周及指(趾)端青紫或暗黑；头身困重。

次要指标：影像学显示血管闭塞或中重度狭窄(≥50%)，血栓形成、梗死或栓塞，或脏器缺血的客观证据；离经之血(出血后引起的脏器、组织、皮下或浆膜腔内瘀血、积血)；腻苔。

临床见满足上述主要指标≥2 项和次要指标≥2 项同时出现者可诊断为痰瘀互结证。

沈红权认为，在临床上，痰瘀互结的辨病论治要分清主次，要辨别以痰浊为主还是以瘀血为主。其临床表现主要分为两种：第一种，以瘀血为主的表现，常见症状包括四肢麻木、疼痛，胸闷、胸痛，或头部刺痛，舌质紫黯或有瘀斑，脉象涩等症状，还可能出现局部皮肤青紫。常见的相关疾病有冠状动脉粥样硬化性心脏病、心绞痛、心肌梗死、脑梗死、脑血栓等。第二种，以痰浊为主的表现，癥瘕积聚即体内包块，局部肿块，可能出现在头面、四肢或腹部等部位，包括各种肿瘤、甲状腺结节、乳腺结节、子宫肌瘤、肝硬化等，还可能表现为胸闷、痰多，舌苔腻，脉象滑等症状。这属于以痰浊为主的痰瘀互结型。

4. 中医治疗

痰瘀互结在不同系统有不同的治疗方案。消化系统疾病，如胃炎、肠化生、萎缩性胃炎等，治疗时应考虑化痰、和胃、活血、清热解毒等方法。呼吸系统疾病，如慢性阻塞性肺疾病、肺心病等，治疗时应考虑化痰、活血、清热解毒等方法。心血管系统疾病，如冠状动脉粥样硬化、心律失常等，治疗时可以考虑化痰行气、降浊、活血化瘀等方法。内分泌系统疾病，如甲状腺结节、桥本甲状腺炎、原发性甲亢等，治疗时应考虑化痰散结、活血通络的方法。神经系统疾病，如脑梗死、脑出血、眩晕综合征等，治疗时应考虑化痰、活血、清热解毒、祛风、通络等方法。

沈红权治疗痰瘀互结证的总原则是扶正祛邪，他认为疾病的早期治疗重点在于清理痰瘀，后期则需扶正与祛邪并重。早期治疗主要是通过使用清理痰瘀的药物来防止病情恶化；后期治疗则需要扶正和祛邪并重，以巩固疗效，确保疾病不会复发。其中扶正祛邪并用时需要临床医生自行判断邪盛多还是正气虚多，由此来确定治疗以扶正为主还是以祛邪为主，再根据每个患者的具体情况来做出一个相应的治疗方案。

扶正方面，一是益气健脾，二是补肺滋肾。老年患者或久病体弱，患者往往脏腑功能逐渐衰退，气血生化无源，痰瘀互结中夹杂气虚、阴虚、阳虚，或阴阳两虚。祛邪方面，痰瘀互结治疗不外乎“痰”“瘀”，治则清肺化痰、活血通络。

沈红权在药物选择上，避免使用有副作用的药物，如重金属药物，而选择安全有效的中药。对于药物性肝损伤，尤其是中药引起的，应立即停药，并采用健脾保肝等方法进行治疗。药物性肝损伤是由中药所引发的一种严重的毒副作用，需要及时处理，以保护肝脏功能，避免进一步的损害。对于有毒副作用的药物，临床医师应尽可能寻找安全有效的替代疗法，如外用或足浴等。替代疗法可以避免药物的副作用，同时也能达到治疗效果，为患者提供更多的治疗选择。

（刘鑫晔）

代谢病的津液辨治思路与临证特色解析

津液，是构成人体的基本物质之一，它的功能是维持人体生命活动。其主要成分是水，其中也含有部分精微物质。津液是津与液的合称，两者同源于水谷，生成于脾胃，流布于经脉内外，能相互渗透、补充。津液病证，一般分为津液不足和水液停聚两个方面。其中，津液不足证是指因津液亏少，失去滋润濡养作用而出现的以“干燥”为特征的征候。水液停聚是指水液输布、排泄失常所引起的痰饮、水肿等病证。津液的代谢失常和脏腑病变相关，互为影响。津液的运行失常，生成不足，或输布异常，是津液病证的基本病机，容易导致糖尿病、高脂血症、痛风等各种代谢疾病的产生。

沈红权认为，治疗代谢病可以从调养津液入手，针对表现为口渴咽干、唇燥而裂、皮肤干枯无泽、小便短少、大便干结等症状的津液不足证，沈红权主张采用以滋养津液为主的思路，采用养阴润燥、清热生津的治则，缓解阴虚证型的糖尿病、高脂血症、高血压等病的症状。而对于水肿、痰饮等水液停聚证，则以利水渗湿、温阳化气为治疗大法，有效改善水液代谢，减少痰饮水肿等症状，恢复代谢功能。另外，津液病证的治疗并非一成不变，而是需要根据患者的具体情况，结合舌象、脉象等中医四诊信息，进行个体化治疗。例如，对于津液不足证，若患者伴有热象，沈红权会加入清热药物凉血生津；若患者阴虚火旺，则会加入滋阴降火之品以清虚火、润津液。在治疗水液停聚证时，若患者体质偏寒，沈红权会适当加入温阳、助气血运行药物来推动津液输布；若伴有湿热，则会选用清热利湿之品加快津液代谢。通过这种灵活的辨证施治，使治疗方案能够更好地适应不同患者的需求，从而达到更好的治疗效果。通过调节津液代谢情况，不仅可以改善症状，还能从根本上调整机体的代谢状态，实现治病求本的理念。沈红权的这些治疗思路，已在临床上取得了显著疗效，深得患者好评。

病案举例一

陈某，女，55 岁。

初诊：2023 年 5 月 17 日。

【主诉】头晕耳鸣伴口干乏力 1 月余。

【现病史】患者为高三毕业班班主任，自诉最近 1 个月来因工作压力大，熬夜较多，导致头晕耳鸣，口干乏力，饮水量一般，大便秘结，2～3 日一行，焦虑急躁，胃纳可，小便黄，夜寐入睡难。刻下面色萎黄，神疲乏力，形体消瘦，焦虑，口唇及皮肤干。舌红干苔少，脉弦细。

【既往史】有血糖升高史，最高空腹血糖 7.2 mmol/L，未服药，饮食控制。有高血压病史，最高血压 190/110 mmHg，服药控制，近来维持在 160/90 mmHg 左右。

【西医诊断】高血压病 3 级(极高危)。

【中医诊断】眩晕(阴虚阳亢证)。

【治法】滋阴生津，平肝潜阳。

【方药】玄参 15 g，生地 20 g，麦冬 12 g，知母 6 g，玉竹 12 g，黄精 12 g，赤芍

12 g,丹皮 12 g,栀子 9 g,生白芍 10 g,豆豉 10 g,茯神 10 g,天麻 12 g,钩藤 9 g(后下),石决明 15 g,黄芩 6 g,川牛膝 9 g,杜仲 12 g,桑寄生 12 g,夜交藤 15 g。14 剂,水煎服,每日 2 次,口服。

二诊:2023 年 6 月 7 日。

患者服用药物后,头晕耳鸣症状明显改善,口干乏力感也有所缓解,大便两日一次,排便难。夜寐较前好转。血压 140/90 mmHg 左右。舌红,苔少,脉细弦。根据病情变化,调整方药,加火麻仁 15 g、厚朴 10 g、芦根 9 g,巩固滋阴生津和润肠之效。

三诊:2023 年 7 月 5 日。

患者头晕耳鸣症状基本消失,口干乏力显著改善,血压稳定在 135/80 mmHg,二便调。情绪较稳定。舌红,苔薄白。脉细。根据病情持续好转,对方药进行微调,去豆豉、栀子、芦根,生地改 12 g,加葛根 15 g。续服 2 个月后停药,目前无变化。

按语

津液是人体一切正常活动的基础,若津液不足,患者则表现出口干、咽干、眼睛干涩、烦躁等不适。本病患者有高血压病史、血糖升高史,是一位有代谢病的中年女性,气血津液渐枯,又起居无定时、多思虑,暗耗阴血,导致素体阴亏,其体内津液亏损,肝肾不足,精血亏虚,不能上荣于脑而发为头晕。因津液亏耗,皮肤、口唇、咽失去滋润荣养,故呈干燥之象。津伤则尿液化源不足,故小便短赤;肠燥失其濡润,故可见大便干结。舌红少津,脉细数,皆为阴津亏耗,内生虚热之象,四诊合参,为阴津不足,制阳无力之阴虚阳亢之证。

方用增液汤合天麻钩藤饮加减。玄参、生地、麦冬增津液,润肠;知母、玉竹、黄精共奏滋阴增液之功;赤芍、丹皮、栀子、生白芍养阴柔肝,活血解郁;天麻平抑肝阳,息风止眩;钩藤清泄肝火,息风定眩;石决明清热平肝,潜阳兼明目;川牛膝引血下行,直折亢阳;黄芩清肝降火,杜仲、桑寄生补肝肾,协同降压;夜交藤、茯神宁心安神。在治疗阴虚少津型的眩晕病中,运用增津液的方法,有事半功倍之效,巩固了治疗成果。该病例体现了津液代谢理论在实际诊疗中的巧妙运用。当然,沈红权也强调治疗代谢病非一日之功,需患者积极配合,持之以恒。在整个治疗过程中,患者还需要调整生活方式,保持良好的作息习惯,避免过度劳累,注意调畅情志,以防再次因少津阴亏,导致病情反复。

病案举例二

张某，女，66岁。

初诊：2023年4月19日。

【现病史】患者有脂肪肝病史，近期查血脂示，TC 6.45 mmol/L，TG 8.82 mmol/L，LDL－C 4.05 mmol/L，高密度脂蛋白（HDL－C）0.96 mmol/L。其他血象检查未见异常。心电图示左室高电压。头颅MRI检查未见明显异常。刻下头昏、乏力，偶有胸闷、腹胀，自觉咽部痰多，平素易自汗出，无口干、口苦，纳寐一般，二便尚。舌淡胖有齿痕，苔白滑，脉细。

【既往史】脂肪肝病史。肺结节病史，结节约5～6 mm。

【西医诊断】高脂血症。

【中医诊断】脂浊（气虚痰阻证）。

【治法】健脾益气，豁痰化浊。

【方药】生山楂30 g，白茯苓15 g，炒决明子15 g，绞股蓝10 g，黄芪15 g，虎杖10 g，炒苍术10 g，草果仁10 g，车前子15 g，枸杞子15 g，片姜黄10 g，金荞麦30 g，黄芩10 g，牛蒡子10 g，炒芥子10 g，夏枯草15 g，蒲公英30 g，浙贝母10 g，玄参15 g，猫爪草15 g，藤梨根10 g，煅瓦楞30 g，煅牡蛎30 g，荷叶10 g。14剂，水煎服，每日2次，口服。

二诊：2023年5月24日。

患者服药后自觉精神改善，但略感头晕、乏力，咽部仍有不适感，无恶心呕吐，自汗症状减轻，胃纳尚可，二便调，夜寐安，舌淡胖有齿痕，苔腻，脉细。上方去白茯苓、蒲公英、藤梨根，夏枯草改30 g，加桑白皮15 g、百蕊草30 g、葛根10 g、延胡索15 g、炒王不留行15 g。14剂，水煎服，每日2次，口服。

三诊：2023年6月21日。

患者精神可，无头晕昏沉，无胸闷气急，无乏力感，偶有自汗，胃纳佳，夜寐安，二便调，舌淡略有齿痕，苔白，稍腻，脉细。复查血脂示，TG 3.79 mmol/L，TC 5.27 mmol/L，HDL－C 0.88 mmol/L，LDL－C 2.68 mmol/L。血脂已明显下降。原方续服。

按语

本案患者血脂代谢异常，中医辨证为脂浊之气虚痰阻证。痰证是功能失调之脏腑凝结出的水液物质，质稠厚，停聚于脏腑、经络、组织之间而引起。脾气亏虚，则见乏力；气虚则卫表不固，易自汗；脾虚运化失司，则水谷精微物质不化，聚而化为脂浊，临床可见血脂指标升高；浊邪内生，上犯于清窍，故见头晕昏沉；痰浊内阻心脉，胸阳不展，气机不畅则感胸闷；恶心、腹胀均为中焦气机受阻的表现，故治以健脾益气，豁痰化浊。茯苓补脾虚气弱之本，脾健则气自生，脾运则浊化；黄芪，益气固表，卫表固则汗止；荷叶化浊降脂；山楂、虎杖、车前子、绞股蓝、决明子等清热化湿，活血通络，使湿邪得化，郁气得舒，脾运通畅，则痰浊得除，故诸药合用，共祛痰、浊、水、湿之邪，使四者亦无再生之路；养肝健脾，补泻兼施，既滋养肝阴，又祛邪外出，从而达到标本兼顾的治疗目的。高脂血症并非朝夕所得，久则易形成血脉癥积，故以片姜黄破血行气、通络化瘀。二诊时患者症状好转，虽未愈，但知药已对证，因久病当以慢治，切莫猛药强攻，故继续加减徐徐图之。三诊时患者明显好转，血脂水平基本恢复，但痰浊黏腻，难祛易发，顽积也非数日可取，故当继续守上方以巩固治疗。

沈红权认为，津液失衡是导致代谢病的重要因素，在临床实践中，他从津液病角度论治代谢病，改善患者气血和津液运行，疗效显著。另外，健康的生活方式，包括合理饮食、适量运动、充足睡眠等对于预防和治疗代谢病也具有积极的作用。

（黄静怡）

运用“益气布津”法治疗燥痹

一、现代医学对干燥综合征的认识

干燥综合征是一种慢性自身免疫性疾病，以侵犯泪腺、唾液腺等外分泌腺为主，患者常有的临床症状为：角膜、结膜、口腔等干燥。该病也可累及肺脏、肝脏、胰腺、肾脏等重要内脏器官，甚至累及神经系统。本病好发于30～60岁的女性，患病率大约是男性的9～10倍。现代医学尚无根治方法，临床主要以对症治疗为主，使用人工唾液或泪液等改善症状。免疫功能异常的患者，需要服用一些免疫抑制剂。干燥综合征患者的预后大多良好，若是仅有口、眼干燥症状的患者，可正常生活和工作，生存年限和普通人群无异；伴有内脏损害的患者，经过治疗后，大多可以控制或缓解症状。

二、中医对干燥综合征的认识

中医学将干燥综合征归为“燥痹”范畴，是因燥邪损伤气血津液而致人体津液亏损、气血亏虚，以致筋脉无所濡养，使肌肤干枯、脏器受损，临床上多以五脏、六腑、九窍的阴津不足为表现，故中医称之为“燥痹”。临床上以辨表里虚实为主导进行辨证论治。感受到外界燥热邪气侵袭导致疾病者，其发病迅速且病程较短，通常属于表实证；而那些先天禀赋不足、年老体弱、治疗不当或久病入里的患者，起病较为缓慢，病程也相对较长，常有五脏六腑的阴液损耗，主要属于里虚证。同样也存在内虚复感外邪者，多为虚中夹实之证，虚中带实。《素问·至真要大论》曰“燥者濡之”，即以滋阴润燥为治疗之本，再根据不同病因病机配合以益气养阴、健脾益胃、活血化瘀、补益肝肾等治法。

三、沈红权治疗燥痹的经验

津液负责荣养和润泽机体各个组织，内达脏腑脑窍，外至四肢百骸、筋肉骨骼、皮肤毛发，是维持人体生命活动必不可少的重要物质。若阴虚火旺致津液枯涸，进而脏腑组织功能失调、运化荣养功能不足，最终燥邪内生；或气虚无力运载输送津液，那么全身就会失去应有的滋养和供应。燥痹久病者多以气阴俱亏证为主，所以沈红权在剖析燥痹病证时十分看重气与津液的关系。他认为，气与津液都来源于水谷精微的转化，津液的生成、输布及其他代谢产物的排泄，无不依赖于气的作用。《素问·经脉别论》说：“饮入于胃，游溢精气，上输于脾，脾气散精，上归于肺，通调水道，下输膀胱。水精四布，五经并行。”气对津液的作用在生理上可概括为“气能生津”“气能固津”“气能布津”三个方面的作用。如果脾胃之气旺盛，就能生成充足的津液；气的推动、布散作用，使津液输布全身，且不致滞留；气还能固摄津液，不使其妄泄出来，从而保持体内津液的充足。如若气虚，一方面生化乏源，津液生成不足；另一方面缺少气的固摄之力，水液流失量过大，亦可导致机体津液亏损。

由此可见，想要生津，不仅需要补足阴虚，还需佐以益气健脾之品，往往能起到更好的疗效。在治疗时，沈红权善用益气布津法，其原理是：益气健脾，恢复脾气健运之功；养阴生津，实其阴液以布全身。

益气健脾者，沈红权喜用黄芪、白术。《神农本草经》中对黄芪的阐述：“与养阴清热药同用，更能息内风也”，意在通过补内乏之正气，达到激发津液之功。黄芪与增液汤中的地黄相配伍，黄芪益气，地黄养阴，治疗气阴两虚之燥痹。《伤寒论》285条理中汤方后注“若渴欲得水者，加术，足前成四两半”。加重白术用量，可以增强脾土运作，使脾气上升，体内津液得到合理的分布调和，则口舌得润，缓解口干的症状；通过白术健脾运湿的作用，无须刻意生津，肠道内的津液也能得到充分输布。

养阴生津者，沈红权亦常用增液汤合沙参麦冬汤加减。增液汤有滋阴增液，润燥通便之效。方中君药玄参用量30 g，重剂而投，大补阴液；生地甘苦而寒，壮水生津，与甘寒的麦冬共为臣药，增君药养阴增液之力。三味相配，共奏增液润燥之功。沙参麦冬汤同样出自《温病条辨》，主治燥伤肺胃阴分，津液亏损之证。方中沙参、麦门冬甘寒生津、清养肺胃，为君药；天花粉、玉竹养阴润燥、生津解渴共为臣药。现代药理实验研究表明，沙参麦冬汤的有效成分有抑制促炎症因子和促纤维化细胞因子的释放，抑制脂质氧化及促进SOD（超氧化物歧化酶）活性的作用，可用于治疗干燥综合征。

除了上述药物，沈红权还常在治疗燥痹的组方中使用白芍、葛根等药。白芍为常用中药，有敛阴平肝之效。从白芍根部提取的白芍总苷是一种无明显毒性的新型抗炎免疫调节剂，可以调节免疫细胞的增殖和免疫活性物质的产生。临床研究表明，白芍总苷能明显增加患者唾液流率，改善口干症状，同时能缓解便秘。葛根能生津止渴，可配麦冬、天花粉等同用。清代医家柯韵伯曰：“葛根味甘气凉，起阴气而生津液，滋筋脉而舒其牵引。”对于外邪入里耗气伤津的口渴、阴虚内热津液不足的口渴、脾虚不能运化水液的口渴均可使用葛根。

沈红权在治疗燥痹方面积累了丰富的经验。通过这些药物的合理配伍和应用，不仅能够缓解患者的症状，还能够调整和恢复机体的内在平衡，从而达到治疗燥痹的目的。

病案举例

赵某，女，82岁。

初诊：2023年9月19日。

【主诉】眼干、唇干伴大便干燥10年余。

【现病史】患者10年前因反复双眼干涩于外院就诊，确诊为干燥综合征。

后时常发作口唇干裂，口干饮水不解。伴鼻腔干燥疼痛，大便干结，三日一行，排便时费力，伴有腹胀。皮肤干燥脱屑。平素自觉倦怠乏力，腰膝酸软。刻下胃纳可，小便黄，夜寐欠佳。舌红苔黄腻，脉细数。

【西医诊断】干燥综合征。

【中医诊断】燥痹(气阴亏虚证)。

【治法】益气健脾，养阴生津。

【方药】地黄 30 g，天花粉 30 g，葛根 30 g，南沙参 30 g，北沙参 30 g，天冬 30 g，麦冬 30 g，玄参 30 g，玉竹 15 g，黄芪 15 g，白术 30 g，白芍 30 g，乌药 15 g，大腹毛 15 g，牛膝 15 g，焦栀子 15 g，枳实 9 g，酸枣仁 15 g，川芎 30 g，火麻仁 15 g。7 剂。

二诊：患者鼻腔干裂改善，大便干结改善，仍有口干，夜寐不佳。舌红苔微黄，脉细数。病机未变，治则同前。

【方药】原方加青皮 15 g、黄芩 9 g、白茅根 30 g、五味子 10 g、龙齿 15 g、灯心草 9 g。7 剂。

三诊：患者大便仍干，两日一行。口干鼻干、腰酸乏力明显好转。夜寐稍改善。舌红苔白，脉细数。病机未变，治则同前。

【方药】原方加桑叶 9 g、百合 9 g、桃仁 6 g。14 剂。

按语

患者老年女性，先天禀赋不足，年老体弱，燥邪久病及里，耗伤肺、肾、肝、脾、胃之阴液，致阴虚津亏者，辨属里虚。本病以津亏液耗的临床表现最为突出，患者有口唇干裂、鼻腔干疼、大便干等表现。气能生津，气虚生津无力而津亏；津能载气，津伤，气随津脱而气虚，两者相互作用形成气津两伤。久病气虚，患者表现为倦怠乏力、排便费力。方用增液汤合沙参麦冬汤加减。增液汤中三药合用，重剂而投，大补阴液，润滑肠道，促使糟粕下行，并借寒凉清热，使诸症得解。沙参麦冬汤中麦冬、北沙参属心胃，天冬归肺，沙参到清代开始分南北，有谓其甘，微苦微寒，有谓其甘淡凉，现在一般认为其补虚退热，益五脏之阴。玉竹与麦冬相似，都是充补肺胃之津用，更偏于肺。组方中的黄芪、白术体现了沈红权益气布津法的特色，脾胃之气旺盛，则生成津液充足。同时针对患者便干腹胀、排便无力，加以大腹毛、乌药、青皮、枳实、火麻仁等行气消积，润肠通便，并对症予酸枣仁、川芎改善睡眠。二诊时患者症状稍有改善，诉仍有口干、夜寐不佳，加黄芩、白茅根清热生津、除烦止渴，加龙齿、灯心草除烦安神。三诊患者症状皆有好转，大便仍干燥，重以补气增液，润肠通便。

（熊桑榕）

多汗症的临证经验总结

在西医学中，全身或局部的汗出较多的疾病称为多汗症，本病特点为慢性、自主性，多由交感神经兴奋导致汗液分泌增加所致。随着现代居民生活水平的不断提高，人们对于日常生活质量的标准、要求也逐年提升。作为一种临床常见病症，近年来因为多汗症前来就诊的患者人数逐年增多。临床上多汗症分为原发性和继发性，原发性顾名思义，多汗这一症状作为主证单独存在；而继发性则次于主证，多汗常常作为一种兼证，多发生在其他疾病的患病过程之中。原发性多汗症因外界或精神刺激而引发的全身或局部的不可控汗液外泄；而继发性多汗症则常由患者自身患有的代谢性疾病、皮肤病、感染或药物所引发。多汗症虽看似不痛不痒，危害较轻，既不会影响患者生命安全，也不具有强危害性，但会对患者的生活质量造成不可忽略的影响。

西医学对于多汗症的病因、病机尚未明确，且临床上一般以观察为主，而中医对于多汗症亦有明确阐述。《明医指掌・自汗盗汗心汗论》有云："夫自汗者，朝夕汗自出也。"《金匮要略・血痹虚劳病脉证并治》曰："男子平人，脉虚弱细微者，善盗汗也。"前者是对自汗的描述，后者则更详尽地描述了盗汗的好发之人，可见中医学对于多汗症的诊治历史悠久。沈红权善治瘿病、心病、虚劳等内科杂病，不论是原发性多汗症，还是继发性多汗症，皆所见颇多，他博采良方，根据自身临床经验进行归纳总结。

通过对已前来就诊的多汗症患者进行初步归纳统计，气阴两虚、阴虚火旺两种证型最为多见，故沈红权临床治疗时常以"补气养阴、清热固表止汗"治疗为主。此外，肺卫不固、营卫不和、心血不足、阳虚血瘀、湿热熏蒸等症也所见频数。临床诊疗时首先应遵循"急则治其标"的原则，当患者出现津伤耗气之象时，为防止其继续损耗正气，以防出现"气随津脱"之象，无论何种证型，皆应以止汗固涩为首要，如麻黄根、煅牡蛎、浮小麦、糯稻根等皆为常用药物。同时应做到标本兼顾，如患者痰瘀互结，则应活血化瘀祛痰；如有阳虚不固，则应补阳固表等；如有心血不足，则应补血养心；如有湿热熏蒸，则应化湿解表。除却上述常见证型，临床亦应具体情况具体分析，原则上沈红权认为多汗症的治疗应在止汗固涩的基础上，结合辨证论治。

除上述辨证治疗外，沈红权认为临床上同时应注重辨病治疗。他善治心病、瘿病及其他慢性虚损性疾病，而这几类疾病恰好均会出现多汗的临床表现。汗为心之液，汗液的排泄有赖于心的调控，故心病可导致汗病，因此当患者存在心脏疾患时，同时又出现多汗症，此时治疗多汗症可由调心入手。如患者心气受损，治疗时应当补益心气；如患者心阳不振，则应温通心阳；如患者心血不足，则应养血补心；如患者气滞血瘀，心脉瘀堵，则应活血化瘀，行气通脉；如患者热迫汗出，实者清热止汗，虚者养阴固表。如若患者病情危重，遇大汗暴脱，则应固心止汗，回阳救逆。根据上述不同证型，沈红权临床常用方剂为炙甘草汤、生脉饮、桂枝龙骨牡蛎汤、酸枣仁汤、归脾汤、桃红四物汤、血府逐瘀汤等。

如今甲亢的发病率在我国约为2.4%，以女性患者居多。从中医学的角度来说，本病属于“瘿病”范畴。在甲亢的发病过程之中，多汗症是其常见的临床表现之一。中医认为瘿病主要病在肝脾，肝主疏泄，影响津液输布，当肝失疏泄时，津液输布调控障碍，可致汗出。同时因病位在肝，易致肝郁，肝郁久而化热，迫津外出，故见汗出。《素问·刺禁论》：“肝生于左，肺藏于右。”二者一同调节气机升降，肺主宣发肃降，这一重要功能离不开肝的输泄功能，若肝失条达，进一步影响肺的宣发肃降，则易导致肺卫不固，汗出不摄。甲亢患病初期，常见肝火旺盛，治疗时应注重清泄肝热，如龙胆泻肝汤、白虎汤等，沈红权常用龙胆草、栀子、知母、蒲公英、夏枯草、白花蛇舌草等。如患者素体本阴虚，或久病所致阴虚，则治疗时应重养阴清热。方剂常用一贯煎、知柏地黄丸、当归六黄汤等，药物多用玄参、生地、天冬、麦冬、玉竹、鳖甲、牡丹皮等。

除上述疾病，临床上常见多汗的疾病还有围绝经期综合征、肺癌、糖尿病、帕金森病、中枢神经系统损伤等。《素问·上古天真论》中载女子“二七，天癸至，任脉通，太冲脉盛，月事以时下，故有子……七七任脉虚，太冲脉衰少，天癸竭，地道不通，故形坏而无子也”。女子七七，天癸竭，月经止，阴阳失和，常见潮热、汗出，并且同时伴有五心烦热，情绪抑郁、烦躁，胸闷心悸，腰虚酸软、失眠等症。对于绝经后之女子汗出的治疗，调和阴阳为关键。沈红权认为，应运用“和”法。本病虽因肾虚所致，但地道不通、枢机不利才是本病关键，因此治以调和阴阳，安营和卫,滋阴补肾,收敛止汗。常用方剂包括小柴胡汤、秦艽鳖甲汤等,药物包括柴胡、黄芩、半夏、知母、黄柏、龙骨、牡蛎、秦艽、地骨皮、青蒿、白薇、乌梅、五味子等。

糖尿病为临床常见慢性内科疾病,糖尿病多汗症属于糖尿病周围神经病变范畴,中医病名"消渴病"。消渴病以气阴两虚为本病病机,久病阴损及阳,又致阴阳失调,或阴阳两虚。沈红权认为,治疗消渴病多汗的总体思路在于滋阴清热,益气固表。常用中药包括黄芪、五味子、生地、北沙参、南沙参、麦冬、龙骨、牡蛎、浮小麦、山茱萸、炙甘草、当归等。常用方剂包括当归六黄汤、竹叶石膏汤、玉屏风散、生脉饮、血府逐瘀汤等。此处需特别指出的是血府逐瘀汤,消渴病久病后阴虚热燥极易伤津,气血无力推动血脉,遂易致血瘀。王清任在《医林改错》中指出:"竟有用补气、固表、滋阴、降火,服之不效,而反加重者,不知血瘀亦令人自汗、盗汗,用血府逐瘀汤,一两付而汗止。"因此,临床治疗时应注重辨证论治,在把握整体治则的基础上,还要对症处理。

当然上述经验主要是针对常见慢性内科疾病,多为虚症。若患者为实证,治疗常以解表、清热、化湿为主。如《素问·疟论》"夏伤于大暑,其汗大出,腠理开发",此种由暑邪所致的汗出应祛暑解表;《素问·骨空论》"风从外入,令人振寒,汗出头痛",由风邪所致的汗出应祛风解表;《素问·痹论》"其多汗而濡者,此其逢湿甚也",由湿邪所致的汗出应祛湿解表;又如《素问·举痛论》"炅则腠理开,荣卫通,汗大泄",由热邪引起的头痛应清热解表。因此临床诊疗时应辨清虚实,切勿盲目运用补益之品,使邪气不出,病程延长。

(鲁　曦)

气阴两虚型多汗症的证治

沈红权在治疗气阴两虚型多汗症方面有着独特的见解和方法。他注重整体观念、辨证施治,治则以益气养阴为主,兼顾养心安神,收敛止汗,采用中药治疗和调整生活方式相结合的方法,为患者提供个性化的治疗方案。

"阳加于阴,谓之汗。"温病大家吴鞠通对《黄帝内经》的这句话进行过具体阐释:“汗也者,合阳气阴精蒸化而出者也……盖汗之为物,以阳气为运用,以阴精为材料。”他从中医阴阳理论的角度,生动说明了汗液产生的机制。而对于多汗症的治疗,清代名医叶天士在《临证指南医案·汗》中提出“阳虚自汗,治宜补气以卫外;阴虚盗汗,治当补阴以营内”,是指人体的局部或者全身皮肤出汗量较正常增多,可能是由于病理性因素或功能性失调所致。通常根据患者的具体症状、体质及生活环境等因素进行辨证论治。常见的中医辨证分型有营卫不和、阴虚火旺、心阴血虚、邪热郁蒸等。除了上述的辨证分型外,根据个体差异,还可能存在其他证型,如常见的阳虚证、气虚证、气阴两虚证等。针对不同证型,治疗方法也各异,包括调和营卫、滋阴降火、清泄肝火、补益调理、补阳固表等。临床上常见的气虚自汗,阴虚盗汗是大多数情况,但并非都如此,就如明代名医张景岳说“自汗盗汗亦各有阴阳之证,不得谓自汗必属阳虚,盗汗必属阴虚也”,所以气虚自汗、阴虚盗汗虽然临床上常见,但也有少部分人因为久病或病变就会出现错杂的病证类型。比如自汗日久伤阴,盗汗日久则伤阳,最后导致出现气阴两虚,乃至阴阳两虚等证。沈红权认为,多汗症多为急病、久病之后,机体失于调养,或素体气阴两虚,气虚不能敛阴,阴虚易生虚火,迫津外泄,故汗出较多。临床上这类患者除了多汗,常伴有夜寐欠安,阴虚易导致心神不宁、烦躁不安,会进一步影响睡眠质量,使患者难以入睡或易醒。众所周知,“汗为心之液”,汗出则心血暗耗,血虚则心神不宁,或神萎不振,或心烦少寐,寐后汗多。舌脉常见气血不足、阴亏之象,如舌质偏红或偏淡红,舌面少津,少苔或剥苔,脉细或细数。在治疗气阴两虚型的多汗症时,益气养阴是关键,同时要兼顾安神定志。通过调理气血,达到阴阳平衡的状态,从而改善整体状况。

沈红权在治疗该类疾病时多选用生脉散加煅龙牡的组方化裁。一般根据辨证论治,选用太子参、党参等作为君药,益气养阴。对于睡眠不佳者,可加灵芝、远志、酸枣仁、茯神等养心安神、滋养心阴;对于神疲乏力、食少不眠、不时汗出、面色无华的患者,常需去麦冬或减量,加入黄芪、白术、茯苓等健脾益气、固表止汗;对于盗汗、口干心烦、阴虚火旺的患者,会酌加生地、玄参、知母、丹皮等滋阴生津、清心降火;对于有气虚寐差的患者,则可加远志、浮小麦、瘪桃干等益气养心、敛阴止汗。针对多汗症患者的治疗,需要注意的是,每个人的体质和病情都有所不同,因此在治疗时,应根据具体情况进行个体化辨证施治。同时,保持良好的生活习惯和心态也是预防和治疗多汗症的重要措施。

病案举例

蔡某，女，65岁。

初诊：2024年2月21日。

【主诉】动则汗出伴夜寐不安半年余。

【现病史】半年前感冒痊愈后经常出汗，动则汗出，夜间亦有。四肢畏寒怕冷，乏力感，手足心热。夜寐不安，多梦易惊醒。断续服用安眠药后，夜间可卧睡3～4小时。刻下大便干，小便可，胃纳一般。气候变化时有气急气喘症状，自觉喉中有痰，痰白少，不易咯出。舌暗红苔薄白腻，脉沉数。

【既往史】支气管哮喘10余年、慢性阻塞性肺疾病3年。

【西医诊断】多汗，支气管哮喘，慢性阻塞性肺疾病。

【中医诊断】汗证（气阴两虚，心神失养证），喘证（肺肾两虚）。

【治法】益气养阴，安神养心，敛汗。

【方药】太子参30 g，五味子12 g，麦冬9 g，炒酸枣仁10 g，茯神20 g，制远志6 g，灯心草6 g，煅龙骨20 g（先煎），煅牡蛎20 g（先煎），黄芩9 g，蒲公英12 g，桑白皮10 g，炙紫菀10 g，麻黄6 g，川芎12 g，赤芍12 g，牡丹皮9 g，地黄12 g，金荞麦9 g，制半夏9 g，炒紫苏子15 g。14剂。

二诊：2024年3月6日。

患者服上方之后，汗出症状减轻，但仍有怕冷。夜寐时长增加，配合安眠药可卧6小时左右，无气急胸闷，无咳嗽咳痰。仍有乏力伴腰背酸痛。舌暗红，苔薄白，脉沉。原方去炙紫菀10 g，麻黄6 g，金荞麦15 g，制半夏10 g，炒紫苏子15 g；加黄芪15 g，牛膝10 g，寄生10 g，狗脊10 g，浮小麦20 g，糯稻根20 g。14剂。

三诊：2024年3月20日。

患者服上方之后，汗出症状缓解，夜寐可，无多梦惊醒，腰酸怕冷等症状亦缓解。给予上方续服14剂，以巩固疗效。

按语

此患者主诉为多汗，兼有夜寐不安，证属气阴两虚，心神失养。其病机主要是气虚不能固摄汗液及卫表，故有出汗、怕冷、乏力等症状；阴虚导致内热迫津外泄、阴液不足导致手足心热、夜寐不安、多梦易惊醒、大便干等症状。沈红权认为临床汗证当注重从“心”入治的准则。“五脏化液，心为汗”，又因心主神明，神不安则不寐，所以在治疗上要注重养心安神，治疗的总原则是益气养阴，方选用生脉散加煅龙牡组方化裁。

生脉散是由补益的人参、滋阴的麦冬和收敛的五味子三味药组成的经典方。沈红权用太子参替换人参作为君药，加强了方剂的补气阴功效，麦冬作为臣药；其性甘寒，养阴清热、润肺生津；五味子作为佐药，性酸温，敛肺止汗、生津止渴；三药合用，共同发挥益气养阴、生津止渴、敛阴止汗的功效。龙骨、牡蛎则具有安神作用，而且煅用收敛固涩的效果更佳，对于多汗症有较好的治疗效果。炒酸枣仁、茯神、远志、灯心草可清心，安神助眠。诸药共奏益气养阴、安神助眠、收敛止汗之功效。

除了中药治疗外，沈红权还提出让患者注重饮食和生活习惯的调整。他认为，良好的饮食习惯和生活方式对于治疗多汗症非常重要。他建议患者应该尽量保持规律作息，不熬夜，避免过度劳累；进行适度的运动锻炼；饮食应以清淡为主，避免辛辣、刺激性食物的摄入，以免加重病情。此外，食补作为饮食调节也是很重要的一环，患者可以按需多食用一些能健脾胃的食材，如薏苡仁、山药、莲子、芡实等药食两用的药材，制作简单的药膳，以缓解多汗症状。

另外，情绪对多汗症的影响较大，因此应注重患者情志方面的调节和疏导，帮助患者树立信心，保持心情愉悦，以促进康复。

需要注意的是，多汗症的治疗应根据个体情况随证进行辨证施治，以确保治疗效果和安全性。

（黄静怡）

慢性疲劳综合征的证治

一、现代医学对疲劳综合征的认识

1. 发病原因和临床表现

慢性疲劳综合征是一种以长期疲劳为主要特征的疾病，患者通常会经历一系列症状，包括明显的乏力感、失眠及多梦、耳鸣和健忘、腰酸背痛等。此外，患者还可能出现头发脱落和须发早白等现象。这种综合征的一个显著特点是其症状会持续且反复发作，且即便经过充足的休息也无法得到缓解，严重的疲劳甚至在醒着时也会出现，并持续一整天。这种疲劳通常会因体力消耗或心理性紧张而加重。它主要影响年龄20～50岁的群体，而且中青年女性比男性更容易受到影响。此外，患者可能还会出现一系列其他症状，包括乏力、肌肉疼痛、关节疼痛、睡眠障碍、食欲减退、精神难以集中、情绪低落、不明原因的发热、咽喉肿痛等。疲劳综合征的病因尚未完全确定，可能为多重因素综合作用的结果。这些因素包括但不限于病毒感染、免疫系统异常、神经内分泌失调、心理因素、遗传以及环境因素等。

2. 诊断及治疗

目前，还没有慢性疲劳综合征统一的诊断标准。进行实验室检查的目的是排除其他引起疲劳的已知疾病，如贫血、电解质异常、肾功能衰竭、炎症性疾病（如类风湿关节炎）、睡眠障碍、甲状腺或肾上腺疾病。只有当其他原因（包括药物副作用）不能解释疲劳和其他症状时，可诊断为慢性疲劳综合征。2015年，医学研究所提出了一个新的名称来治疗这种疾病，即系统性运动不耐疾病（SEID），确认了这种使人虚弱的疾病诊断的有效性并且简化了诊断标准。该标准要求患者出现以下3种症状：① 从事职业、教育、社会或个人活动的病前水平实质性减少或损害，持续时间超过6个月，并且伴随着通常程度很深的疲劳，为新发或明确的发作（不是终生），不是持续过度劳累导致的结果，并且也不会因休息而大幅度减轻；② 伴随身体活动症状加重；③ 不能恢复的睡眠。且出现不少于一项以下表现：① 思考困难；② 站位时出现及平躺时缓解的头轻或头晕的感觉。症状的频率和严重程度应由医生评估。如果人们至少有一半时间没有出现中度、实质性或严重的症状，那么医生需要重新考虑慢性疲劳综合征的诊断。对于慢性疲劳综合征的治疗主要包括认知行为治疗、循序渐进的练习、药物和替代疗法。

二、中医对慢性疲劳综合征的认识

1. 历史记载

中医将慢性疲劳综合征归类为“虚劳”范畴。其发生主要受到多种因素的影响，包括体质先天不足、后天营养失调、外因、内伤等。这种疾病的核心病机在于脏腑功能的逐渐衰退，以及气血阴阳的亏损，且往往经过较长时间无法恢复，其临床表现为以虚损为核心证候，表现为多种慢性虚弱症状。

中医学典籍中对虚劳有着丰富的记载。《素问·通评虚实论》所说的“精气夺则虚”可视为虚证的提纲。而《素问·调经论》所谓“阳虚则外寒，阴虚则内热”进一步说明虚证有阴虚、阳虚的区别，并指明阴虚和阳虚的主要特点。《难经·十四难》论述了“五损”的症状及转归。《金匮要略·血痹虚劳病脉证并治》首先提出了虚劳的病名。《诸病源候论·虚劳病诸候》比较详细地论述了虚劳的原因及各类症状，对五劳、六极、七伤的具体内容做出说明。金元时期的李东垣擅长运用甘温补中的方法进行调理；朱丹溪则更关注肝肾功能，善用滋阴降火的疗法来治疗相关疾病。在明代，张景岳对虚劳提出了“阳中求阴、阴中求阳”的治则。李中梓则在其著作《医宗必读》中强调了脾与肾在虚劳中的关键角色。

2. 病因病机

虚劳的产生可以归因于多种因素。《理虚元鉴·虚症有六因》所说的“有先天之因，有后天之因，有痘疹及病后之因，有外感之因，有境遇之因，有医药之因”，对引起虚劳的原因做了比较全面的归纳。

先天禀赋不足：虚劳之证，常源于先天禀赋之不足；或因父母体弱，精气不充，遗传所致；或因胎中失养，孕育不周，根基不牢；或生后喂养不当，水谷精气匮乏，难以滋养。此类体质之人，脏腑功能较弱，气血阴阳易于失衡，易于罹患疾病，疾病日间反复，进一步耗伤气血，终成虚劳。

烦劳过度：无论是过度的脑力劳动还是体力劳动，都可能对五脏造成损害。过度思虑和忧郁，长期积压在心中难以化解，容易导致心神失去滋养，脾脏功能失调，进而造成心脾两伤，气血亏损。劳力过度，则耗伤肾气，肾气不足，阴阳两损。房劳过度，恣情纵欲，房事不节，易致肾精亏虚。久则五脏皆伤，气血阴阳皆虚，虚劳之证由此而成。

食伤脾胃：饮食无度，如暴饮暴食、饥饱不均、偏嗜食物、营养失衡、酗酒等，均会损害脾胃。脾胃是人体后天的根本，是气血生成的源头。一旦脾胃受损，便无法正常转化水谷为精微。气血来源不充，脏腑经络失于濡养。日久则气血两虚，脏腑功能衰退，虚劳之证由此而生。

久病耗伤：大病之后，邪气虽去，然脏腑受损，气血两虚，阴阳失衡。若失于调养，则正气难复，虚劳之证由此而生。

误治耗精：医者辨证有误，或用药不合理，同样会损伤精气。例如，使用过于苦寒的药物会伤害脾胃，耗损阳气；而燥热药物使用过度则会损耗津液。误治或失治，不仅会延误病情的恢复，更使阴精阳气受损难复，虚劳之证愈发加重。

三、沈红权对慢性疲劳综合征的诊治经验

1. 辨别五脏、分证论治

沈红权认为慢性疲劳综合征的成因主要与虚损有关，表现为由于疾病而导致的虚或疲劳，或者由于虚而引发的疾病。长时间的虚损如未能得到及时恢复，就会加重疲劳感。此类病证的主要特征是气、血、阴、阳的损伤。病变的主要部位在五脏，尤其以脾脏和肾脏的损伤为甚。造成虚损的病因首先会导致某个脏腑在气、血、阴、阳方面的不足，五脏之间相互关联，阴阳互为根基，因此在对虚劳证候进行辨析时，应当将气血阴阳作为辨证的主要依据，同时将五脏的具体虚损表现作为主要辨识依据。正如古代医著《杂病源流犀烛・虚损痨瘵源流》所述："五脏的功能虽各有侧重，但它们所贮藏和调节的无非是精与气，导致虚损的原因主要有四种：气虚、血虚、阳虚和阴虚"；"气血阴阳各有其主导脏器，只有准确辨识，才能精准施治"。

一般而言，对于病情相对单纯的患者，其病变范围往往较为局限，能够相对容易地辨别出气血阴阳亏损的属性以及受损的脏腑。然而，由于气血具有同源共生的特性，阴阳之间相互依存，五脏的功能也彼此关联，因此，由于各种原因引起的虚损往往会互相影响。这种影响可能从某一脏腑的气虚开始，逐渐发展为气血两虚，甚至可能波及多个脏腑。这种相互影响使病情变得日趋复杂，严重性也随之加大。在辨证时，我们必须对此予以高度重视，细致分析，确保辨证施治的准确性和有效性。

沈红权认为治疗虚劳病症，补益是根本原则，正如《素问・三部九候论》所言"虚则补之"。在执行补益策略时，需遵循两个关键点：首先，需依据病理性质的差异，有针对性地选用益气、养血、滋阴或温阳的治疗药物和方剂。这意味着，对于气虚者需益气，血虚者宜养血，阴虚者当滋阴，阳虚者则温阳。其次，紧密结合虚损所涉及的五脏部位，精准选择药物和方剂，以增强治疗的精确性和有效性。鉴于五脏各有其特定的生理功能及病理变化，因此，在治疗时需针对涉及的主要脏腑和病位进行个性化的选方用药。

2. 辨兼夹病证

沈红权在临床治疗慢性疲劳综合征的过程中重视对兼夹病证的辨别与分析。虚劳往往有病程较长，因此在辨证施治时，特别需要关注以下三种情况。首

先，对于因疾病导致虚损且长期虚弱的患者，必须仔细判断其原发病是否仍在持续。例如，原本因热病、寒病或瘀血积聚而造成虚损的患者，需明确其原发病是否已根治。其次，需要考虑是否存在因虚而导致实的情况，例如气虚可能导致血液运行不畅，从而形成瘀血；而脾气虚弱则可能影响水湿的正常运化，引发水湿内停等病理变化。最后，需关注患者是否兼夹外感邪气，因虚劳患者的卫气外固能力较弱，容易受到外邪侵袭，一旦感邪，恢复的难度往往会加大。这类患者在治疗用药方面，与普通人也会有所不同。

在长病程的患者中，阴阳亏损现象较为常见，这种状况可能以阴虚、阳虚或阴阳两虚的形式表现出来。具体而言，阴虚通常表现为内热症状，例如口干、舌燥、潮热出汗等；而阳虚则可能出现畏寒、四肢冰凉等表现，显示出体内阳气不足的迹象。此外，气血亏虚之间存在密切的关联，但二者在具体表现上却各具特点。血虚的患者多表现为面色苍白、心悸、失眠等症状，而气虚的主要特点则是乏力、气短等，这些症状反映了体内阴阳状态失衡，阳虚往往是气虚发展的后果，进一步加重了患者的病情。因此，针对虚劳的治疗需要综合多种方法进行干预，不仅仅依赖于药物治疗，还可融合气功、导引、针推、食疗等多种形式，以达到全面调理的效果。总之，对于长期病程的虚劳患者来说，采用综合性的治疗方式显得尤为重要。在治疗过程中，应高度重视阴阳、气血之间的区别与相互作用，以便根据患者的具体症状，精确选择治疗方法，从而提升整体疗效，帮助患者早日恢复健康。

3. 预防与调摄

中医讲“不治已病治未病”，因此，沈红权认为相关疾病的预防更为关键。在慢性疲劳综合征的调摄护理中要注意：① 寒温适调：虚劳患者由于正气虚弱，容易遭受外邪侵袭，而外邪的入侵又常是病情加剧的关键因素。因此，患者需特别注意保暖、避免受寒，同时也要根据天气变化适时调整衣物，以预防感冒等外感疾病。② 饮食有节：人体气血的生成与饮食中的水谷滋养紧密相关，因此合理调配饮食对于虚劳患者格外重要。在这种情况下，饮食应遵循营养丰富、容易消化，并且不会损伤脾胃的原则，以加速身体的气血恢复。③ 起居有常：生活起居应当保持规律，以实现动静的合理结合和劳逸的适度平衡。避免剧烈运动，可以适当慢步行走、打太极拳、八段锦等，这对于气血的调养和身体的恢复非常有帮助。此外，在生活中还应适当地节制性生活，以保障身体的恢复。④ 调畅情志：过度的情绪刺激会导致气阴的消耗，这是病情加重的一个重要因素。因此，稳定情绪、心情愉悦以及积极乐观的态度，对于促进虚劳患者的早日康复具有至关重要的作用。

（王　杰）

探索“新冠”后遗症及常见慢性疾病的中医诊疗新思路

时过境迁，新型冠状病毒（新冠）感染虽然不再肆虐，但其后遗症对我们的日常生活带来一定影响。沈红权在新冠感染预后方面有着独到的见解，跟师抄方三年，总结了阳康（新冠病毒检测为阳性的患者身体康复）预后常见病症的治疗思路以及理法方药。阳康患者的后遗症，首当其冲的症状就是咳嗽。沈红权认为，新冠感染当属中医学之“疫病”范畴，《黄帝内经》中说到“虚邪贼风，避之有时”，说的是风寒暑湿燥火六淫，加上疫戾之气传染性强，需要隔离阻挡其传播。隋朝巢元方在《诸病源候论》中提出：“其病与时气、温、热等病相类……如有鬼厉之气，故云疫疠病”，首次提出疫戾致病。清代吴又可在《瘟疫论》中首次提出“戾气”一说，认为“戾气”是传染性极强的病邪。

沈红权认为，戾气致病，病邪从肌表口鼻入，肺其华在毛，开窍于鼻，故首犯肺。初起正邪相争，末期邪去正虚，或邪恋于肺，肺气虚损，其宣发肃降功能失常，肺气上逆，发为咳嗽。沈红权以临床疗效为导向，总结出临证思路及辨证方法，拟定主方为止嗽散加减，方药：陈皮 6 g，百部 15 g，白前 10 g，紫菀 10 g，荆芥 10 g，桔梗 3 g，牛蒡子 10 g，黄芩 10 g，浙贝母 10 g，七叶一枝花 10 g。临证诊疗时需结合辨证，随证加减，若患者干咳少痰，加桑叶 10 g，菊花 10 g；若大便不畅，加火麻仁 30 g；若咳嗽痰多，加桑白皮 10 g；若疑似白肺，加葶苈子 15 g，白芥子 10 g；若肺阴虚损，加麦冬 30 g；若气急喘甚，加川芎 15 g，莱菔子 10 g，紫苏子 10 g。

除咳嗽外，阳康后遗症患者低热也较常见。沈红权认为，新冠肺炎久病不愈，或预后不佳，病邪残留肺脏，郁而化热，损耗肺阴，肺阴耗伤，阴虚则热。临床多见持续性低热，伴有盗汗等阴虚症状。沈红权拟定主方为青蒿鳖甲汤加减。方药为：青蒿 10 g，鳖甲 30 g，生地 15 g，牡丹皮 10 g，知母 10 g，白薇 10 g，地骨皮 10 g。随证加减，若低热持续不退，加银柴胡 10 g，胡黄连 10 g；若阴虚较甚，加天冬 15 g，麦冬 15 g，南北沙参各 15 g；若湿热较重，加黄连 3 g，黄芩 10 g，黄柏 6 g，焦栀子 10 g，当归 10 g，茯苓 15 g，炒白术 10 g；若气虚尤甚，加黄芪 15 g，人参 10 g。

久病不仅损伤肺阴，且伤津耗气，肺气虚则卫表不固，乏力多汗。对于此类病患，沈红权治以健脾益气，固表止汗。拟方四君子汤加减，方药：党参 10 g，炒白术 10 g，炒白芍 10 g，黄芪 10 g，陈皮 6 g，糯稻根 30 g，麻黄根 30 g，浮小麦 30 g，煅龙骨 30 g，煅牡蛎 30 g，瘪桃干 10 g；若胃纳不馨，加炒麦芽 30 g，六神曲 15 g；大便秘结者，加青皮 10 g，厚朴 10 g，枳实 10 g；若乏力较重，加仙鹤草 30 g；兼有腰膝腿软，加牛膝 15 g，续断 10 g，枸杞子 10 g，桑寄生 10 g。

鼻为肺之窍，喉为肺之门户。肺生理功能失调，在外可表现为咽炎、鼻炎，沈红权用蔓荆子 10 g，藿香 10 g，黄芩 10 g，蒲公英 15 g，白茅根 15 g 组方，随证加减。若为过敏性炎症，加浮萍 10 g，荆芥 10 g，防风 10 g，黄芪 15 g；若咽痛鼻塞，加金银花 10 g，金荞麦 15 g，重楼 10 g；咽喉干燥者，加麦冬 30 g，天冬 10 g，南北沙参各 10 g，玄参 30 g，生地 15 g。

此外，阳康后遗症患者常会出现失眠，沈红权讲到，新冠病毒病位在肺，同时也能影响其他脏腑。若邪伤心神，或肺失治节，不能助心行血，心血不足，心神失养，发为不寐。沈红权以酸枣仁（打粉）为君药，睡前服用 3～5 g，并根据脏腑辨证，佐以疏肝、理气、和胃。沈红权运用自己丰富的临床经验，在新冠阳康后若干后遗症的治疗上颇有成效。

病案举例

周某，女性，32 岁。

初诊：2022 年 1 月 31 日。

【主诉】新冠阳康后心慌 3 周。

【现病史】患者 3 周前感染新冠，后出现心慌，查心电图提升窦性心律 95 次/分，伴有焦虑、睡眠较差。刻下已无发热，仍偶有咳嗽少量咳痰，痰黏不易咳出，胃纳可，二便调，月经正常。舌质淡苔黄腻，脉滑数。

【西医诊断】新冠阳康后遗症。

【中医诊断】心悸（痰火扰心证）。

【治法】清热化痰，宁心安神。

【方药】柴胡花 9 g，黄芩 10 g，焦栀子 10 g，蒲公英 15 g，蜜制紫菀 10 g，蜜制款冬花 10 g，龙胆 3 g，虎杖 10 g，白花蛇舌草 15 g，炒白术 10 g，茯神 30 g，酸枣仁 15 g，黄连 3 g，香豆豉 10 g，延胡索 15 g，川芎 15 g，葛根 15 g，甘松 10 g，茶树根 15 g，红花 6 g，佛手 10 g，陈皮 6 g。7 剂，症状缓解。

除常见的新冠后遗症外，甲状腺疾病亦是现代社会中高发疾病。隋朝巢元方在《诸病源候论・瘿候》中指出："瘿者，由忧恚气结所生，亦曰饮沙水，沙随气入于脉，搏颈下而成之。初作与瘿核相似，而当颈下也，皮宽不急，垂捶捶然是也。恚气结成瘿者，但垂核捶捶，无脉也；饮沙水成瘿者，有核无根，浮动在皮中。又云有三种瘿：有血瘿，可破之；有肉瘿，可割之；有气瘿，可具针之。"

沈红权根据自己的临床经验，把瘿病分为 5 种证型：痰瘀互结型，肝郁气滞型，脾肾阳虚型，气阴两虚型以及气阴两虚兼痰瘀互结型。经典方有海藻玉壶汤和柴胡疏肝散。《济生方・瘿瘤论治》中云："夫瘿瘤者，多由喜怒不节，忧思过度，而成斯疾焉。大抵人之气血，循环一身，常欲无滞留之患，调摄失宜，气凝血滞，为瘿为瘤。"可以看出，瘿病主要病机之一就是肝郁气滞，故用柴胡疏肝散疏肝理气，活血止痛。沈红权认为瘿病病理因素不外乎气滞、血瘀、痰凝。在瘿瘤初起，但见结块或肿或硬，或赤或不赤，还未溃破者，方用海藻玉壶汤，化痰软坚，理气散结，滋阴泻火。沈红权对于气阴两虚兼痰瘀互结者，开创性地提出益气化痰方，治以益气消瘿，组方为黄芪 15 g、玄参 15 g、夏枯草 15 g、浙贝母 10 g、制半夏 10 g、蒲公英 15 g。此方在改善桥本甲状腺炎中取得较好的临床疗效。

沈红权在治疗非酒精性脂肪性肝病（MAFLD）上具有深厚的专业造诣和丰富的临床经验，通过深入研读中医经典，结合临床实践，秉持"疏肝理气以调畅气机，柔肝养肝以滋养肝体，健脾益气以运化水湿，化浊降脂以清除病邪"的治疗原则，灵活配伍中药方剂，针对 MAFLD 患者的不同证候进行个体化治疗。临证实践中，可有效改善患者的肝功能、血脂等生化指标，缓解临床症状。《诸病源候论・癖病诸候》中指出："癖者，谓僻侧在于两胁之间，有时而痛是也。"1997 年，《中医诊断学杂志》（由中国中医药学会诊断专业委员会主编出版）正式将该病命名为"肝癖"。MAFLD 病因多种，或饮食不节，或劳逸失度，或情志不遂或久病失调。病机多为湿阻、热蕴、痰凝、气滞、血瘀、食积，导致肝失条达，气血运行不畅，发为 MAFLD。

对于肝郁气滞者，治宜疏肝解郁、通络理气、化瘀止痛，可选用柴胡疏肝散或香砂六君子汤与失笑散加减；湿热内蕴者，需疏肝清热、健脾祛湿，柴平汤或二陈汤与失笑散配伍临床更为多用；气滞血瘀者，治疗重在养血活血、柔肝通络，可考虑血府逐瘀汤合失笑散，或一贯煎、养肝汤等方随证加减；肝阴亏虚者，宜补益肝肾、活血化瘀，六味地黄丸与一贯煎加减化裁为治；脾肾两虚、浊瘀交阻者，治疗当温补脾肾、柔肝疏肝、化瘀通络，多用实脾饮、真武汤或济生肾气丸等方灵活配伍；对于肝阴血亏者，治以养阴柔肝、滋阴养血，选方肝脂汤加减。此外，沈红权对于病情较轻者，常选用中药茶饮。作为日常保健，单纯高脂血症者，常用决明子、荷叶、绞股蓝代茶饮；伴肝郁气滞者，常选用白术、茯苓、陈皮代茶饮，能起到较好的预防效果。

沈红权在其他疾病中药茶饮的临床应用中同样有着丰富的临证经验。如脱发者，用旱莲草 15 g、侧柏叶 15 g 代茶饮，伴油脂分泌过多者，加用决明子 15 g；痤疮者，用白茅根 20 g、牛蒡子 10 g、黄芩 10 g 代茶饮。黄褐斑患者，用紫草 10 g、紫花地丁 10 g、西红花 0.2 g；肥胖者，用决明子 15 g、荷叶 10 g、绞股蓝 10 g。水肿患者需根据水肿部位进行辨证论治，睑肿者，拟方桑白皮 10 g、猪苓 10 g、茯苓 10 g；下肢肿甚者，用桑寄生 10 g、益母草 10 g、车前子 10 g。治疗局部疾病，如头晕头痛，拟方天麻 10 g、川芎 10 g、菊花 6 g；耳鸣者，加枸杞子 10 g、川芎 10 g、柴胡 6 g、香附 6 g；口腔溃疡者，用竹叶 10 g、蒲公英 10 g、牛蒡子 10 g；慢性咽炎属虚者，拟方玄参 10 g、麦冬 10 g、石斛 10 g。甲状腺结节患者，拟方夏枯草 15 g、玄参 15 g、浙贝母 10 g；乳腺结节患者，用夏枯草 15 g、黄芩 10 g、柴胡 6 g。尿路感染者，选用白花蛇舌草 15 g、瞿麦 10 g、石韦 10 g；便秘患者，选用火麻仁 15 g、厚朴花 10 g、青皮 6 g。体虚易感冒者，拟方防风 10 g、黄芪 10 g、蒲公英 10 g。多汗者用太子参 15 g、麻黄根 10 g、小麦 15 g；阴虚潮热者，加白薇 10 g、地骨皮 10 g、麦冬 10 g。沈红权强调用中药茶饮作为日常辅助防治手段，不仅可以有效延缓疾病进展，而且患者依从性高，体验感好。因此，可作为中医药治疗的重要选择。

（蒋元烨）

从痰、火论治不寐

不寐，又称“不得卧”，指长期无法获得正常睡眠的一类病证。它多由情志受创、过度劳累或安逸、饮食无节制、久病致使身体虚弱等因素引发。这些因素会造成脏腑机能紊乱，气血运行失常，阴阳失衡，阳气无法归入阴分，进而引发不寐。其病位主要在心，同时与肝、胆、脾、胃、肾等脏腑都存在关联。明代李中梓概括提出："不寐之故，大约有五：一曰气虚，一曰阴虚，一曰痰滞，一曰水停，一曰胃不和。"

沈红权认为，不寐以虚证多见，病情复杂，病程较长，常出现虚实夹杂的情况。治疗失眠重在调整机体的气血阴阳、补虚泻实。

一、不寐的病因病机

1. 常见病因

情志波动引发不寐：当人的情绪出现剧烈波动时，体内脏腑的正常功能就会受到影响，进而引发不寐。比如，长期情绪低落、压抑，容易造成肝气郁结，气郁久而化内火，扰乱心神，让人难以安睡。此外，过度的情绪表达，像狂喜、暴怒、忧思过度、悲伤难抑或惊恐万分，都可能致使心火过旺，扰动心神，使人无法入眠。若是突然遭受惊吓，还会导致心虚胆怯，神魂无法安定，从而出现夜间失眠的情况。

不良饮食习惯致不寐：毫无节制地饮食会给脾胃造成负担，使其运化功能失常。食物在体内无法正常消化，也会滋生痰热，向上扰乱心神，同时破坏胃气的和降，最终引发不寐。另外，咖啡、浓茶这类具有刺激性的饮品也常常是导致不寐的重要因素。

劳逸失衡引发不寐：过度劳累会损伤脾脏，而过于安逸、极少运动同样会致使脾气虚弱，影响脾脏的运化功能。会导致气血生成不足，无法充分滋养心脏，从而使心神失养，引发不寐。长期思虑过度的人，心脾也会受到影响。心气不足，阴血就会逐渐消耗，致使心神不安；脾气虚，则会影响食欲，减少营养物质的摄取，营血生成不足，心脏得不到充足的滋养，进而引发不寐。

病后体弱引发不寐：年老体衰，身体功能也日益衰退，或是长期疾病消耗，体内气血亏虚，尤其是心血不足，无法为心脏提供足够的滋养，使心神不安，最终导致不寐。正如《景岳全书·不寐》中所提到的，"无邪而不寐者，必营气之不足也，营主血，血虚则无以养心，心虚则神不守舍"。

不寐的病机可归结为阴阳失衡。病位在心，但同时与肝胆、脾胃、肾等脏腑密切相关。具体表现为两种情况，一是阴虚无法吸纳阳气，二是阳气过盛无法入阴。从病证的性质来看，可分为虚实两类。由肝郁化火、痰热内扰导致的心神不安的属实证；而心脾两虚、心胆气虚以及心肾不交致使的心神失养的属虚证。不过，若是病情迁延日久，往往会出现虚实夹杂的情况，甚至还可能是由于瘀血阻滞所引发的。

2. 沈红权从痰论治不寐的理论依据

朱丹溪谓："百病之中多有兼痰。"痰饮是疾病过程中的病理产物，同时也是致病因素。沈红权认为，引起不寐的常见病因就是"痰"。当肝气郁结，无法舒畅条达时，便会横逆侵犯脾脏，致使脾脏失去正常的运化功能。脾脏运化失常，体内的气化功能以及输布作用便会受到阻碍，水液的正常代谢也出现障碍，进而形成痰。除此之外，长期大量食用肥腻甘甜、厚重味道的食物，或是偏好辛辣、生冷食物，日久脾胃会受到损害，水液的正常运行被打破，湿气内生。痰为浊物，而心神性清净。痰浊为病，随气上逆，易扰乱心神，使心神活动失常，出现失眠、头晕等症状；若痰浊滞留，郁而化热，则痰热（火）相携为患，导致不寐。

3. 沈红权从火论治不寐的理论依据

"火"是影响阳不入阴的重要致病因素。刘完素提出"五志过极化火"，主张六气皆以火化，五志太过皆可化火为病。朱丹溪认为"气有余便是火"，指出肝气升发太过或肝气郁结，郁怒不解，肝火旺盛，火邪易耗伤阴液，阴虚不能敛阳。无形的"火热"邪气和有实质形态的实邪相互交结。从而阻碍了阳气正常进入阴分，导致失眠。沈红权认为，不寐的发生大多与"火"相关。临床应在辨证的基础上，泻其有余，补其不足，或清肝泻火，或滋阴降火，或清热涤痰，或补泻兼施。

二、治法

1. 从"痰"治不寐

"痰"是疾病过程中所形成的病理产物。肺主行水，脾主运化水液，肾主水，三焦为水液运行的通道。因此，痰的形成多与肺、脾、肾及三焦的功能密切相关。恣食肥甘厚味、外感湿邪、热邪和七情内伤均可导致痰饮内停。痰热内扰引起不寐者，宜清热涤痰以安神，沈红权常用黄连温胆汤加减。饮食不节所致者，宜消食导滞以和胃安神，沈红权常用保和丸加减。

2. 从"火"治不寐

火热与五脏中心相应，火热邪气入营血，易影响心神，轻则不寐、心烦，重则狂躁、神昏谵语等。沈红权认为，火与热邪均属阳，不寐源于阴阳失调。心火亢盛引起的不寐，治应清心泻火，宁心安神。肝郁化火引起的不寐，治应清肝泻火，镇静安神，善叹息者多加郁金、香附、佛手。心血虚引起的不寐，治应补益心脾，养血安神。在治疗中应充分重视心与肾的关系，强调“心肾相交”，指出心为君火，肾为相火，两者各安其位，则心肾上下济济，若肾阴亏于下，心火亢于上而不寐者，治以滋阴降火，交通心肾，常用黄连阿胶汤加减，用牡蛎、磁石重镇潜阳安神；伴盗汗者，多加用麻黄根、浮小麦、龙骨、牡蛎敛汗安神。

三、常用药对

1. 龙胆、栀子

龙胆，味苦性寒，归肝、胆经。龙胆具有清热燥湿、泻肝定惊的功效。其在临床上主要用于肝胆实火之头胀头痛、目赤肿痛、耳聋耳肿、胁痛口苦；主治湿热黄疸、小便淋痛、阴肿阴痒、湿热带下、热病惊风抽搐。《神农本草经》载：“治骨间寒热……定五脏，杀蛊毒。久服，益智，不忘，轻身。”

栀子，味苦寒，归心、肺、三焦经。栀子具有泻火除烦、清热利湿、凉血解毒的功效。栀子能清三焦火邪兼泄心经火热，常用于治疗热病心烦、燥扰不宁或神昏谵语。

肝主疏泄，心主神明。在五行学说中，肝归属于木，心归属于火，二者存在母子相生关系。从功能而言，心脏主思神志，肝脏具有疏泄全身气机的功效。沈红权认为，不寐属肝郁而化火扰动心神者，肝为起病之源，心为传变之所。故应重视清肝胆实火以达安神助眠的功效。

2. 黄连、竹茹、半夏

黄连，味苦性寒，入心、肝、胆、胃、大肠经，具有清热燥湿、泻火解毒功效，主治心烦不寐、湿热痞满、呕吐吞酸、湿热泻痢、高热神昏。《药类法象》记载：“泻心火，除脾胃中湿热，治烦躁恶心，郁热在中焦，兀兀欲吐。心下痞满必用药也。仲景治九种心下痞，五等泻心汤皆用之。”《神农本草经》又云：“治热气，目痛眦伤泣出，明目，肠澼腹痛下利，妇人阴中肿痛。久服令人不忘。”

竹茹，微寒性、味甘，归胃、胆、脾经。具有清热化痰、除躁、止呕的功效。在临床上，常用于治疗因痰热引发的咳嗽，由胆火夹带着痰邪所导致的烦躁、呕吐，以及因惊吓、心悸引发的失眠。《本草经疏》曰：“竹茹得土气多，故味带甘，气微寒无毒。入足阳明经。经曰：诸呕吐酸水，皆属于热。阳明有热则为呕呃，温气寒热，亦邪客阳明所致，甘寒解阳明之热则邪气退而呕呃止矣。甘寒又能凉血清热，故主吐血崩中，及女劳复也。”

半夏味辛，性温热，具有小毒。归属于脾、胃和肺经。半夏具有降逆止呕的功效，常用于因痰湿阻滞而出现的呕吐反胃。《药性论》记载：“消痰涎，开胃健脾，止呕吐，去胸中痰满，下肺气，主咳结。”《本草纲目》曰：“除腹胀，目不得瞑，白浊，梦遗，带下。”

沈红权认为，“痰”是引起不寐的重要因素，多因情志不遂，胆失疏泄，气郁生痰而致，对于此证，可用半夏理气化痰；若痰浊滞留日久，郁而化热，痰热二者互为因果，可用竹茹清热化痰；若心烦较甚，可加黄连、栀子、豆豉清热除烦。

3. 酸枣仁、五味子

酸枣仁甘酸质润，归心、肝经，具有宁心安神、养血补肝、敛汗生津的功效，常用于肝血不足、阴虚内热所致失眠、多汗。《本草纲目》记载：“酸枣实，味酸性收，故主肝病，寒热结气，酸痹久泄，脐下满痛之症。其仁甘而润，故熟用疗胆虚不得眠、烦渴虚汗证；生用疗胆热好眠，皆足厥阴、少阳药也。今人专以为心家药，殊昧此理。”《金匮要略》载：“虚劳虚烦不得眠，酸枣仁汤主之。”沈红权在临证中多用枣仁治疗心肝血虚证的失眠，亦可用酸枣仁打粉助眠。若患者易惊醒，也可搭配龙齿、珍珠母镇惊安神。

五味子，味酸、甘，性温，归肺、心、肾经。五味子具有收敛固涩之功。同时，还具有益气生津、补肾宁心的功效。《神农本草经》有云：“主益气，咳逆上气，劳伤羸瘦，补不足，强阴，益男子精。”《素问·灵兰秘典论》曰：“心者，君主之官，神明出焉。”心为藏神，五脏六腑之大主，是进行心理、意识和思维活动的重要脏器。心血充足，心神得养；心血不足，则心神失养。沈红权常用酸枣仁与五味子配伍治疗女性更年期综合征中，表现为烦躁不安，潮热盗汗者，取得较好的临床疗效。

4. 龙齿、珍珠母

龙齿，味涩，性凉，入心、肝经，有镇惊安神、除烦热的功效，多用于治疗惊痫癫狂、烦热不安、失眠多梦。《神农本草经》记载：“主心腹鬼注，精物老魅，咳逆泄利脓血，女子漏下，癥瘕坚结，小儿热气惊痫。齿，主小儿大人惊痫癫疾狂走，心下结气，不能喘息，诸痉，杀精物，久服轻身，通神明延年。”

珍珠母味咸，性寒，归肝、心二经。具有平肝潜阳的作用，能够抑制肝阳上亢，有助于人体阴阳平衡；此外，珍珠母还具有安神定惊、清肝明目的功效。《本草纲目》记载：“安魂魄、止遗精白浊，解痘疔毒。”

（张晓蒙）

基于阳气不足辨析耳鸣证治

一、阳气的定义及其作用

阳气，是中医学中的重要概念。《素问·阴阳应象大论》曰："阳气者，若天与日，失其所，则折寿而不彰。"阳气如同天上的太阳，主导着人体的生机活动，推动气血运行，温煦全身，维持体内各组织器官的正常功能。

阳气不足，人体就会表现出多种病态，如畏寒、虚弱、疲倦等。在耳部，阳气不足会导致气血运行不畅，耳内组织缺乏足够的能量支持，从而引发耳鸣。因此，阳气在维持耳部健康和正常听觉功能方面起着至关重要的作用。

二、耳鸣的病因病机

在西医学中，耳鸣是指没有外界声音刺激时，患者主观上感到耳内或头部有响声。耳鸣常表现为嗡嗡声、哨声、流水声等，属于一种听觉系统的功能异常。

西医诊断耳鸣通常依赖患者的自述，辅以听力测试（如纯音测听）、耳鼻喉检查、影像学（如 MRI 或 CT）以排除耳蜗、听神经及中枢系统的病变。耳鸣可分为主观性和客观性，前者为患者自觉听见，后者则可通过仪器检测到实际的生理声音（如血管杂音）。

耳鸣的常见病因包括噪声暴露、耳部感染、药物毒性（如某些抗生素和化疗药物）、代谢性疾病（如高血压、糖尿病）、情绪压力、颈椎病变等。治疗方式多为药物、耳鸣掩蔽器、心理疗法及康复训练。

在中医学中，耳鸣是指耳内产生持续的或间歇性的异响，且无外界声源。"耳鸣"并不是中医中独立的病名，归属在不同病证下的症状表现。在中医经典文献中，耳鸣的记载可以追溯到《黄帝内经》。《灵枢·脉度》提到"肾气通于耳，肾和则耳能闻五音矣"，这段话强调了肾气与听觉功能的关系，表明肾的健康与否对耳鸣的发生有直接影响。其他中医文献如《灵枢·九针十二原》也探讨了耳鸣的成因和治疗，认为耳鸣与肝、肾、脾胃的功能密切相关。

在中医诊断中，耳鸣的病因病机复杂，多与脏腑功能失调、气血不畅、情志失调等因素有关。

肝肾亏虚：肾藏精，开窍于耳，肝主疏泄。肝肾亏虚，精血不足，耳失濡养，故可导致耳鸣。年老体弱、久病体虚者更易出现肝肾不足，耳鸣常见。肾主水，肾阳不足，水湿内停，上犯于耳，亦可导致耳鸣。

气血不足：气血不足，不能上荣于耳，导致耳窍失养，气血不畅，耳内失于滋养，从而引发耳鸣。血虚体弱、久病失血者多见。气血亏虚，耳部缺乏充足的营养和能量支持，导致耳鸣发生。

情志失调：情志不畅，肝气郁结，气滞血瘀，影响气血运行，导致耳部气血不畅，发为耳鸣。现代生活压力大，情绪波动频繁者，耳鸣常见。肝气郁结，肝火上炎，扰乱清窍，亦可导致耳鸣。

痰浊阻窍：痰湿内盛，阻塞清窍，耳内气血运行不畅，耳窍失养，导致耳鸣。痰湿体质、肥胖者多见。痰浊中阻，阻碍清阳之气上达，耳窍不利，发为耳鸣。

三、基于阳气不足的耳鸣治疗理论依据

《素问·阴阳应象大论》提到“阳气者，若天与日，失其所，则折寿而不彰”，阳气如太阳一样主导着人体的生机活动，当阳气不足时，气血失去推动力，耳部缺乏濡养，导致耳鸣。肾阳为人体阳气之本，肾阳不足会导致气血亏虚，耳窍失养，气血无法上达耳部，引发耳鸣。肾阳不足是阳气虚弱的重要表现，导致耳部不能有效接收气血的滋养，形成耳鸣症状。此外，耳鸣的病因还包括肾阳亏虚、气血亏虚等。耳者，肾之窍也，气血不足，则耳鸣耳聋。

沈红权在治疗阳气不足引起的耳鸣时，主张以温补肾阳为核心，同时结合疏肝理气、益气养血、化痰通络等多种手段进行综合调理。肾阳虚弱导致耳窍失养，是耳鸣的重要病因之一，因此温补肾阳是治疗阳气不足耳鸣的关键。温补肾阳有助于恢复肾脏的推动和温煦功能，使耳部气血充盈，缓解耳鸣症状。

沈红权强调阳气不足引起的耳鸣病程长，需从整体入手，综合施治。他根据患者不同的体质和病因，灵活调整药方，以确保治疗效果。温补肾阳是治疗的核心，但他也特别注意疏通气血、化痰通络，使耳部气血能够顺利到达，解除耳窍失养的困境。

温补肾阳：常用药物如附子、肉桂、鹿茸等。这些药物能迅速补充肾阳，恢复耳部的气血流通。沈红权发现，通过调整用量和配伍，能够使药物更加契合患

者的体质，避免过于燥热的药物伤及阴津。

疏肝理气：疏肝解郁、理气通络也是治疗耳鸣的重要手段。肝气郁结是现代耳鸣患者常见的病因之一。沈红权常使用川芎、柴胡、香附等药物，调畅肝气，解除气滞血瘀，改善耳部症状。

化痰通络：对于痰湿阻滞的患者，沈红权常用石菖蒲、半夏、陈皮等药物。这些药物不仅能祛痰湿，还能开通耳窍，恢复耳部气血流通。

四、中西医结合治疗耳鸣的优势

基于西医对耳鸣和耳聋的病因分析，沈红权将中医理论与现代医学相结合，形成了具有独特学术思想的中西医结合治疗模式，其在西医治疗的基础上，通过中医辨证施治补其不足。例如，在西医治疗耳鸣的基础上，通过温补肾阳、疏肝理气等方法调理全身气血运行，从根本上改善耳部功能，增强机体抵抗力。

中医强调人体的整体观念，不仅注重局部症状的治疗，更注重恢复全身气血的平衡。阳气不足引起的耳鸣在中医看来，不仅仅是耳部的问题，更是全身气血不足、脏腑失衡的表现。通过温补阳气，能够从根本上改善病情。

沈红权强调，耳鸣的治疗应根据患者的具体体质、病情、年龄等多种因素进行个体化治疗。通过现代医学的检查手段（如听力测试、血液检测等），结合中医的辨证论治，可以为患者制定更精准的治疗方案。

耳鸣的治疗往往需要长期调理，尤其是阳气不足引起的慢性耳鸣。通过中西医结合的治疗方式，能够在短期内缓解症状，同时长期调理肾阳，防止病情复发。

五、病案举例

患者，女，49 岁。

初诊：2022 年 10 月 18 日。

【主诉】耳鸣 3 年。

【现病史】患者近 3 年耳鸣，时轻时重，耳鸣伴随乏力、畏寒、夜尿增多，尤其在疲劳时耳鸣症状加重。刻下神清，精神可，纳差，寐欠安，夜尿多，大便可。

【西医诊断】耳鸣。

【中医诊断】耳鸣（阳气不足证）。

【治法】温阳益气，通窍聪耳。

【方药】磁石 30 g，葛根 30 g，黄芪 15 g，荆芥 10 g，全蝎 3 g，当归 10 g，太子参 30 g，石菖蒲 10 g，川芎 30 g，蜜麸炒白术 10 g，蜈蚣 3 g，柴胡 10 g，制香附 10 g，茯神 15 g，广郁金 10 g，升麻 10 g，炒蔓荆子 10 g。14 剂。

二诊：2022 年 11 月 1 日。

耳鸣较前略有好转，有乏力不适，加黄芪补气升阳。

三诊：2022 年 11 月 15 日。

耳鸣较前明显好转，续服以上方药。同时进行高压氧治疗。

按语

沈红权诊断本案患者为阳气不足证，认为患者的耳鸣与肾阳虚弱、气血不足密切相关，遂以温补肾阳为主，辅以益气养血、疏肝理气的治疗方法。二诊，沈红权调整药方，加黄芪补气升阳，进一步提升患者阳气。三诊，沈红权继续原方巩固疗效，并结合西医高压氧治疗，逐步改善患者耳部的气血供给。

通过以上病例可以看出，阳气在耳鸣治疗中具有重要性。沈红权的治疗思路强调温补肾阳，结合疏肝理气、益气养血、化痰通络的综合治疗方法，逐步改善耳鸣症状。在此案例中，患者通过温阳、理气、化痰等多种治疗手段，不仅耳鸣症状得到缓解，还有助于改善体质，体现了中医辨证施治的原则。沈红权的治疗经验体现了中医的整体观和对疾病的辨证施治，对耳鸣治疗具有重要指导意义。

（沙雯君）

应用“清热解毒、健脾化湿”法治疗面部痤疮

痤疮，中医病名为粉刺，或者又称肺风粉刺，亦可称面疱。现代医学认为本病主要是由于炎症反应，在面部皮肤，或者胸背部皮肤产生一定炎症性丘疹。发病率为 70%～87%，对青少年的影响甚大，青春期后大多痊愈或减轻。临床主要表现为毛囊一致性的炎症性丘疹，病发主要与皮肤油脂分泌增加、毛囊口表皮过度角化以及毛囊中的丙酸痤疮杆菌过度生长密切相关。此外，痤疮与遗传因素亦有一定联系。

沈红权认为痤疮的发生与肺脾二脏密切相关，肺脏“温邪上受，首先犯肺”的

特性使其容易受到病邪侵害，风热犯肺最为常见，引发功能紊乱，肺主皮毛，血热蕴于肌肤而发疮。如果脾胃运化功能减退，内在湿热，湿热蕴于肌肤，也会导致痤疮。宋代《圣济总录》对痤疮的发病机制阐述："此由肤腠受于风邪，搏于津脉之气，因虚而作，亦邪入虚肌使之然也"，指出风邪为外因，体虚为内因，内外合邪发为痤疮。明代《寿世保元》论面病中提到"其或胃中风热，或风热乘之。令人面肿，或面鼻色紫，粉刺瘾疹，或面热面寒，随其经症而治之。论面生粉刺者，肺火也"，认为风热可致"粉刺"等面部疾患，"肺火"是引起粉刺的常见原因。《外科启玄》论肺风疮记载："鼻乃肺之窍，因肺气不清，受风而生，或冷水洗面，以致热血凝结于面所生"；又云"乃肺受风热或绞面感风，致生粉刺，盖受湿热也"，指出痤疮的发病与风热、湿热关系密切。《外科正宗》则具体阐述了"血热"是引发本病的根本原因。《外科正宗・痈疽治法总论》记载："盖疮全赖脾土，调理必要端详"，痤疮的发生与脾的关系最为密切，治疗应着重调理脾胃。基于以上理论，沈红权认为肺主皮毛，肺气与体表的津液循环密切相关。当肺气郁滞、肺火旺盛时，可导致毛囊和皮脂腺分泌过多，从而易引发痤疮；脾胃是人体消化吸收的核心脏腑，消化功能的失调可能导致湿热内积或脾虚湿困，湿热或湿邪内蕴肌肤，可发为痤疮，故在临证中强调清肺健脾才能有助于湿热排出。因此在痤疮的治疗中，重点调理肺脾。

沈红权在临证中，善用清热解毒、健脾化湿之法。健脾益气以扶人体之正气，清热解毒以驱邪外出，利湿化浊使邪有出路，该用药思路体现出沈红权在此类病症中巧妙合用补、清、消、解之法则。清热解毒常用黄连解毒汤加减。黄连解毒汤是传统清热泻火解毒方，具有解热毒、除烦热、止血等功效。其中，黄连为君药，能清除心胃之火；黄芩善清上焦火气；黄柏则是善排下焦之热；栀子可以清三焦之热邪。现代药理研究提示，本方具有抑菌、抗内毒素、抗炎、解热的功效。健脾化湿又可从芳香化湿、清热燥湿、淡渗利湿三方面祛湿。芳香化湿常用藿香、白豆蔻、佩兰、砂仁、草果等，尤其藿香和佩兰芳香化湿、和中解表之效更佳，使肺气宣散，气化则湿化。白豆蔻、草果、砂仁共同增强其祛湿的效果。清热燥湿药多选用厚朴、半夏之属。在临床疗程中，若发现患者面色发红，且脉象弦滑有力，多考虑内火过旺，常用金银花、连翘之类的辛凉解毒药，避免使用大苦大寒之品。在淡渗利湿的临证运用中，沈红权常选茯苓、泽泻、薏苡仁等。茯苓具有除湿健脾的疗效。《本草纲目》记载，"淡中带渗，能促进上部生津、畅通细络、润泽源头，继而向下作用，有利于小便的排泄"。薏苡仁具有消水肿、消痈消脓、健脾利湿的疗效。诸药合用，可以增强消肿止痛，驱除湿疠的效果。当患者内热明显时，可以选用土茯苓来取代茯苓增强解毒之功。另外，沈红权擅长用中医的多元化方法来治疗痤疮，例如中药湿敷患处、使用中草药做面膜、采用耳穴压敷和放血、针灸和刺络放血、拔火罐等多种中医药适宜技术。沈红权常嘱患者日常尽量注意以下几点：① 合理饮食。保持饮食清淡，可以多吃苹果、番茄、白菜等富含维生素的食物。② 多喝水。③ 规律作息。经常熬夜导致皮肤油脂分泌过多，容易使痤疮加重，因此建议患者要避免熬夜，保持规律作息时间。④ 心情放松。平时注意调整心态，尽量放松身心，可避免内分泌失调，对痤疮改善有一定好处。⑤ 做好防晒。外出时注意通过打遮阳伞、戴遮阳帽等方式做好防晒，以免皮肤受到紫外线破坏。

病案举例

梁某，男，23 岁。

初诊：2023 年 7 月 7 日。

【主诉】面部痤疮 4 年余。

【现病史】患者 4 年前无明显诱因下出现面颊、鼻部红色丘疹，颜面、胸背部皮肤散在皮疹，部分皮疹红肿疼痛，或有脓疱，于外院就诊，予米诺环素胶囊口服、夫西地酸乳膏外涂后，病情没有明显改善。患者平时喜辛辣刺激、肥甘厚腻之品，食寒凉生冷后易腹泻。刻下食欲欠佳，睡眠一般，口腔有异味，大便正常。舌体偏红，舌苔黄腻，脉象滑数。

【既往史】慢性胃炎病史。

【西医诊断】痤疮。

【中医诊断】粉刺(热毒蕴结、脾虚湿盛证)。

【治法】清热解毒，健脾化湿。

【方药】黄芩 10 g，黄连 3 g，黄柏 10 g，牛蒡子 10 g，蒲公英 20 g，栀子 10 g，紫草 10 g，紫花地丁 10 g，白茅根 30 g，白花蛇舌草 20 g，虎杖 10 g，知母 10 g，地黄 20 g，藿香 10 g，佩兰 10 g，陈皮 10 g，炒白术 10 g，茯苓 20 g。14 剂。

二诊：2023 年 8 月 4 日。

患者服上方后，面部粉刺颜色较前变浅，红肿疼痛较前减轻，仍有口臭，舌红，苔黄腻，脉滑数。在原方基础上加赤芍 10 g、牡丹皮 10 g、川芎 10 g、苍术 10 g，再服 14 剂。

三诊：2023 年 9 月 15 日。

面部粉刺较前明显好转，疼痛感基本消失，口臭程度减轻，舌红，苔稍黄腻，脉滑数。上方基础上加苦参 10 g，再进 14 剂。

四诊：2023 年 10 月 13 日。

面部粉刺基本消失，疼痛感消失，口臭较前明显减轻，舌淡红，苔稍黄腻，脉细数。原方续服 14 剂。

按语

沈红权认为，年轻患者出现痤疮多与饮食偏好、生活作息、工作学习压力密切相关系。本案患者为结节囊肿型痤疮，是较为严重的一类痤疮，易反复，结合患者喜食辛辣油腻，易生热生湿，舌红苔黄腻，脉滑数。治疗上应以清热解毒、健脾化湿、凉血解毒为主要治则。黄芩、黄连、黄柏清三焦实火；蒲公英、紫草、紫花地丁、白茅根、白花蛇舌草、虎杖清热解毒；牛蒡子、牡丹皮、赤芍、知母凉血解毒；陈皮、白术、茯苓、薏苡仁健脾化湿；藿香、佩兰芳香化湿。痤疮常用的西医治疗方法，包括杀菌剂、调节毛囊及皮脂腺异常角质化的药物、雄激素抑制剂、消炎药以及控制油脂分泌的药剂等。本案患者饮食偏嗜明显，结合其舌脉，辨证为热毒蕴结，患者一诊后，症状即有改善，守方续服，二诊时加川芎活血养血、苍术加强化湿之功。经过 3 个月的治疗，皮疹基本消退。鉴于痤疮易于反复，当嘱患者日常注意饮食调护，食清淡，同时坚持运动，规律作息，祛除诱因达到根治目的。

（卜　健）

应用“理气化痰、健脾祛湿、活血祛瘀”法治疗肥气

《黄帝内经》中有言“稽留而不去，息而成积”，首次提出“积”的概念，《难经》载五脏之积，其中“肝之积，名曰肥气”，随着中医对肥气的认识水平不断提高，更多文献对本病均有记载。现代研究指出，肝功能不全、慢性肝炎等病与中医“肥气”类似，其发病率高，迁延难愈，愈后较差。基于此，本文将沈红权对肥气病的中医诊疗学术思想与临证经验进行整理分析，总结出具有独特临证特色的肥气中医药治疗方法，并将其应用于临床实践中，现和大家分享如下。

一、肥气的典型表现

肥气的典型表现主要包括腹部肥胖、身体乏力、消化不良、肝区疼痛或不适、高脂血症。① 腹部肥胖：肥气患者通常伴有不同程度的腹部肥胖，与内脏脂肪的增加和肝脏脂肪堆积密切相关。② 乏力：当患者肝脏功能受损时，其能量代谢亦受到影响，所以患者易出现疲劳、乏力等症状，这种乏力感可能持续存在，对患者的工作和日常生活造成影响。③ 消化不良：脂肪肝可能导致肝脏分泌胆汁减少，影响脂肪代谢，所以肥气患者可能出现食欲不振、腹胀、恶心等症状。④ 肝区疼痛或不适：一部分肥气患者可出现肝区不适或疼痛感，可能与肝气不疏或肝脏炎症反应有关，疼痛可表现为隐痛、钝痛或刺痛。⑤ 高脂血症：肥气患者多伴高脂血症，而高脂血症可能进一步加重肝脏负担，从而形成恶性循环。

二、沈红权应用理气化痰、健脾祛湿、活血祛瘀法治疗肥气的学术思想

沈红权认为，气机在肥气病中扮演重要发病因素。《丹溪心法》言："痰之为物，随气升降，无处不到。百病中多有兼痰者，世所不知也。"因此，理气化痰是治疗肥气的根本，中医治则旨在恢复气机的正常运行，促进气血运行通畅。《仁斋直指方》中云："肥人气虚生寒，寒生湿，湿生痰，故肥人多寒湿。"此论肥胖之人多寒湿体质，其根源在于气虚生寒也。基于此，沈红权指出痰湿是肥气的重要病理因素。若脾虚运化失调，痰湿内生，可致气机不畅、血脉瘀阻，进一步加速肥气的产生。因此，在治疗肥气时运用健脾益气，消除痰湿的方法促进气血运行通畅。除此之外，瘀血也是肥气的重要病理产物，《灵枢·百病始生》有云"卒然外中于寒，若内伤于忧怒，则气上逆，气上逆则六输不通，温气不行，凝血蕴里而不散，津液涩渗，著而不去，而积皆成矣"，指出外感或七情内伤均可致气血逆乱，运行不畅，进而形成瘀血。活血祛瘀，可以促进气血运行通畅，一定程度上改善肝区疼痛或胀满不适的症状。

三、沈红权治疗肥气的用药经验

沈红权治疗肥气善用理气化痰、健脾祛湿、活血祛瘀之法。该治法体现出沈红权在此类病症中巧妙合用补、清、消、解之法。理气化痰方面，沈红权常用陈皮、枳壳、香附、半夏、茯苓、浙贝母等中药，行气宽中，消胀除痞。健脾祛湿方面，常用党参、黄芪、大枣健脾益气，山药、苍术、芡实健脾祛湿。活血祛瘀方面，沈红

权在症见胁刺痛拒按，或胁下痞硬，面色晦暗，舌紫黯或有瘀斑瘀点，苔白腻，脉沉涩时，常用当归、丹参、牡丹皮活血化瘀，若病程较长者，常加用三棱、莪术等加强破血之功。

四、病案举例

罗某，女，70岁。

初诊：2023年9月6日。

【主诉】发现肝功能异常8月余。

【现病史】患者今年1月体检时发现肝功能指标异常，HA（透明质酸）189.2 ng/ml↑，γ-GT（γ-谷氨酰转移酶）49 U/L↑、肌酸激酶583 U/L↑，纤维连接蛋白304.2 mg/L↑，前白蛋白190 mg/L↓，腹部B超示脂肪肝。服用扶正化瘀胶囊治疗至今。刻下：患者体型肥胖，两胁肋部酸胀痛明显，食欲不振，面色萎黄，乏力倦怠，双下肢皮肤甲错，大便一日数行，溏薄，夜寐不佳，小便正常。舌黯苔白腻，脉沉滑。

【既往史】乙肝病史20余年。

【辅助检查】2023年9月7日我院检查肝功能指标，γ-GT 37 U/L↑，肌酸激酶445 U/L↑，纤维连接蛋白268.8 mg/L，前总白蛋白215 mg/L。B超示脂肪肝，胆囊炎，胆囊结石，右肾囊肿。

【西医诊断】肝功能不全；脂肪肝。

【中医诊断】肥气（脾虚湿盛、气滞血瘀证）。

【治法】健脾祛湿，行气活血。

【方药】党参15 g，茯苓15 g，黄芪15 g，山药9 g，芡实9 g，木香6 g，陈皮9 g，枳壳9 g，延胡索9 g，丹参9 g，赤芍9 g，川芎9 g，茯神15 g，酸枣仁9 g，炮姜炭10 g。7剂，水煎服，每日2次，口服。

二诊：2023年9月13日。

两胁肋疼痛感减轻，仍有酸胀感，双下肢仍有皮肤甲错，食欲较前好转，乏力感较前好转，大便日行两次，稍溏薄，夜寐易醒，舌黯苔白腻，脉滑。

【方药】上方基础上加炒白术9 g，炒薏苡仁20 g，醋鳖甲30 g。14剂，水煎服，每日2次，口服。

三诊：2023年9月27日。

两胁酸胀感明显缓解，双下肢皮肤甲错略好转，胃纳及乏力感较前明显减轻，偶有胸闷，腰围较前减少 3 cm。服药后大便日行一次，质地正常。夜间睡眠较前好转。胃纳可。舌暗红，中有裂纹，苔薄腻，脉细。2023 年 9 月复查肝功能，γ-GT 32 U/L，肌酸激酶 318 U/L，纤维连接蛋白 231.7 mg/L。

【方药】加葛根 30 g，茶树根 30 g。14 剂，水煎服，每日 2 次，口服。

按语

沈红权认为，肥气的病因与痰湿内阻、气滞血瘀密切相关，将理气化痰、健脾祛湿、活血祛瘀作为治疗原则，此治疗方法可以健脾益气，使内生痰湿得减，同时配以行气活血药物，散有形之瘀血。本方中陈皮、枳壳、延胡索、木香行气止痛，党参、黄芪、茯苓、山药、芡实健脾益气，丹参、赤芍、川芎活血祛瘀，炮姜炭温中燥湿、散寒止泻，茯神、酸枣仁安神改善睡眠。一诊后，患者症状有所缓解，间隔半月余。二诊发现患者两胁肋处仍有酸胀感，加以醋鳖甲攻胁下坚。同时患者大便改善不明显，加炒白术、炒薏苡仁加强健脾祛湿功效。三诊时，患者胁肋疼痛明显缓解，大便正常，仍有阵发性胸闷，故加入葛根、茶树根以通心脉。

综上所述，以理气化痰、健脾祛湿、活血祛瘀为主要治法治疗肥气，具有较好的临床疗效，可在临证中进一步实践探索。

（符　彬）

从"痰瘀"论治缺血性中风

"痰瘀互结"最早在《黄帝内经》中便有相关记载。此后逐渐认识到痰瘀在多种急慢性疾病的发生、发展中都起到重要作用，因此越来越受到医家的广泛重视。其中，从"痰瘀"入手论治多种急慢性疾病的新思路、新方法应运而生。其广泛应用于心系疾病、肺系疾病、代谢性疾病和情志病等多种疾患。沈红权中医临证四十余载，对缺血性中风的痰瘀论治具有独到的学术思想和用药经验。

一、"痰瘀互结"在缺血性中风病机中的作用

随着生活水平的提高和生活节奏的加快，居民饮食结构和作息规律发生明显变化，脑血管意外的发病率呈上升趋势。脑血管意外中最常见的类型为缺血

性中风。现代医学认为，缺血性中风的发病率与年龄、高血压、高血脂、糖尿病、不良生活习惯等因素密切相关。沈红权认为，这些危险因素会导致脏腑功能障碍，气血运行失调，日久内生痰瘀，痰瘀结于脉管中，再次阻碍气血正常运行而发中风。因此，中风的发生与“痰瘀互结”密不可分。

中医认为，痰饮既是病理因素，又是病理产物。其作为水液代谢异常的产物，病位与肺、脾、肾密切相关。水液代谢功能障碍，主要包括水液生成障碍、输布失常、排泄不畅等，其中任何一环节出现功能失调，均可导致水饮内停于脏腑、组织、经络、筋膜或肌肤间，便形成痰饮变生他病，故有“百病多由痰作祟”之说。而瘀的形成主要与两方面关系密切，一是气虚无力推动血液在脉管中正常运行，导致血液运行缓慢或凝滞，故多与气虚推动气血运行功能障碍有关，正如《黄帝内经》中所言“气为血之帅，血为气之母”；二是指离经之血，积于体内脏腑、组织、经络、筋膜或肌肤间而成瘀血，此处之瘀多与脾不统血、血热妄行或内外之伤有关。沈红权认为中风主要是由于脏腑功能失衡，在多种病理因素的共同作用下，痰瘀内生，阻滞脉管，闭阻脑络而发为中风。因此，痰瘀的形成对于缺血性中风的发生、发展至关重要，是缺血性中风的核心致病因素，正如《医学纲目·风证辨异》中所言：“中风皆因脉道不利、气血闭塞也。”

二、“痰瘀互结”在缺血性中风诊疗中的指导意义

在临床论治中，沈红权擅长在辨证论治的基础上，适当配伍活血化瘀、化痰通络之品。在急性期，根据“急则治其标”的原则，注重通腑化痰、祛邪活络，常以经方“通窍活血汤”“桃红四物汤合涤痰汤”等为基础进行加减。对于中风中经络者，病情较重伴肢体活动不利或震颤不能自主时，可加用蜈蚣、全蝎、地龙等善走经络的虫类药物，加强化瘀、熄风、通络之功效；对于中风中脏腑者，出现神志不清或语无伦次时，可选用羚羊角粉、安宫牛黄丸顿服以镇肝息风、醒神开窍。在恢复期，根据“缓则治其本”的治疗原则，注重培元固本，但仍配伍活血化瘀、祛痰通络之品，常在“补阳还五汤”“镇肝熄风汤”等辨证选方基础上，加用白芥子、石菖蒲、皂荚等善祛经络之痰的药物，以清余邪通络。伴胸闷心悸者，常配伍瓜蒌皮、紫苏梗、葛根、茶树根等药物清热化痰，宽胸散结；伴咳嗽有痰质黏咳不出，辨证湿热者，常加用浙贝母、鲜竹沥、海蛤壳等清热化痰之品；辨证寒湿者，常加用豨莶草、胆南星、半夏、白前等温化寒湿之品，取其化痰之功兼顾通络之效。

三、病案举例

林某，男，78岁。

初诊：2019年8月27日。

【主诉】左侧肢体乏力1个月。

【现病史】患者1个月前上厕所时突发左侧肢体乏力，伴头晕，无口齿不利，无恶心呕吐，无四肢抽搐，神志尚清，即刻由120送至我院急诊科，当时查体神清气平，精神尚可。两肺呼吸音清，未及明显干湿啰音，血压165/82 mmHg，心率76次/分，律齐，未及病理性杂音，腹软无压痛反跳痛，左侧肢体肌力3-级，右侧肢体肌力正常，四肢肌张力正常，左侧Babinski征(+)，余病理征未引出。急查头颅MRI显示：右侧基底节亚急性梗死；左侧额叶软化灶形成。此后入院予活血化瘀、改善脑代谢、醒脑开窍等治疗，病情好转出院。目前长期口服拜阿司匹林、瑞舒伐他汀、氨氯地平等药物维持治疗，但患者仍觉左侧肢体乏力明显，故来我科要求口服中药治疗。否认既往糖尿病、冠心病等慢性病史。刻下：左侧肢体乏力，头晕阵作，胃纳一般，其他无殊。查体：神清气平，语音清晰，对答切题，血压158/74 mmHg，脉搏75次/分。心肺无殊。左侧肢体肌力3-级，右侧肢体肌力正常，左侧Babinski征(+)，余病理征未引出。舌淡，舌体两侧有瘀点瘀斑，苔白滑，脉涩。

【西医诊断】右侧基底节亚急性梗死，高血压病2级(极高危)。

【中医诊断】中风(中经络，痰瘀阻络证)。

【治法】活血化瘀，化痰通络。

【方药】黄芪30 g，当归12 g，川芎15 g，赤芍9 g，丹皮9 g，地龙9 g，全蝎3 g，蜈蚣3 g，天麻12 g，钩藤15 g，山药15 g，炒鸡内金9 g，大枣6 g，甘草6 g。共14剂，每日1剂，水煎取汁约200 mL，饭后温水送服。同时配合降血压、抗血小板聚集和调脂稳定斑块治疗。

二诊：患者左侧肢体乏力较前略减轻，仍不能持物，无头晕不适，时有心烦急躁，大便干结难解，余无殊。舌脉同上。在原方基础上加用桃仁12 g、生麦芽30 g、焦栀子6 g、郁金12 g，继服14剂。常规治疗同前。

三诊：患者左侧肢体乏力明显减轻，心烦易怒较前好转，大便尚可，夜寐正常。嘱患者遵医嘱连续服用2个月并于家中自行加强肢体锻炼。6个月后复查相关指标。

按语

沈红权认为，明确诊断是正确治疗的第一步。在缺血性中风的诊治中，应注重中西医结合诊疗。在患者首诊诊断不明确的情况下，首先应借助现代检查手段明确诊断，以免延治误治。在中风的临床诊疗中，条件不便者可先通过头颅CT辨别脑出血与脑梗死，必要时再行头颅MRI及MRA等相关检查以明确诊断，指导治疗。

在中医诊疗方面，沈红权主张辨病为先，辨病与辨证相结合。此患者因“左侧肢体乏力1个月”就诊，结合既往病史、实验室检查可明确中医诊断为“中风中经络”。患者偶有头晕，舌淡两侧有瘀点瘀斑，苔白滑，脉涩，均为痰瘀内阻之象；患者肢体乏力明显，考虑为痰瘀阻络，影响气血正常运行，肢体经络失于濡养所致。故治疗以活血化瘀、化痰通络为治法，拟方补阳还五汤为基础方进行加减。考虑患者年迈，自身气血运行欠畅，加之胃纳差，气血生化乏源，故加全蝎、蜈蚣加强化瘀通络之功，山药、炒鸡内金健脾开胃，加之大枣顾护脾胃之气，共奏补脾胃、生气血、通脉络之效。同时，沈红权强调缺血性中风的二级预防用药及肢体功能康复也至关重要，合理用药、坚持锻炼、定期复查、生活规律对于该病的预防复发起到关键作用。

（张志丹）

从“湿热”论治淋证

沈红权在多年的中医临床实践中积累了丰富的诊疗经验，特别是对湿热证的治疗方面有独到见解，他主张“治湿热，当以清热利湿为主，兼顾调气理气”，强调对于湿热内蕴的淋证患者，应以清热利湿、理气导滞为主要治则，通过清热、利湿、理气等方法，达到标本兼治的效果。

一、何为湿热

湿主要分为两类：外湿和内湿。外湿主要由外部因素引起，比如淋雨、久居阴暗潮湿之地；内湿主要由内部因素引起。中医讲，脾有“运化水湿”的功能，当人体虚弱且脾脏的运化功能减弱，导致人体水液代谢障碍。因此，内湿与外湿在发病过程中既相互独立，又紧密相关。热是指具有温热性质的致病因素。热与湿通常合并致病，例如：梅雨季节气候炎热潮湿，湿与热可共同侵袭人体；也可能因为湿气日久，化湿为热；或由于阳气偏盛个体会使湿气“从阳化热”。因此，湿与热同时存在的情况十分常见。

湿热证可表现为湿性黏滞、热邪炽盛的双重特点，湿重时也可表现为气机受阻，如：肢体沉重、胸闷腹胀、倦怠乏力等；热重时可表现为火热炎上、耗气伤津，如：发热、口苦、烦躁不安、便秘等。正因为湿邪与热邪常共同致病，故临床上需要精准辨证，根据湿、热的不同偏重情况调整诊疗方案。

湿热的具体症状因侵犯脏腑不同而表现各异：侵犯皮肤时，可能表现为湿疹、疔疱；侵入关节及筋脉时，可表现为关节沉重、肿胀或疼痛。脾胃湿热，可表现为腹部胀满、恶心食欲不振、大便稀溏、尿短黄，脉象濡数。肝胆湿热，可表现为肝区胀闷不适、口干口苦、食欲不佳，或伴随身目发黄、寒热交替，脉多弦数；膀胱湿热，可表现为尿频、尿急或涩痛，尿液混浊等；大肠湿热多以腹痛腹泻、里急后重为主，可能伴有脓血便、肛门灼热及口渴等症状。

对于湿热证，《伤寒论》中指出：“阳明病，发热汗出者，此为热越，不能发黄也。但头汗出，身无汗，剂颈而还，小便不利。”由此可见，湿热下注所致的阳明腑实证也可见小便不利、频数等症状，与淋证中湿热下注证型的表现一致。

二、从湿热论治淋证

沈红权认为，淋证可分为虚证和实证，且虚实夹杂的情况也很常见。在疾病初期，淋证通常由湿热下注所致，此时正气尚未虚，因此多表现为实证。随着病情发展，湿热之邪耗气伤津，累及脏腑，病情可由实转虚。当邪气未完全清除且正气逐渐亏虚，就会形成虚实夹杂的病理状态。

从湿热论治淋证的临床应用中，沈红权还特别强调“治湿不忘通气、治热不忘调气”的原则。湿邪阻滞气机，导致气血运行不畅，因此，单纯的清热利湿治疗效果欠佳时，可考虑加用理气药物，达到疏肝健脾、调畅气机，助湿热排出有路。

三、病案举例

张某，女，52 岁。

初诊：2022 年 5 月 10 日。

【主诉】尿频尿急尿痛 2 周，加重 2 日伴腰痛。

【现病史】患者2周前由于卫生不洁后产生尿频尿急尿痛，自行服诺氟沙星并在家休息，情况得到缓解。但在2日前此情况突然加剧，伴小便次数增多、量少，小便时刺痛，腰痛不适，发热，怕冷，口苦，故来就诊。刻下：小便次数增多、量少，同时伴有隐痛，腰部不适，发热，怕冷，口苦，排尿刺痛，尿色混浊。

【查体】体温38.4℃，呼吸18次/分，脉搏96次/分，血压120/75 mmHg。

【辅助检查】尿常规示蛋白少量，白细胞＋＋＋＋/Hp，红细胞＋＋/Hp，白细胞管型＋/LPF。血常规示白细胞12.7×10^9/L，中性粒细胞84%。清洁中断尿细菌培养示大肠杆菌，菌落＞10^5/mL。

【西医诊断】急性肾盂肾炎。

【中医诊断】淋证（热淋）。

【治法】清热利湿通淋。

【方药】车前子15 g，滑石15 g，甘草6 g，瞿麦12 g，萹蓄15 g，焦栀子9 g，桂枝6 g，仙茅9 g，淫羊藿6 g，黄柏6 g，知母9 g。

二诊：2022年11月24日。

小便量增多，次数减少，刺痛较前好转，近日出现口腔溃疡。上方减淫羊藿、仙茅，加佛手9 g、黄芪15 g。

三诊：2022年12月8日。

诸证减轻，上方继服14帖，并嘱饮食清淡，注意休息。

按语

本病患者淋证由湿热内蕴引起，湿热交争，导致小便不利。《金匮要略》指出“淋家不可发汗，发汗则必便血”，说明在湿热淋证的治疗中，发汗法不可取，反而应以清热利湿、疏利小便为治。在治疗过程中，清热药物如黄柏、知母，利尿通淋药物如车前子联合运用，能够起到通利水道、化解湿热的效果。沈红权正是基于这一理论，在实践中取得了显著的疗效。因此，在初诊时以清热利湿剂通淋，待淋证稍有好转后，逐渐加入调气理气药物，以增强清热利湿疗效。疾病后期，淋证明显改善，还要注意增强体质提高机体免疫力。这也充分证明在淋证治疗中兼顾近期和远期疗效，做到“急则治其标，缓则治其本”。

总之，从湿热论治淋证的方法强调了治疗中的辨证施治、标本兼治的重要性。在治疗过程中，既要注重清热利湿缓解急性症状，又要通过理气、健脾、扶助正气来巩固远期效果。

（沙雯君）

第三章

医话膏方

冬令膏方“治”“和”“补”三法临证特色探析

膏方最早出现在长沙马王堆汉墓出土的《五十二病方》中，汉代以前，以外用膏剂为主。经过唐宋金元历代医家逐步改善，内服膏方制作方式已趋近于近代。发展至明清时期，膏方制作成熟并进一步规范命名，在民间广泛应用，以达滋补调养、延年益寿之功效。

一、膏方剂型

中医药的剂型分为丸、散、丹、汤、酒、露、锭和膏。使用方法分为内服和外用。不同于其他剂型，膏方具有以下优点：

(1) 服用方便：膏方通常以膏状存在，可以直接服用或温水冲服，不需要像煎煮汤剂一样服用前现场制备，因此，食用方法方便快捷。

(2) 药效集中：膏方在制备过程中会提取药材中的有效成分，浓缩成膏，因此药效更为集中。

(3) 便于吸收：膏方质地细腻，易于消化吸收，尤其适合服用传统中药汤剂具有胃肠道反应的患者。

(4) 便于存带：膏方发展至今，除了密封药罐传统包装，还有条状、袋装等即开即食的一次性包装，便于患者储存和携带。

(5) 口感怡人：相比于其他剂型，膏方制作过程需加入胶类、红枣等辅料，因此，味甘易服，更容易被患者接受。

二、膏方分类

(1) 清膏：医者开具的中药饮片是经过 2～3 次浓煎后提纯得到的浓稠液态膏方，此膏不加入含糖辅料及动物类辅料，适用于需要严格控制糖分摄入和有特殊要求(如素食主义)的人群。

(2) 素膏：膏方包含的中药饮片中不使用动物类药物，如海马、牛鞭子等；膏方收膏也不使用阿胶、鳖甲胶等动物胶，仅用糖类和蜂蜜等植物类原料，如成品膏方的枇杷膏、二仙膏等。优点是易于保存，可一年四季服用，适用人群更为广泛。

(3) 荤膏：即传统膏方，在膏方组成中加入动物类药物，如冬虫夏草、鹿鞭等。收膏采用传统动物类胶质，如龟甲胶、鹿角胶等。此类膏方为目前最常用的一种，具有口感较好、一人一膏的特点。

三、沈红权的膏方理念

沈红权灵活运用“治”“和”“补”三法巧妙组合，共奏标本兼顾、延年益寿的疗效。

(1) 治：“治”即“治疗”。沈红权认为膏方的首要目标是治疗疾病。通过药物的四性五味、升降沉浮等特性，纠正患者气血阴阳的失衡，达到“阴平阳秘，精神乃治”的效果。

膏方在治疗方面包含的适应证非常广泛：心脑血管系统，如冠状动脉粥样硬化性心脏病、体循环动脉压增高等；呼吸系统，如慢性支气管炎、慢性阻塞性肺疾病等；消化系统，如慢性胃炎、便秘等；肾系疾病，如慢性肾小球肾炎、慢性尿路感染等；内分泌系统，如糖尿病、高尿酸血症、甲状腺疾病等；以及过敏性疾病、妇科病、肿瘤患者的康复期和放化疗期均可服用膏方改善体质，增强机体免疫力。

(2) 和：“和”即“调和”。沈红权认为膏方在治疗疾病的同时兼顾改善机体内环境，调整阴、阳、气、血的平衡。现代研究显示膏方在增强免疫功能、提高抗应激能力、中和自由基、维持生理功能稳定方面具有重要作用。沈红权的临床开方一般分为驱邪类和补益类。驱邪类膏方主要针对痰湿质和湿热质体质，并在开路方后再根据不同证型调整用药；补益类则针对气虚质、阳虚质、阴虚质、气郁质、血瘀质、特禀质等体质的患者，同样着重辨证分治。原则上，沈红权的膏方方剂还是以驱邪为主，攻补兼施。

(3) 补：“补”即“滋补”。沈红权认为膏方的“补”不是单纯的进补，而是遵循“补中寓治、治中寓补、补治结合”的学术思想，灵活地施以平补、温补、清补、消补之剂，达到扶正祛邪而不伤正的临床疗效。

四、沈红权的膏方体会

1. 膏方误区

很多患者认为膏方营养以滋补为主，患有糖尿病、高脂血症、脂肪肝病等代谢紊乱相关疾病的患者不能食用，沈红权认为这是一个认知误区。医者在使用膏方治疗时应明确辨病辨证，在病程的不同阶段，针对患者的不同体质，灵活用药，以“治病为主，兼顾调摄”为原则，促使人体气血调和，阴平阳秘。

2. 中药饮片

患者膏方服用时间为1.5～2个月，所含中药饮片剂量为日常服用剂量的10～20倍。药物总量控制在6 000～10 000 g。药物总味数约为45～55味。

3. 胶类使用

胶类既有收膏作用，又有治疗作用。沈红权临床使用胶类总量一般为300～400 g。根据患者的病情和体质因人而异，选择胶类。

对于阿胶而言，膏方中使用陈年阿胶药效更好，如使用当年或一年生阿胶，因其性偏温热，少数患者服用后会出现口腔溃疡、便秘等症状。既往好发溃疡者，建议减少温热类药物的用量，或配合鳖甲胶、龟甲胶使用。对于阳虚患者伴冬季畏寒肢冷或腰膝冷痛畏寒者可选用鹿角胶。各种胶性味功效不一，根据病情酌情考虑，并根据患者经济情况酌情使用。

4. 糖类辅料

常选用冰糖、红糖、蜂蜜等，起到调味、收膏的作用。对于糖尿病患者，可选用木糖醇减轻对血糖的影响。

此外，沈红权还常用辅料核桃肉、龙眼肉、莲子肉、黑芝麻、红枣、黑枣等，既可以提升口感，也有健脾气、养阴血等功效。

5. 开路方

对于湿热或痰瘀互结明显的患者，沈红权认为不宜立刻服用膏方，宜先用开路方。一是治疗患者湿热证；二是调理脾胃，促进后期膏方吸收；三是探明患者病情虚实。很多老年患者，病情复杂，再加上失眠、情绪不稳定、合并其他疾病等，沈红权常先用开路方了解患者对中药的适应程度，再斟酌其是否适合服用膏方。除此之外，对于从未服用过中药饮片的患者，也可以先通过服用开路方观察其接受程度。

6. 膏方服用

膏方服用起始时间一般是冬至开始，疗程1.5～2个月。

膏方可以含服，也可温水冲调饮用。建议患者勿空腹，饭后半小时服药为宜。如膏方以养心安神、助眠为主，建议睡前0.5～1小时服用。

7. 注意事项

患者如果服用膏方期间出现感冒、急性胃肠炎等急性病，建议停服膏方，待病情好转后继服。此外，建议孕产妇和小儿慎用膏方。

（刘鑫晔）

运用膏方治疗不寐

不寐，即我们常说的失眠症，是临床睡眠障碍的一种类型，又称“不得眠”“不得卧”“目不瞑”，最早见于《黄帝内经》的论述：“卫气不得入于阴，常留于阳。留于阳则阳气满，阳气满则阳跷盛，不得入于阴则阴气虚，故目不瞑矣。”现代人由于工作、生活、交际等各方面的压力，容易产生抑郁、焦虑等负面情绪，思虑太过引起气机不畅，加之作息不规律，自身正气不足无以抵抗邪气，阴阳失调而导致不寐。

一、不寐的病因病机

阴阳之气自然有规律的转换是睡眠的重要条件。《临证指南医案》曰：“不寐之故，虽非一种，总是阳不交阴所致。”失眠往往是由多种因素共同作用引发的。比如日常饮食毫无节制，或情绪起伏波动过大，又或者过度劳累、长期缺乏休息，抑或是整日忧心忡忡、思虑过度，还有身体虚弱、病后未愈等情况，都可能致使人体阴阳失调，进而影响心神，使之无法安宁，最终陷入失眠困境。

二、膏方治疗不寐的理论依据

沈红权熟读《黄帝内经》，在诊治过程中一再强调预防为主的中心思想。追溯至秦汉时期，《黄帝内经》便已提出“不治已病治未病”的理念，这一理念着重于疾病预防与养生保健。它所蕴含的前瞻性思维与现代中国卫生界大力倡导的“预防为主”战略思想高度契合，深刻影响着我国在疾病防控与全民健康维护方面的策略走向，包括未病先防、已病防变、已变防渐三方面的内容。“未病先防”是“治未病”，“已病防变”也属于“治未病”。沈红权认为，治病不能仅着眼于消除已有的病证，疾病预防同样关键。除了预防疾病，还需敏锐察觉并阻断病情恶化的苗头。同时，要未雨绸缪，预先制定好周全的急救策略，这才是达成“治病十全”境界的高超医术。老子曰“人法地，地法天，天法道，道法自然”，即治病需要顺应自然规律。《黄帝内经》曰："天覆地载，万物悉备，莫贵于人。人以天地之气生，四时之法成。"中医讲"天人相应"学说，四时养生理论皆此道理。

膏方的理论依据即是"治未病"的思想。膏方将各种不同的中医治法有机地整合在一起，能更好地协调寒热、补泻、动静、升降等矛盾关系，可达到更好的临床疗效，尤其在治疗慢性虚损性疾病，或者病程缠绵不愈、病机错杂等疾病时，其优势显得尤为突出。所以，近几年在民间形成了冬令进补的民俗，通过膏方调理，可达到"正气内存，邪不可干""藏于精者，春不病温"。

三、沈红权常用膏方方剂

1. 黄连温胆汤

痰热内扰引起不寐者，宜清热涤痰以安神，沈红权常用黄连温胆汤加减。其中，黄连清热燥湿，泻心火，除心烦，治疗不寐的常用剂量是 30 g。竹茹涤痰开郁，清胃内痰热，常用剂量 135 g。白茯苓健脾渗湿安神，常用剂量 200 g。半夏燥湿化痰，常用剂量 150 g。陈皮助脾运湿，常用剂量 100 g。枳实宽中下气，常用剂量 150 g。

2. 黄连阿胶汤

黄连阿胶汤来源于《伤寒论》，原主治"少阴病，得之二三日，心中烦，不得卧"。沈红权治疗不寐时，重视心与肾的关系，强调"心肾相交"，指出心为君火，肾为相火，两者各安其位，则心肾上下济济。肾阴虚于下，心火亢于上导致阴虚火旺而不寐者，治以滋阴降火，交通心肾，安神，方用黄连阿胶汤加减。阿胶滋肾阴，常用剂量 100 g。白芍佐阿胶补阴敛阳，常用剂量 150 g。黄芩降火，常用剂量 150 g。

3. 栀子豉汤

栀子豉汤是《伤寒论》中的经典名方，原文记载："发汗吐下后，虚烦不得眠，若剧者，必反复颠倒，心中懊侬，栀子豉汤之。"指出"不得眠"是栀子豉汤的治疗适应证。该方剂的药物构成较为简洁，仅由栀子与豆豉两味药材组合而成。两味药相互配伍，能起到宣通畅达人体气机的作用，助力郁积的热邪得以透散。栀子清热，可清上中下三焦之火，膏方使用的常用剂量为 200 g。淡豆豉性温，有宣散的功效，膏方使用的常用剂量为 150 g。

4. 酸枣仁汤

酸枣仁汤源自《金匮要略·血痹虚劳病脉证并治》，在原著中，其主治病症为

“虚烦虚劳引发的失眠，宜用酸枣仁汤治疗”。《古今名医方论》卷中记载了关于该方的论述：枣仁性味酸平，与少阳木气相契合，针对肝虚至极的情况，适宜采用收敛与滋补之法。方中酸枣仁用量多达二升，目的在于化生心血、滋养肝血，此即所谓以酸味收敛、以酸味滋补。考虑到肝郁需疏解，故而用辛散的川芎辅助酸枣仁，以疏通肝气、调和营血，这便是以辛味进行滋补的体现。肝性急躁，需用甘缓的甘草来缓和，同时防止川芎疏肝过度而耗散正气，此为以土气来养护肝脏。然而，由于劳伤过度，肾中虚火易上炎至肺，进而导致卫气不调和，仍会出现失眠症状。因此，方中加入知母以滋补肾水，茯苓用以通利阴气，使得肾水充足、肺金清肃，魂自然安宁，从而达到神思凝聚、魂魄安藏静谧的效果。可见，酸枣仁汤实乃治疗虚劳肝极的神奇方剂。沈红权在膏方中的酸枣仁常用剂量是 150 g。川芎气味辛香，其性善发散，在调理肝脏方面，既能梳理肝血，又可疏通气机。当它与酸枣仁搭配使用时，能巧妙地将辛散之性与酸收之能结合起来，实现补血与行血的协同作用。二者相互为用，在养血的同时对肝脏进行调理，在调和肝血、疏理肝气方面，有着奇妙的功效。川芎膏方常用剂量是 300 g。知母苦寒质润，滋阴润燥，清热除烦，膏方常用剂量是 150 g。白茯苓健脾渗湿安神，常用剂量 200 g。

5. 归脾汤

沈红权认为，不寐以虚证多见，治疗多补虚为主。归脾汤为心脾两虚不寐的代表方。方中黄芪补脾益气，常用剂量 150 g。龙眼肉既能养心血，又能补脾气，常用剂量 150 g。人参大补元气，白术健脾益气，二者与黄芪相配，加强补益功效，人参常用剂量 150 g，白术常用剂量 150 g。茯神、酸枣仁、远志宁心安神，常用剂量分别为 300 g、150 g、100 g。当归滋阴养血，与龙眼肉相伍，增加补心养血之效，常用剂量 100 g。木香理气醒脾，与补气养血药配伍，补而不滞，常用剂量 150 g。沈红权治疗失眠并非一味地补虚，而是辨证分析，补虚泻实。若不寐较重，常加五味子 150 g，灯心草 150 g，莲子 150 g，合欢米 150 g，石菖蒲 150 g。

四、病案举例

陈某，女，54 岁。

【主诉】盗汗、失眠 1 个月。

【现病史】患者平素脾气较急，近期情志不悦后出现失眠，入睡浅而间断易醒，夜寐2～3小时，潮热盗汗时作，以前胸出汗为主，烦躁，易紧张，腰膝酸软，月经不规律，3个月未按时来临。刻下偶有咳嗽咳痰，纳尚可，二便尚调。舌嫩红苔薄白，脉细。

【既往史】有桥本甲状腺炎、肺结节病史。

【西医诊断】失眠。

【中医诊断】不寐(阴虚火旺证)。

【治法】滋阴安神，补肾益气，清热散结。

【膏方方药】制五味子150 g，制半夏150 g，陈皮60 g，蛤蚧1对，川芎200 g，猫爪草150 g，蜜炙款冬花150 g，太子参300 g，龙眼肉150 g，麦冬150 g，淮小麦300 g，阿胶50 g，牡蒿150 g，蜜麸炒白芍150 g，巴戟肉150 g，制香附150 g，炒酸枣仁150 g，槲寄生200 g，知母150 g，续断100 g，北沙参150 g，蒲公英300 g，山药150 g，焦栀子150 g，大枣100 g，龙齿195 g，橘络100 g，墨旱莲150 g，牡丹皮150 g，黄芪200 g，地黄200 g，白薇200 g，荔枝核150 g，黄芩150 g，郁金150 g，当归150 g，枸杞子100 g，柴胡60 g，制黄精200 g，南沙参150 g，莲子150 g，黄酒1瓶，冰糖50 g，水草枫斗60 g，灵芝200 g，蜜麸炒青皮60 g，鳖甲胶250 g，蜜麸炒白术150 g，浙贝母150 g，核桃仁200 g，龙骨300 g，蜜紫菀150 g，金荞麦300 g，茯神300 g，龟甲胶100 g，防风100 g，赤芍150 g，天冬150 g，合欢米150 g，蜜麸炒枳壳60 g，虎杖150 g，白花蛇舌草200 g，煅牡蛎300 g，仙茅150 g，玄参300 g，西红花3 g，菟丝子150 g，地骨皮200 g，制远志100 g，黑芝麻100 g，淫羊藿150 g，制女贞子150 g，川牛膝150 g，黑枣100 g，制狗脊100 g，荆芥100 g，夏枯草300 g，灯心草100 g，西洋参100 g。收膏。

服药2个月后，夜寐5～6小时，心情渐复，盗汗明显改善，无腰酸，纳可，二便调。

按语

《素问·上古天真论》:"女子……七七，任脉虚，太冲脉衰少，天癸竭，地道不通，故形坏而无子也。"患者刚过七七，月经将断，腰膝酸软，皆是肾气开始亏损的表象。气机郁结，则易紧张。肾阴虚于下，心火亢于上导致阴虚火旺，出现潮热盗汗、失眠。患者同时有桥本甲状腺炎和肺结节病史，故滋阴降火、解郁安神的同时需顾及清热散结。经膏方调养，标本兼治，患者诸症均有改善。

(张晓蒙)

运用膏方从肝脾论治桥本甲状腺炎

桥本甲状腺炎是特异性自身免疫性疾病之一。近年来，由于饮食结构和生活习惯的改变，中国桥本甲状腺炎发病率逐年上升，严重影响人类的健康及生活质量，且缺乏有效的药物治疗方法。

膏方，又称煎膏、膏滋，是中药传统剂型之一。它通过将中药材加水煎煮，去渣取汁，浓缩后加入胶类、糖类或其他辅料，制成半流体或固体的内服制剂。膏方在中医学中具有独特的治疗和保健作用，可以滋补强身、调理脏腑、调和阴阳、防病治病。沈红权运用膏方从肝脾论治桥本甲状腺炎具有独特的见解，现总结其治疗该病的学术思想及临证经验。

一、现代医学对桥本甲状腺炎的认识

桥本甲状腺炎又称慢性淋巴细胞性甲状腺炎（以下简称“桥本”），多见于30～50岁的中年女性。该病以血液中甲状腺过氧化物酶抗体（TPOAb）、甲状腺球蛋白抗体（TGAb）滴度增加，伴随甲状腺内部淋巴细胞浸润，破坏甲状腺的正常组织结构为主要特征，疾病可发展至甲状腺功能减退。

目前，西医对于甲状腺功能正常的桥本患者以定期随访为主，发展为甲状腺功能减退期给予左甲状腺素钠进行药物治疗。但临床实践中，我们发现甲状腺功能正常的桥本患者也存在诸多不适症状，如：疲乏、怕冷、便秘、夜寐差等，严重影响患者生活质量，因此，如何在该阶段进行有效干预、缓解临床症状，是值得我们思考的问题。

二、中医对桥本甲状腺炎的认识

桥本甲状腺炎在中医学中并无直接对应的病名，但对其临床表现和病因、病机进行分析，桥本甲状腺炎可归入“瘿病”“虚劳”的范畴。

中医认为，若长期处于忧虑、抑郁、愤怒或犹豫不定，一则可能干扰肝脏的疏泄功能，致使气的运行受阻；二则可能损害脾胃的运化功能，导致津液运行不畅，凝结成痰，结于颈前，从而形成瘿病。据此，桥本甲状腺炎的发生与肝、脾的功能密切相关。

三、沈红权运用膏方从肝脾论治桥本甲状腺炎的诊治经验

沈红权认为，桥本甲状腺炎的发病与肝、脾两脏密切相关。肝主疏泄，脾主运化，肝脾失调则气机不畅，痰湿内生，久之痰瘀互结，形成瘿病。因此，沈红权在治疗桥本甲状腺炎的过程中，往往会根据患者病情，注重辨证论治，从调治肝脾入手，治以疏肝理气、健脾化痰，根据患者的具体临床症状和体质差异，采取个体化的治疗方案。

随着经济的发展和人们健康保健意识提升，膏方的应用范围日益扩大，它不仅适用于体虚人群作为滋补品，对于亚健康状态、体质偏颇以及健康人群也具有很好的调护作用。膏方以较小的剂量发挥出显著的疗效，实现了调养与治疗的双重融合，有助于调理气血阴阳平衡和强化机体免疫防御机制。沈红权认为桥本甲状腺炎的发生发展与肝、脾功能失调密切相关，而膏方在调补肝脾方面具有一定优势。如鹿角胶温补肝肾、益精养血，研究显示其在抑制体液免疫改善自身抗体水平方面有调节作用。再如巴戟天、肉苁蓉、补骨脂、菟丝子，部分温肾助阳中药在治疗桥本甲状腺炎后期脾肾阳虚证时，配合滋补肝阴之品，如枸杞子、女贞子等，以达“阴中求阳”的效果，使阳得阴助而生化无穷。沈红权从肝脾论治“桥本”的学术思想主要分为以下两方面。

1. 从肝论治

中医认为肝主疏泄，调畅气机。肝气郁结会导致气机不畅，进而影响津液的输布，形成痰湿。在桥本甲状腺炎的临床表现中，甲状腺的肿大与肝气郁结、气滞痰凝密切相关。肝与情志关系密切，长期的情绪压抑、焦虑或愤怒均可导致肝气郁结，进而影响甲状腺功能。同时，肝经的循行路径经过甲状腺。因此，肝经的病变可直接反映在甲状腺。

基于以上理论依据，沈红权善于运用膏方从肝论治桥本甲状腺炎，治疗原则主要包括疏肝解郁、清肝泻火、养血柔肝等。通过这些方法，可以缓解因肝气郁结引起的气滞、痰凝等，改善甲状腺功能，减轻桥本甲状腺炎的病理变化。沈红权常以中药柴胡、郁金、香附、夏枯草等疏肝理气，牡丹皮、栀子、黄芩等清肝泻火，白芍、当归、枸杞子等养血柔肝。

2. 从脾论治

中医认为脾主运化水湿，脾功能失常可导致水湿内停，聚湿成痰，痰湿阻滞

经络，形成瘿肿。桥本甲状腺炎的甲状腺肿大与痰湿内阻密切相关。“脾为后天之本”为气血生化之源，脾虚则气血生化无源，导致气虚血弱，无法滋养脏腑组织。脾主肌肉四肢，脾虚可能导致肌肉软弱无力，四肢倦怠，这与桥本甲状腺炎患者常见乏力、疲劳症状一致。脾与情绪调节亦有关，“忧思伤脾”，脾虚可能导致情绪低落、抑郁，而情绪波动又反过来影响脾的功能，形成恶性循环。

基于以上理论依据，沈红权运用膏方从脾论治桥本甲状腺炎时，常采用健脾益气、燥湿化痰等方法，以中药党参、黄芪、白术、茯苓等健脾益气，陈皮、半夏、浙贝母等燥湿化痰。此外，“久病必瘀”，沈红权还会配合使用赤芍、川芎、丹参等中药活血化瘀，以改善局部血液循环，促进瘿肿的恢复。

四、病案举例

患者，女，54 岁。

初诊：2023 年 11 月 11 日。

【主诉】颈前区肿胀不适 5 月余。

【现病史】患者 5 个月前劳累后自觉颈前区肿胀不适，无吞咽困难及声音嘶哑、无压痛，外院查甲状腺超声提示甲状腺弥漫性肿大。查甲状腺功能示促甲状腺激素（TSH）、游离三碘甲状腺原氨酸（FT3）、游离甲状腺素（FT4）值均未见异常，TgAb 860 IU/mL，TPOAb 478 IU/mL。外院予硒酵母片 50 μg 每日 2 次口服，未见明显好转。时近冬季，患者欲寻求中医调治，遂至沈红权膏方门诊就诊。刻下：颈前区肿大，胀满不适，乏力气短，善太息，畏寒怕冷，手足欠温，盗汗，小便可，脘胀纳呆，大便不成形，每日 2～3 次，小便调，夜寐差。舌淡红，苔白微腻，脉弦。

【西医诊断】桥本甲状腺炎。

【中医诊断】瘿病（肝郁脾虚证）。

【治法】疏肝健脾，消瘿散结。

【膏方方药】太子参、淮小麦、蒲公英、龙骨、金荞麦、玄参、茯神、煅牡蛎、夏枯草各 300 g，龙齿、制黄精、地骨皮、地黄、白薇、槲寄生、川芎、黄芪、灵芝、核桃仁、白花蛇舌草各 200 g，制五味子、制半夏、猫爪草、龙眼肉、麦冬、牡蒿、蜜麸炒白芍、巴戟肉、制香附、炒酸枣仁、知母、北沙参、山药、焦栀子、墨旱莲、牡丹皮、荔枝核、黄芩、郁金、当归、南沙参、莲子、蜜麸炒白术、浙贝母、赤芍、天冬、合欢米、虎杖、仙茅、淫羊藿、川牛膝、制女贞子、菟丝子各 150 g，续断、橘络、大枣、黑芝麻、制狗脊、枸杞子、防风、制远志、灯心草、西洋参各 100 g，柴胡、蜜麸炒青皮、石斛、陈皮、蜜麸炒枳壳各 60 g，西红花 3 g，黄酒 1 瓶，冰糖 50 g，阿胶 50 g，龟甲胶 100 g，鳖甲胶 250 g。

上述诸药为一料，熬制成膏，每日早晚饭后 1 袋，温水送服。同时提醒患者避免食用辛辣刺激食物，适当运动，保持生活作息规律和心情愉悦。

服药 2 个月后，患者复诊颈前胀满不适明显好转，乏力、盗汗改善，精神转佳，病情平稳，嘱患者定期复查甲状腺功能及抗体。

按语

本案例中，患者为中年女性，结合其病史、症状、体征及舌脉表现，中医诊断为瘿病，辨证为肝郁脾虚证。中医治法着重于疏肝理气，消瘿散结。在膏方中，柴胡、香附、郁金、白芍、夏枯草等药材具疏肝作用，适用于调理肝气郁结、肝火亢盛引起的叹息频繁；同时加入炒酸枣仁、枸杞子等成分，以滋养肝血、补充肝阴、安抚心神，改善睡眠质量，并避免长期使用柴胡对肝阴造成的损伤；黄芪、炒白术、山药、陈皮等药材具有健脾利湿的功效，用于治疗因脾气虚弱、湿气内蕴而引发的疲乏无力、脘腹胀满、食欲不振；制半夏、浙贝母与夏枯草协同作用，能够化痰散结，同时配合丹参、川芎、川牛膝等行气活血、化瘀止痛的药材，能有效防治气与痰互结而成瘀。整体配方相得益彰，实现了疏肝健脾、消瘿散结的临床疗效。

沈红权运用膏方从肝脾论治桥本甲状腺炎，不仅注重调和肝脾，还强调个体差异，充分体现了中医一人一方、标本兼顾的治疗原则。

（王雪菲）

运用膏方调治甲状腺功能亢进症

甲状腺功能亢进症（通常称作“甲亢”）是甲状腺激素分泌过剩导致的一种疾病，常见的临床表现有心悸、多汗、食欲亢进、体重减轻、手指颤抖等，严重时可能会并发甲状腺性心脏病或甲亢危象等严重病证。目前，西医治疗甲亢的主要采用抗甲状腺药物、放射性碘治疗或手术治疗，但存在一定副作用和复发风险。相比之下，中医治疗甲亢具有改善症状明显、降低复发率和减少副作用的优势。沈红权运用膏方调治甲亢具有丰富的经验，以下介绍沈红权运用膏方调治甲亢的临床经验。

一、中医对甲状腺功能亢进症的认识

中医学中无“甲亢”的病名，根据其临床表现，可归属于“瘿病”“心悸”“不寐”等范畴，认为其多由情志内伤、饮食水土等因素引起，以颈前下方及两侧的肿大或结块为临床表现。中医名家诊治甲亢多从疏肝理气入手，兼以健脾养心、软坚散结。

二、沈红权论治甲状腺功能亢进症的学术思想

沈红权认为，甲亢的发病多源于情志失调，肝失疏泄，气机停滞，积聚成痰。长期气郁化火，火旺则损伤气阴，因此甲亢患者多表现为阳气偏盛而阴血不足的症状。沈红权进一步指出，甲亢与肝脏的关联极为紧密。一方面，肝主疏泄，与情绪调节直接相关；另一方面，肝经循行经过喉咙，与甲状腺的解剖位置相吻合；再者，肝开窍于目，甲亢引起的眼部疾病也与肝脏密切相关。这些因素都进一步印证了肝脏与甲亢之间存在紧密联系。因此，沈红权在治疗甲亢时，特别重视从肝脏入手进行调理。

三、沈红权运用膏方调治甲状腺功能亢进症经验

沈红权强调膏方的核心价值在于其治病、防病、调理体质的综合作用。在多年临床实践中证实，膏方在甲亢患者减药阶段和维持治疗阶段，对于心肝阴虚、气阴两虚，以及兼见痰瘀互结证的患者，通过膏方调理，在改善临床症状和实验室检查方面均表现出较满意的临床疗效。

在治疗原则上，沈红权重视从肝论治，主张以疏肝解郁、益气养阴，以及化痰散结为主。在膏方用药上，沈红权通过辨证对甲亢的不同症状及不同阶段进行针对性的调治。在调配膏方时，黄芪是常用药材，它具有益气健脾、止汗固脱的作用，能够有效改善甲亢患者出汗过多的状况，并且协助党参增强脾胃运化功能。现代药理学研究表明，黄芪能显著抑制 T 细胞的增殖和活化，调整 T 细胞的生理功能，并能对抗抗甲状腺药物所引发的不良反应，例如因甲巯咪唑片导致的白细胞计数减少和肝脏损害。党参因其质润气和，可健脾益肺，益气生津，对

于甲亢患者因肝旺乘脾引起的食欲异常和大便溏泄有很好的缓解作用。黄精入膏方，其性甘平，能补气养阴、补益肺脾肾三脏，《本草纲目》提到其补诸虚、止寒热、填精髓，对甲亢引起的高代谢症状群具有疗效。另外，夏枯草、白花蛇舌草、半枝莲等药材也是膏方常用之品，这些药材性苦寒，具有清肝泻火、散结消肿、凉血明目的作用；与其他消瘿散结类药物配伍，可提高清肝泻火的效果，并对甲亢患者的甲状腺肿大和眼球突出有较好效果。陈皮能理气健脾、燥湿化痰，《本草汇言》中提到陈皮“味辛善于散”，因此，在膏方中常用来作为佐药健脾理气。酸枣仁、夜交藤常用于甲亢患者出现的心悸、失眠等症状的治疗中，达到宁心安神的功效。沈红权通过临证加减，适用于甲亢等多种甲状腺疾病，对甲亢患者不同阶段的调理充分体现了中医治疗的辨证论治和异病同治原则。

另外，沈红权在制作膏方的过程中，慎重选择糖类物质、蜂蜜或是胶质类物质，依据不同病证和患者的不同需求按需选择。

四、病案举例

患者，女，60 岁。

初诊：2023 年 10 月 26 日。

【主诉】颈前肿胀 1 年余，加重伴乏力 2 个月。

【现病史】患者于 2022 年 8 月发现颈前正中肿胀隆起，伴有心慌、心悸，汗出明显，双手震颤，胃纳亢进，外院检查确诊为“甲状腺功能亢进症”，开始每日服用一次甲巯咪唑片 10 mg，后心慌、多食情况有所改善。但 2 个月前，患者与人争吵后出现颈前部肿胀加重，急躁易怒，体倦乏力，口干，多次辗转求医，未见好转，2 个月内体重下降约 4 kg，患者欲寻求中医调治，遂至沈红权膏方门诊就诊。刻下：颈前肿胀不适，甲状腺肿大，质软，心悸不宁，倦怠乏力，急躁易怒，心烦少寐，易汗，手抖，眼干，大便干，胃纳可，夜寐差。舌质红，苔少，脉弦细数。

【辅助检查】形体消瘦，甲状腺Ⅱ度肿大，甲状腺区可闻及血管杂音，心率 98 次/分，TSH 0.001 μIU/mL，FT3 21.86 pmol/L↑，FT4 68.82 pmol/L↑，肝肾功能未见明显异常。

【西医诊断】甲状腺功能亢进症。

【中医诊断】瘿病(气阴两虚证)。

【治法】益气养阴，宁心柔肝。

【膏方方药】玄参、茯神、瓦楞子、蒲公英各 300 g，核桃仁、炒牛蒡子、地黄、麦冬、天冬、北沙参、南沙参、白花蛇舌草、槲寄生、夏枯草、灵芝、制黄精、黄芪各200 g，龙眼肉、莲子、西洋参、白茅根、巴戟肉、淫羊藿、仙茅、黄芩、焦栀子、山药、蜜麸炒白芍、蜜麸炒白术、合欢米、枸杞子、菟丝子、炒酸枣仁、虎杖、川牛膝、制女贞子、墨旱莲、制狗脊、续断、川芎、牡丹皮、赤芍、猫爪草各150 g，大枣、黑芝麻、连翘、玫瑰花、香豆豉、制远志各100 g，石斛、陈皮各60 g，西红花6 g，冰糖50 g，黄酒1瓶，鹿角胶50 g，阿胶100 g，龟甲胶100 g，鳖甲胶200 g。

上述诸药为一料，熬制成膏，每天早晚饭后1袋，温开水调送。嘱患者勿食辛辣刺激物，适量运动，规律生活，保持情绪舒畅。

服药2个月后，患者复诊颈前肿胀好转，心悸、乏力、汗出好转，夜寐转安。复查TSH 1.18 μIU/mL，FT3 4.65 pmol/L，FT4 12.88 pmol/L，患者症情平稳，嘱患者每月复查甲状腺功能，调整用药。

按语

本案例中，患者为老年女性，外院诊断为甲状腺功能亢进症，主诉颈前肿胀近1年，伴有心慌、心悸、汗出、双手震颤等症状，经外院确诊为甲状腺功能亢进症。患者经西药治疗后症状有所改善，但因情绪波动导致病情加重，出现颈前肿胀加重、急躁易怒、体倦乏力等症状。结合其病史、症状、体征及舌脉表现，中医诊断为瘿病，辨证为气阴两虚证。中医治疗原则为益气养阴，宁心柔肝。膏方方药中，选用玄参、茯神、瓦楞子、蒲公英等药物以清热滋阴、软坚散结；核桃仁、炒牛蒡子、地黄、麦冬、天冬等药物以滋养阴液、润燥止汗；北沙参、南沙参、白花蛇舌草、槲寄生、夏枯草等药物以清热凉血、解毒散结；灵芝、制黄精、黄芪等药物以益气养阴、扶正固本；方中加入了龙眼肉、莲子、西洋参等补气养阴之品，以助机体恢复平衡；选用巴戟肉、淫羊藿、仙茅等温阳药物，以助阳气，平衡阴阳；黄芩、焦栀子等清热泻火之品，以平肝清热；山药、蜜麸炒白芍、蜜麸炒白术等健脾和胃之药，以助消化吸收；合欢米、枸杞子、菟丝子、炒酸枣仁等安神养心之品，以改善睡眠。同时使用冰糖、黄酒、鹿角胶、阿胶、龟甲胶、鳖甲胶等作为赋形剂，既能增强膏方的口感，又能促进气血阴阳的平衡。全方共奏益气养阴、宁心柔肝、消瘿散结之效。

综上所述，沈红权运用膏方调治甲亢注重虚实兼顾、寒温得宜、升降并调、气血同治，以达阴阳平衡的目的；同时注重扶正不留邪，祛邪不伤正。沈红权治疗甲亢的学术思想融合了中医辨证论治原则和现代医学治疗手段，通过个性化的膏方制备，既能改善甲亢患者的临床症状，又能从根本上调理患者体质、提高生活质量，实现了调治与补养的有机结合。

（王雪菲）

运用膏方从痰瘀论治甲状腺结节

甲状腺结节是甲状腺疾病中最常见的一种，是指甲状腺组织内局限性肿块，呈单发或多发结节样。随着生活方式的改变、公众健康意识的提升以及检测技术的发展，甲状腺结节的发病率呈现逐年上升趋势。西医对于良性甲状腺结节的常规处理方法主要包括定期随访、手术干预以及消融技术等。中医治疗甲状腺结节的方法更侧重于预防和早期干预，旨在减轻患者不适症状、缩小结节，并减缓疾病进展。

膏方在中医学中具有独特的治疗和保健作用，具有“治病”与“补虚”的双重功效。沈红权在运用膏方治疗甲状腺结节方面，积累了宝贵的临床经验。他提出，“痰瘀”不仅是甲状腺结节形成的关键致病因素，同时也是推动疾病进展的重要影响因素。下文将总结沈红权的学术观点和其在甲状腺结节诊疗方面的临证心得。

一、中医对甲状腺结节的认识

甲状腺结节可归属为中医学中“瘿病”的范畴。本病的病因较为复杂，其中与肝、脾关系密切。情绪不畅，肝郁气滞，气滞则血行受阻，形成瘀血；脾失健运，水湿内停，聚湿成痰，痰湿互结，阻滞经络；瘿病日久，气滞血瘀，导致血行不畅，瘀血内阻，亦可结于颈前，发为“瘿病”。

二、沈红权从痰瘀论治甲状腺结节的学术思想

沈红权认为现代人的生活方式与甲状腺结节的产生密切相关。他指出，现代生活中，人们长时间处于空调环境、缺乏运动、偏好冷食等生活习惯，容易耗伤人体的阳气。阳气受损会使气化和推动功能减弱，导致精微物质运行不畅，进而形成痰湿。脾胃功能不佳则会影响水液代谢，促使痰湿内生。同时，现代生活中

诸多情绪问题，如易怒、焦虑、抑郁等，均可导致肝失条达，气机郁滞，阻碍气血津液的正常运行，聚湿成痰。痰浊阻滞气机运行，血气循环受阻，日久便生瘀血，痰瘀互结，结于颈前，形成实质性的肿块。

因此，沈红权提出，痰瘀互结、情志不畅、饮食习惯为当代甲状腺结节多发的普遍存在病因。在甲状腺结节的形成及发展中，“痰瘀”是核心的致病因素。由此可知，在甲状腺结节的临床治疗上，应当以疏肝解郁、健脾化痰、活血化瘀为原则，并进行生活方式指导，以期获得最佳的治疗成效。

三、沈红权运用膏方从痰瘀论治甲状腺结节的经验

在沈红权治疗甲状腺结节的临证经验中，膏方的运用占据了不可或缺的地位。沈红权从“痰瘀”入手运用膏方治疗甲状腺结节，取得了良好的临床疗效，现归纳如下。

健脾化痰药：如党参、白术、茯苓等，以健脾益气，燥湿化痰。

活血化瘀药：如丹参、川芎、桃仁、三棱、莪术等，以活血化瘀，祛瘀通络。

疏肝解郁药：如柴胡、郁金、香附等，以疏肝解郁，调畅气机。

收膏药：如阿胶、龟甲胶、鳖甲胶等，以滋补精血，增强体质。

四、病案举例

患者，女，66岁。

初诊：2023年11月16日。

【主诉】颈部肿胀不适1月余，加重1周。

【现病史】患者2018年体检发现甲状腺结节，未予以重视。1个月前患者劳累后自觉颈部肿胀不适，未予处理。1周前患者与家人争吵后自觉颈部肿胀不适加重，于外院内分泌科就诊，查甲状腺超声示，双侧甲状腺多发结节，TI-RADS 3类(大者约16 mm×10 mm)；双侧颈部低回声结节。甲状腺血检未见明显异常。患者偶有吞咽困难，无压痛，无声音嘶哑，外院嘱随访观察，时近冬季，患者欲寻求中医调治，遂至沈红权膏方门诊就诊。刻下：自觉颈前肿胀不适，按之有结节，触之不痛，平素急躁易怒，胸闷，腰背刺痛，胃纳可，大便干，小便可，夜寐不安，多梦易醒。舌质暗，苔薄白腻，脉弦。

【西医诊断】甲状腺结节。

【中医诊断】瘿病(痰结血瘀证)。

【治法】理气活血,化痰消瘿。

【膏方方药】夏枯草、玄参、槲寄生、蒲公英、白花蛇舌草、牡蛎、生瓦楞子各300 g,熟地、猫爪草、核桃仁、山药各200 g,炒酸枣仁、远志、地黄、虎杖、南沙参、墨旱莲、麦冬、当归、蜜麸炒白术、牡丹皮、制黄精、川芎、北沙参、灵芝、蜜麸炒白芍、黑芝麻、苏败酱、大枣、浙贝母、菟丝子、续断、赤芍、大血藤、炒芥子、郁金、龙眼肉、佛手、制山茱萸、党参、莲子、黄芪、牛膝、巴戟肉、制香附、郁金、制女贞子各150 g,人参、莪术、枸杞子、石斛、陈皮、连翘、三棱各100 g,柴胡、蜜麸炒枳壳、玫瑰花各60 g,砂仁30 g,西红花6 g,蜂蜜50 g,龟甲胶50 g,阿胶100 g,鳖甲胶250 g。

上述诸药为一料,熬制成膏,每天早晚饭后1袋,温开水调送。嘱患者勿食辛辣刺激物,适量运动,规律生活,保持情绪舒畅。

服药2个月后,患者复诊颈前肿胀不适明显好转,急躁易怒、胸闷改善,夜寐转安。2024年1月18日复查甲状腺超声示:双侧甲状腺多发结节,TI-RADS 3类(大者约5 mm×4 mm)。患者病情平稳,嘱患者每半年复查甲状腺超声。

按语

本案例中,患者为老年女性,有甲状腺结节病史,初诊时主诉颈部肿胀不适,症状在情绪波动后加重,结合其病史、症状、体征及舌脉表现,中医诊断为瘿病,辨证为痰结血瘀证。中医治疗原则为理气活血,化痰消瘿。膏方中党参、白术、茯苓等,以健脾益气,燥湿化痰,主治脾虚失运,水湿内停之胸闷;丹参、川芎、桃仁、三棱、莪术等活血化瘀、消瘿散结;浙贝母、夏枯草、猫爪草、玄参、蒲公英等,化痰软坚散结;柴胡、香附、郁金、玫瑰花、佛手等疏肝解郁,有助于疏肝理气。全方共奏理气活血、化痰消瘿之效。

他强调,膏方的核心价值在于其治病、防病、调整体质的综合作用。沈红权运用膏方从痰瘀论治甲状腺结节,取得了较好的临床效果,其辨证思路清晰,用药精准,充分体现了中医治疗疾病的理念——预防为主,治病求本,为临床治疗甲状腺结节提供了行之有效的新思路。

（王雪菲）

第四章

医风医德

德为先，诚为本

沈红权主任不仅医术高超，而且医德高尚，深受患者和同行的尊敬。进入师承学习以来，沈红权为人处世的点滴，豁达开朗的胸襟，大医精诚的医德，都使我深刻地意识到，要学好中医，首先要踏踏实实做人，认认真真做事，正所谓“行医以德为先，服务以诚为本，做人以品为重”，做到“仁心、仁德、仁术”，这也是大医的核心精神。

一、沈红权的医德医风

沈红权从事中医内科临床工作40余年，多年的临证实践，建立了“三帖药”（少用药、不用药；用准药、用对药；常规药、便宜药）的临床管理模式。他始终坚信，作为一名医生，首先要有高尚的医德，要敬畏生命、关爱患者。因此，他在诊疗过程中始终坚持以患者为中心，细心倾听患者诉求，耐心解答患者的疑问，用真诚和医术为患者制定个性化的诊疗方案。

沈红权尊崇经典，重视经典，认为领悟学到中医的精髓，必须仔细研读经典，持之以恒，打好基础。学习中医经典著作时，可先粗读全文，了解经典背景，再细读细品，并温故而知新，以深谙医理，探求经旨。在临床诊疗或跟师抄方时，要善于提问，不怀疑、不提问就不知其真理；还要善于总结，不断探索，努力发掘，学习、研究、整理医案，是传承的关键，更是发扬和创新的前提。沈红权主张平时学习或开会过程要多动笔，“好记性不如烂笔头”，用笔记下方便翻阅和复习，同时多思考，有思考才会有提高，要用批判性思考学其精华，去其糟粕才可能有所创新。

二、沈红权的医术

沈红权每天积极工作，对待患者细心、耐心和仁心，通过自己的专业水平为患者解决病痛，完美地诠释了医者仁心仁术的高尚品德。跟随沈红权在门诊开具方药时，他经常会为有顾虑的患者综合考虑。为了更好地弘扬中医药文化，充分发挥中医药的优势，沈红权带教中强调“是药三分毒”，不要造成中药的乱用滥用，以防引起大家对中医药的误解。作为一名中医生，安全合理使用中药是基本职责。第一，从个人角度来看，安全合理使用中药是对患者生命健康权的尊重和敬畏。安全合理使用中药也有利于提高自身的专业知识素养。第二，从医疗安全角度，安全合理使用中药有利于减少非必要的医疗纠纷，增强大众对中医药的可信度。

三、沈红权的教育理念

沈红权教育我们，每一位患者都是我们学习过程的老师。他们把性命和健康交予我们，就是对我们极大的信任。作为医生，要尊重他们作为个体的独特性以及他们对自身状况的理解。这种态度有助于建立基于信任的合作关系，使双方都能更开放地分享信息，共同探讨最适合患者的治疗计划。良好的医患沟通还能减少误解，提高临床疗效。

要从患者身上不断学习，患者的症状变化、病情资料，都有助于深入地了解疾病的演变过程。比如，通过与不同背景和经历的患者交流，医生能够更好地了解患者对就诊最渴望的诉求，从而提供更有针对性的诊疗服务。此外，面对某些罕见病例时，患者可能已经尝试过多种治疗方法或自我管理策略，这些经验对于医生来说也是非常宝贵的第一手资料。因此，我们要时刻保持谦逊的态度，虚心学习的心态，通过不断学习提高自己的医术水平。

同时，我们还要学会倾听患者的心声，关注患者的身心健康，增进我们对社会多元文化的认识，以培养更加全面细致的人文关怀能力。

四、沈红权的社会责任感

沈红权不仅在工作岗位上表现出色，还积极投身科研和科普工作。他深知中医药文化的博大精深以及其在现代医疗健康中的独特价值，因此，他长期致力于通过多种形式的多媒体进行科普宣教，将防病、治病的理念让更多的人知晓。并利用网络平台、社交媒体等新兴渠道，结合传统媒体的力量，制作了一系列生动有趣的科普内容，帮助公众更好地理解中医药文化。

除了线上活动，沈红权还积极参与到线下的社会公益活动中。他经常亲自带领团队定期下基层、进社区开展义诊咨询服务，为社区居民提供免费的健康咨询与指导。通过一系列扎实有效的工作，沈红权赢得了广大居民和患者的高度认可与喜爱。

五、沈红权的人生信条

沈红权时刻告诫我们学无止境，学习中医，要有终身学习的理念。作为一名中医人，不仅要吃苦耐劳，更要有所思有所为，享受学习过程，保持对知识的渴望，不断学习和探索新知识、新技术，以提高自己的业务水平。

沈红权强调，始终将患者的健康放在首位，用精湛的医术和无私的奉献精神，为患者解除病痛。健康所系，性命相托，既然选择了医生这一行业，就把它当作一生的信仰。我们要时刻牢记自己的职责和使命，不断提高自己的医术水平和服务质量，为患者提供更好的医疗服务。同时，我们还要学会感恩和回报社会，用自己的实际行动为中医药事业的发展贡献微薄之力。

沈红权重视中医的传承与创新。中医是中华民族的瑰宝，中医学子有责任有义务将中医药文化发扬光大。我们在继承的基础上，需要不断探索与创新，才能使中医药在现代社会中焕发出新的生机，展示出更强大的生命力。

总之，沈红权作为一位中医人，不仅以其卓越的专业技能赢得了同行的认可，更以他高尚的医德成为患者心中最温暖的依靠。在长达40余年的职业生涯中，沈红权始终将“德为先，诚为本”的理念贯穿于日常工作之中，无论是面对常见疾病，还是面对疑难病症，都能够做到耐心、细致、认真、负责。他对待每一位患者都如同家人，用实际行动践行着救死扶伤的职业誓言。用实践行动引导着我们传承人勇往直前。

（张晓蒙）

重视医德医风及对治未病的理解

沈红权毕业于上海中医药大学，时称“上海中医学院”。当时条件艰苦，沈红权除忙于学业外，作为家中长子还要平衡生活中大小诸事。但功夫不负有心人，沈红权勤勉刻苦，终以优异成绩考入上海中医学院。毕业后先后于上海中医药大学附属曙光医院、上海市静安区北站医院实习并跟师抄方，随后扎根于上海市普陀区中心医院中医科。上海市普陀区中心医院地处普陀区中部，居民众多且老龄化趋势明显，病种丰富，病情复杂，沈红权潜心学习、虚心求教，经历多年的实践磨砺，临证经验日益提高，对中医的理解也日益加深，由点到面、由面到体，深刻感悟了“整体观念、辨证论治”的精髓。

中医学更偏向文科，需要背诵内容较多，沈红权读书时擅长理工科，初学中医时难免艰涩难懂，但他坚持努力研读经典，加之在临床跟师中多实践、多思考，逐渐体会到中医理论和临床实践融会贯通的微妙与惊喜，从此对中医产生浓厚的兴趣和求知欲。沈红权强调，结合现代人的体质，大多数患者应以祛邪为主，慎用滋补之品。在长期临证实践的引导下，沈红权也开展了对非酒精性脂肪肝、肺结节、甲状腺结节、桥本甲状腺炎等疾病的基础研究，并确立自拟方“降脂1号”治疗非酒精性脂肪肝，“益气化痰方”治疗甲状腺结节和肺结节诊疗经验方，为广大患者送来福音。

沈红权在授课时常常强调，临床诊疗中首要的是辨证准确，而判断证型不应只依靠患者的主观感受，一定要透过现象看本质，重视舌苔、脉象。在辨证遇到困惑时，舌脉往往能够给我们很好的提示。值得注意的是，因为患者就诊时间不一，所以脉象影响因素更为复杂，此时我们切记重视舌质、舌苔。唯有辨证精准，论治的地基才稳，否则无异于空中楼阁、无源之水。

研读经典是学好中医的理论基础。沈红权在临证中非常重视中医经典的应用，再与自身临床感悟相结合，归纳出许多经验效方。如治疗老年患者常见的神经性耳鸣，沈红权以益气聪明汤合通气散为底方加减化裁，通过补气升阳、行气散瘀之法治疗由于气虚，清阳不升型耳鸣，疗效甚佳。沈红权既是中医资深专家，也是中西医结合诊疗方法的践行者，他在遇到气虚耳鸣者，也会建议患者尝试高压氧治疗，尽快让患者见到疗效。

沈红权除强调临床疗效外，还反复强调“绿色用药、用绿色药”。他告诫我们：现代药理研究明确有毒副作用的中药如雷公藤、黄药子、何首乌、川楝子、泽泻、朱砂拌茯苓等药物，临床应遵循“能不用就不用”的原则。中药种类颇丰，选择众多，不能为了某一疗效而损伤肝肾功能。肝肾作为全身主要代谢和排泄脏腑，其功能损伤容易，修复却很难，因此临床一定要重视用药安全。同时，沈红权认为治疗疾病的同时，也应当顾护脾胃，从疾病治疗之初，就应对患者服药后可能出现的情况进行预判，提前告知患者或预防在先。

《素问·四气调神大论》曰：“是故圣人不治已病治未病，不治已乱治未乱，此之谓也。”基于此，沈红权也嘱咐我们在临证实践中，注重“未病先防，既病防变、病后防复”这一核心诊疗理念，充分重视“未病”“既病”和“病后”不同阶段的诊疗要点，充分发挥中医药的优势，努力成为一名“上工”。

沈红权不仅重视医“病”，还重视医“心”。他常说，现代社会生活节奏快，许多患者存在肝气不舒，或肝郁化火。所以应注重对患者心理的疏导，患者的就医过程其实也是其寻求帮助的过程，此时，医生说的每一句话对患者都可能是一种治疗。如围绝经期综合征、心脏神经官能症、睡眠障碍、焦虑状态、抑郁状态等，隐藏在疾病背后更深层次的是社会—家庭—心理因素。对于这一类疾病患者，一定要加上“心理疏导”，或许几句话就是一剂不苦口的良药。若患者在主诉时无效信息过多，医生也应循循善诱，切勿生硬打断；若遇患者情绪低落时，也应给患者提出一些操作性好且有效的生活“医嘱”，尽力帮助患者改善情绪状态。

除此之外，沈红权还强调，临床诊疗也要考虑患者的经济因素，切勿追求疗效而忽视患者的经济负担。

沈红权主任以其精湛的医术和高尚的医德医风深耕中医 40 余年，用他的一言一行告诉我们如何成为一名有责任有担当的中医医生。学无止境，勤则可达，志存高远，恒亦能成。

（鲁　曦）